보건의료전문가를 위한 의사소통 기술

Communication Skills for the Healthcare Professional

저자

Laurie Kelly McCorry, Jeff Mason

역자

나희자, 문소정, 문애은, 이미림, 이효철

Wolters Kluwer Health | Lippincott Williams & Wilkins

(주)바이오사이언스출판

이 도서의 국립중앙도서관 출판시 도서목록 (CIP)은 e-CIP 홈페이지
(http://www.nl.go.kr/cip.php)에서 이용하실 수 있습니다.
(CIP 제어번호: 2014005892)

Disclaimer
Accurate indications, adverse reactions, and dosage schedules for drugs are provided in this book, but it is possible that they may change. The reader is urged to review the package information data of the manufacturers of the medications mentioned. The authors, editors, publishers, or distributors are not responsible for errors or omissions or for any consequences from application of the information in this work, and make no warranty, expressed or implied, with respect to the contents of the publication. The authors, editors, publishers, and distributors do not assume any liability for any injury and/or damage to persons or property arising from this publication.

보건의료전문가를 위한 의사소통 기술

초판 인쇄: 2014년 3월 3일
초판 발행: 2014년 3월 10일

저 자: Laurie Kelly McCorry • Jeff Mason
역 자: 나희자, 문소정, 문애은, 이미림, 이효철
발행인: 문정구
편집팀: 이종률, 홍수희, 정지혜, 김지훈
영업팀: 한상정, 김태진, 최태웅
기획총괄: 최성원
발행처: (주)바이오사이언스출판
주 소: 137-060 서울특별시 서초구 효령로2길 10, 201호(방배동, 호산빌딩)
전 화: (02)581-4057~8 팩 스: (02)581-4059
이메일: inquiry@biosciencepub.com
홈페이지: http://www.biobooks.co.kr
ISBN: 978-89-6824-010-2 93510
등록번호: 제22-3079호
값 18,000원

BIOSCIENCE **(주)바이오사이언스출판**

저자 서문

오늘날 의사소통의 부재는 의료전문가에 대한 가장 흔한 환자 불평의 원인이다. 의료관련 직업에서 원활한 의사소통 기술의 중요성은 아무리 강조해도 지나치지 않다. 강력한 의사소통 기술을 가진 의료인은 환자 만족과 환자 순응, 환자의 건강결과도 증진시킨다는 것이 입증되었다. 최근의 연구를 보면 많은 환자들이 의료인의 전문 기술보다 의사소통 기술을 훨씬 더 높이 평가하고 있음을 알 수 있다. 의료산업의 상급 임상의와 매니저는 자신의 성공의 비결을 효과적인 전달자 때문이라고 한다.

의료직을 준비하는 학생들은 양질의 환자 진료를 제공하기 위해 필요한 학문과 임상 기술을 숙달해야 함은 물론 유능한 전달자가 되어야 한다. "보건의료전문가를 위한 의사소통 기술(*Communication Skills for the Healthcare Professional*)"은 의료관련 전문가에게 필수인 의사소통 기술을 배우기 위한 종합적이면서도 간결한 안내서이다.

처음 한두 해의 보건관련 프로그램을 모두 마친 임상 과정 학생들의 학업을 보충하기 위한 목적으로 출간된 이 책은 실질적으로 모든 의료 분야에서 나온 광범위한 예제와 역할연기, 시나리오를 사용해서, 영역에 특정한 의사소통 기술을 숙달하기 위한 매뉴얼로서 지도자와 학생들이 모두 사용할 수 있다. 각 장은 자료의 이해도를 검사하기 위해 학생들에게 객관적이고 짧은 답변을 할 수 있는 질문을 제공하는 한편, 더 복잡한 임상 응용도 제공함으로써 의료산업의 전문가로서 일상적으로 필요한 비판적 사고 능력을 발달시킬 수 있도록 했다.

보건의료전문가를 위한 의사소통 기술은 기본 의사소통 원칙과 임상과 관리 환경에 대한 활용을 개괄한 세 개의 주요 단원으로 구성되어 참조하기 쉽다. 또한 학생들이 과정을 마친 후에도 오랫동안 안내서로서의 역할을 담당할 뿐만 아니라, 첫 임상 인턴과정에서나 첫 직장에서도 든든한 동반자가 될 것이다.

역자 서문

현대의 과학기술과 의료기술의 눈부신 발전으로 의료 환경도 최첨단화 되어가고 있습니다. 이전에 인간의 손길이 필요했던 부분이 기계로 대치되면서 인간과 인간 간의 의사소통이 중요하게 대두되고 있습니다. 의사소통이란 사람의 마음과 행동을 표현하여 서로에게 전달하는 하나의 도구입니다.

보건의료직을 직업으로 갖는 학생들에게 양질의 환자 진료를 위해서 학문과 임상기술 숙달과 함께 필수적인 의사소통 기술을 배우기 위해서 본서를 소개합니다.

이 책의 원저자이신 LAURIE KELLY McCORRY, JEFF MASON 두 분께 머리 숙여 깊은 감사를 드립니다. 또한 번역에 참여해주신 모든 교수님들께도 심심한 감사를 표합니다.

2014. 1
역자 일동

역자 소개

나희자 호남대학교 보건과학대학 치위생학과

문소정 연세대학교 원주의과대학 치위생학과

문애은 호남대학교 보건과학대학 치위생학과

이미림 호남대학교 보건과학대학 치위생학과

이효철 호남대학교 보건과학대학 응급구조학과

차례

Part I

의사소통의 기본
PRINCIPLES OF COMMUNICATION

1

의사소통의 과정
(THE COMMUNICATION PROCESS)

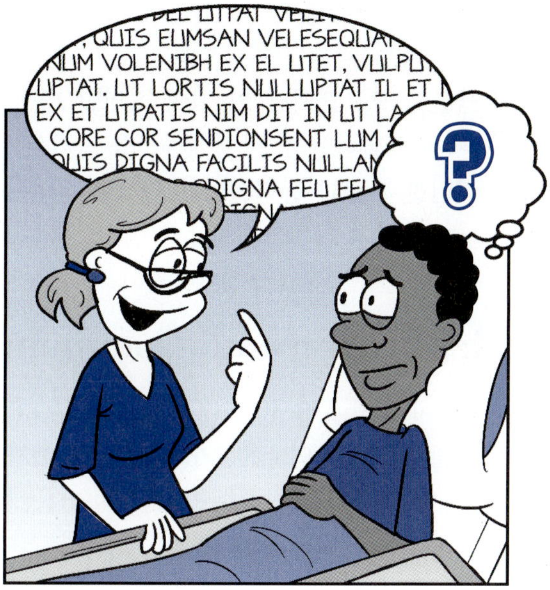

학습목표

- 효과적인 의사소통의 중요성에 대해 설명한다.
- 통신 과정의 요소에 대해 설명한다.
- 성공적인 의사소통에 장애가 되는 것에 대해 설명한다.

이 책을 읽고 있다면 당신은 아마 보건에 관련된 학생이고 스스로에게 다음과 같은 질문을 할 수 있다. 왜 보건의료전문인에 일환으로서 의사소통을 공부해야 하나? 그 질문에 대한 답은 21세기의 보건의료전문가로서 당신은 이전보다 더 뛰어난 의사소통 능력을 가져야 한다는 것이다. 보건의료전문 인력 팀과 환자 및 다른 회원들과 효과적인 의사소통을 위하여 환자와 접촉할 때는 모든 점에서 환자를 돌보는 기준을 정해야 한다. 이는 즉 대기실, 검사실, 전화상 또는 전자우편 상에서 환자와 대면할 때 명확하고 배려 깊은 이해를 위한 능력이 필요하다는 것이다.

당신은 또한 보건의료전문 인력 팀의 일원으로서 환자의 요구에 대해 가장 효과적으로 봉사한다는 것을 확실히 하기 위해 어떻게 효과적이고 생산적으로 일해야 하는지 알아야 한다. 당신이 일하고 살아갈 사회는 세계 역사상 어떤 사회보다 더 다양하고 복잡한 사회가 될 것이다. 이러한 다양한 인구로부터 환자에 봉사하는 행위는 보건의료전문 인력의 이전 세대에서 교류하지 않았거나 할 필요가 없었던 의사소통의 차이를 극복할 수 있는 기술이 요구된다.

21세기의 보건의료전문 인력으로서 당신은 환자에게 우수한 치료를 제공하는 임상 기술을 지녀야 할 뿐만 아니라 긍정적인 치료 결과를 확신하게끔 하는 환자에 대한 결과나 동료 확보에 필수적인 의사소통 능력을 가져야 한다. 그 사람의 메시지는 차례차례로 분명 당신에게 들어오고 당신의 반응은 분명 그 사람에게 돌아갈 것이다.

이것은 쉽게 들릴지 모르겠지만 이 책이 설명할 내용처럼 한 사람의 메시지를 다른 사람에게 명확히 전달하는 것은 장애물들을 넘기 위한 많은 복잡한 기술과 능력을 수반한다. 이러한 기술과 능력들이 미래 의료 전문가가 될 당신에게 필요할 것이다.

치료 의사소통(Therapeutic Communication)

우리의 목적을 위해 이 책의 주요 중심 내용이 되는 치료 의사소통은 환자의 복지와 간호를 진보시키는 부분을 담당하는 의료 전문가와 환자 간의(환자의 가족뿐만 아니라) 의사소통이다. 치료상의 의사소통은 세 가지 주요 목적이 있다.

1. 환자에 관한 의료 관련 정보를 수집하기 위하여
2. 건강 관련 정보, 교육, 훈련의 형태로 피드백을 제공하고
3. 환자의 행동을 평가하고 적절한 때에 그 행동을 수정한다.

당신이 환자나 그 가족과 의사소통할 때 언제나 치료상의 의사소통과 관련이 있다. 의료 전문가로서 당신은 효과적인 치료상의 의사소통이 항상 지지, 명확함, 그리고 공감을 특징으로 갖고 있다는 것을 염두에 두어야 한다. 언젠가 당신은 진료실, 병원 또는 건강센터에서 일하게 될 것이다.

- 당신은 새로운 환자를 맞이하고 검사실로 안내한 후 그들에게 신체검사를 해 줄 의사가 도착하기 전의 짧은 시간 동안 환자들을 준비시킨다.
- 노인, 청각장애 환자는 폐 기능 검사가 필요하여 검사실에 온다.
- 임신 중에 있는 젊은 엄마가 격주로 있는 초음파 검사를 위해 당신을 만나러 온다.
- 약사는 환자의 처방전 재발급을 위한 전화 메시지를 남겼다.
- 일상적인 선별 검사를 위해 있는 4살 된 남자아이에게 채혈을 하자 아이는 어머니의 무릎에 앉아서 소리쳤다. “내 피를 돌려줘!”
- 실습 중인 의사는 흉부 엑스선이 필요한 환자의 약속을 지키기 위해 가까운 병원의 방사

선과에 요청했다.

- 실습 중인 의사 중 한 명에 대해 훌륭한 의사라는 말을 듣게 된 새로운 환자는 그 의사와 약속을 하려고 한다.
- 전화에 답하는데 상대편에서 자기들은 여러분이 맡고 있는 환자이며 지금 가슴 통증을 갖고 있다고 말한다.
- 응급구조사가 의식 불명의 총상 환자에게 응급처치를 한다.
- 추락한 지 20분 후에 환자는 중환자실에 실려 들어왔고 가족들이 도착했을 때 환자 가족들은 환자에게 무슨 일이 있었는지 전혀 모르고 있다.

이러한 각각의 시나리오들을 성공적으로 해결하기 위해 효과적인 의사소통을 하는 것이 필요하다. 의료전문가로써 당신은 환자를 간호해 주기 위해, 또 상사나 동료들을 위한 당신의 의무를 수행하기 위해 효과적인 의사소통 기술이 필요하다.

의사소통의 정의(A Definition of Communication)

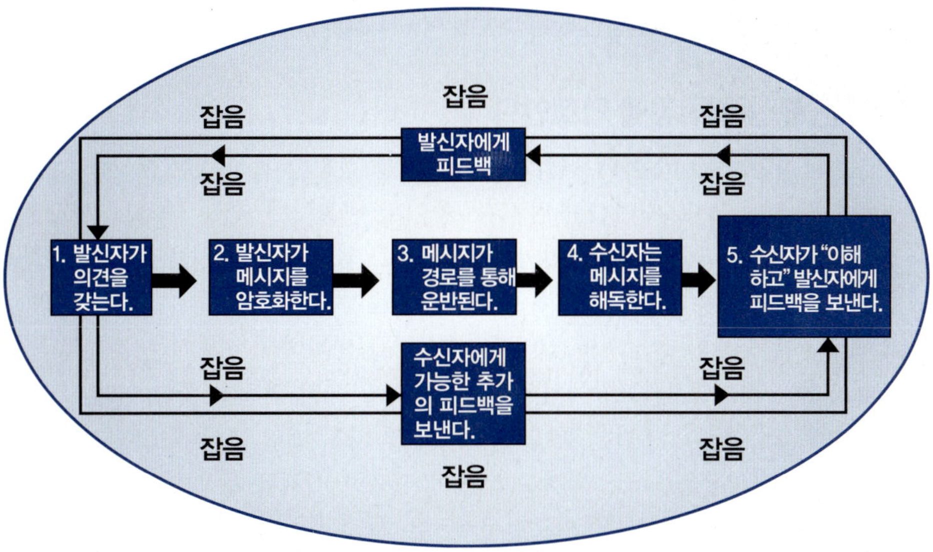

그림 1-1 의사소통의 과정. 다섯 단계의 의사소통 과정과 효과적인 과정을 위한 주요한 장애물이 되는 잡음을 나타낸 것이다.

우리는 의사소통이 혼자 또는 다른 그룹으로부터의 메시지와 의미의 성공적인 전달이라고 말할 수 있다. "의미"는 이 정의에서 가장 중요하다. 이 전달을 성공적으로 하기 위해 의사소통의 두 당사자가 — 즉, 메시지의 수신자와 발신자 — 반드시 의사소통하는 내용의 의미에 대해 동의해야 한다. 이 과정은 일반적으로 다섯 단계가 있다. 각 단계에서 유능한 전달자는 의사소통을 방해하는 물리적 제한이나 문화적 차이를 고려할 것이다.

의사소통 과정의 다섯 단계 (The Five Steps of the Communication Process)

발신자는 의사소통을 하기 위한 지식을 가지고 있어야 한다

의사소통을 하기 위한 지식은 생각이나 느낌의 결과이고 발신자의 생각, 건강 상태, 문화, 전통, 또는 배경뿐만 아니라 지금 상황에 의해서도 영향을 받을 수 있다. 발신자는 간단히 그들이 누군가와 의사소통 하고자 하는 내용만 갖고 있다. (예를 들어, 방사선 기사는 환자에게 부상당한 팔을 엑스선 탁상 위에 어떻게 놓아야 하는지 지시해야 한다.)

발신자는 메시지상에서 지식을 암호화한다

지식을 암호화한다는 의미는 생각을 의사소통할 수 있는 형식에 집어넣는다는 의미다. 발신자는 생각을 구어나 문어 또는 손짓, 몸의 움직임, 표정으로 옮긴다. 훌륭한 전달자는 항상 수신자가 이해할 단어, 상징, 또는 기호를 사용하는 것의 중요성을 알고 있다. (방사선 기사는 부상당한 팔을 어떻게 탁상에 올릴 것인지를 말로 지시한다.)

메시지는 통신로를 통해 여행한다

발신자는 특정한 수단 또는 매체를 통해 메시지를 전송한다. 이것은 통신로다. 발신자는 전화를 사용할지, 대면하여 말할지, 종이나 태블릿에 쓸지, 팩스나 전자우편을 보낼지, 그림을 그릴지, 몸짓 언어를 사용할지, 얼굴 표정을 지을지 또는 손짓을 사용할지를 선택할 수 있다. 때때로 통신로가 잡음에 의해 파괴될 수 있다. 잡음(이 책의 뒷부분에 자세히 설명되어 있다)은 메시지를 명확하게 전달하는 통신로의 능력을 파괴하는 것이다. 전화상에서의 잡음, 팩스 기계의 적절치 못한 인쇄, 그리고 전자우편에서의 잘못된 문법은 통신로 잡음의 몇 가지 예일 뿐이다. 그렇지만 유능한 전달자는 항상 잡음을 최소화하고 그들이 선택한 매체를 통해 메시지를 보내기 위한 조건을 최적화하려 한다. 의료전문가들은 시각이나 청각에 장애가 있는 환자에 편의를 제공해야 한다. (단어들을 증가시켜서 방사선 기사는 부상당한 팔을 어떻게 탁상에 올릴 것인지를 몸짓으로 예를 들어 보여주어야 한다).

수신자는 메시지를 해독한다

수신자는 메시지의 내용을 이해해야 한다. 이를 하기 위해 수신자는 메시지를 해독해야 한다. 즉, 형식에 맞춰 암호화된 원래의 메시지를 수신자가 이해할 수 있는 형식으로 해석해야 한다. 의사소통 과정의 이 단계는 많은 요인에 의해 복잡해질 수 있다. 예를 들어 발신자와 수신자 간에는 문화의 차이가 있을 수 있다. 아마 수신자는 메시지의 내용을 이해하기 위해 필요한 교육을 받지 않는다. 결국 수신자는 형편없는 청취능력 —이로 인해, 형편없는 의사소통 능력— 을 갖게 될 것이다.

수신자가 메시지를 해독하는 것을 방해하는 물리적 상황이 있을 수 있다. 그것은 때때로 근처의 공사 현장이나 자동차 경적, 전화 벨소리, 아기 울음소리 또는 환자의 인터뷰를 방해하는 가족 구성원과 같은 생활 소음일 때도 있다. 다른 물리적 상황은 공간이 너무 뜨겁거나 너무 춥거나 또는 고통으로 인한 불편과 같은 신체적 동요를 포함한 수신자의 어려움에 의해 발생할 수 있다.

마지막으로, 의사소통 과정에 있어서 불안과 공포는 수신자가 발신자가 전달하려는 메시지의 내용에 집중할 수 없게 만든다. (부상으로 인한 고통에도 불구하고, 환자는 방사선 기사의 지시에 따르려 최선을 다한다.)

수신자는 메시지의 내용을 이해하고 발신자에게 피드백을 보낸다

수신자는 메시지를 이해하고 발신자에게 당신의 메시지를 받았고 그것을 이해했다는 내용의 피드백을 준다. 나는 당신의 메시지를 수신하였고 내가 그 메시지를 이해한다고 말한다. 이것은 언어적 또는 비언어적이 될 수 있다. 즉, 수신자가 무엇인가를 말하거나 자신의 몸이나 손에 약간의 제스처를 만들 수 있다.

원래 메시지의 발신자는 다음 두 가지 방법으로 이 단계를 강화할 수 있다. 첫째, 그들은 수신자가 편리한 시간 또는 상황에서 통신하게끔 시도할 수 있다. 둘째, 발신자는 수신자에게 본질적으로 '당신은 내 말을 이해했나요?'라고 물어봄으로써 메시지가 수신되었고 이해됐는지 검증할 수 있다.

수신자는 또한 발신자가 원래 말한 메시지의 내용을 바꿔서 다시 설명하며 '이것이 내가 생각하는 당신의 말입니다' 라고 말함으로써 이 단계를 강화할 수 있다(그들의 팔을 탁상 위에 놓으며 환자가 방사선 기사에게 "이렇게 하는 것이 당신이 나에게 원했던 것인가요?"라고 말한다).

마지막으로 수신자는 아무것도 할 수 없다. 즉, 아무 반응이 없는 것은 —이것 또한 반응의 일종이다— 발신자에게 메시지의 내용을 전달받지 못했거나 이해하지 못했다는 것을 효과적으로 전달하는 방법이다. 발신자는 다시 시도해야만 한다.

잡음(Noise)

효과적인 의사소통을 방해하는 것을 일컬어 잡음이라고 명명한다. 비록 그 말투가 때때로 실질적인 소리를 나타낸다 할지라도 소음은 문자 그대로 하나 또는 두 명의 당사자가 다른 편의 목소리를 듣는 것을 방해하는 것이다. 소음은 여러 형태로 나타날 수 있다. 예를 들어

- 수신자는 육체적 고통 또는 불편함이 그들을 효과적으로 메시지 "듣기"를 방지하는 어떤 종류가 있을 수 있습니다.
- 수신자는 그들 자신, 가족 구성원 또는 친구에 대한 불안이나 공포에 의해 마음

이 산란할 것이며 효율적으로 메시지에 집중할 수 없을 것이다.

- 언어의 장벽이나 문화의 차이는 수신자가 메시지의 내용을 이해하는 것을 방해할 것이다.
- 수신자는 아마 흥미의 부족이나 다른 걱정거리를 우선순위로 두고 있기 때문에 발신자가 말하려고 하는 것에 대해 관심을 보이지 않을지도 모른다.
- 메시지의 수신자는 청각이나 시각장애인일지도 모른다.
- 마지막으로 전화 연결에 잡음이 섞이거나 팩스 기계의 토너가 다 닳아지는 등 발신자가 전송하는 메시지의 통신로에 결함이 있을 수 있다.

궁극적으로 의사소통의 과정을 방해하는 어떤 것도 모두 잡음이다.

의사소통 5단계의 실례(An Illustration of the Five-Step Communication Process)

의사소통 5단계의 실례 과정은 이 장의 시작을 설명하는 하나의 예가 될 수 있다. 약사가 당신이 일하는 곳에 환자가 만기된 처방전을 재발급받고 싶어 한다는 음성 메시지를 남겼다고 가정해보자. 당신은 메시지를 녹음하고 의사에게 전달한다. 의사는 처방전을 작성하고 그것을 환자의 차트에 기재해 둔다. 차트는 당신에게 돌아오고 당신은 처방전을 약국으로 팩스 전송하여 환자가 처방전을 재발급받을 수 있게끔 한다.

이 하나의 시나리오는 사실 두 층에서의 의사소통 과정을 담고 있다. 이 과정의 한 층만 보자.

1. **발신자는 의사소통을 하기 위한 구상이 있어야 한다:** 약사는 환자로부터 천식 약의 처방을 위한 처방전을 재발급받고 싶어 한다는 정보를 알고 환자의 기록을 확인한 후 약사는 처방전이 만기되어 의사가 재발급해줘야 한다는 것을 알게 된다. 그러면 약사는 반드시 진료실과 연락해야 한다.
2. **발신자는 메시지를 암호화해야 한다:** 약사는 처방전이 무엇인지를 설명하는 전문용어 — 약의 복용기간과 양뿐만 아니라 측정 기준을 구성하게 하는 언어를 사용한다.
3. **메시지는 통신로를 통해 여행한다:** 약사는 진료실에 전화하기 위해 전화기를 집어 들었고 오늘은 화요일 오후 12시 30분에 진료보조는 점심 먹기 위해 나갔기 때문에 약사는 자동응답기를 통해 메시지를 남긴다.
4. **수신자는 메시지를 해독한다:** 점심식사를 마치고 돌아오면 당신은 메시지를 듣고 종이에 받아 적는다. 그리고 그 종이를 의사의 받은 편지함에 넣는다.
5. **발신자에게 피드백을 보낸다:** 당신은 환자의 차트에서 처방전 양식을 뽑고 팩스 기계를 통해 약국으로 보낸다.

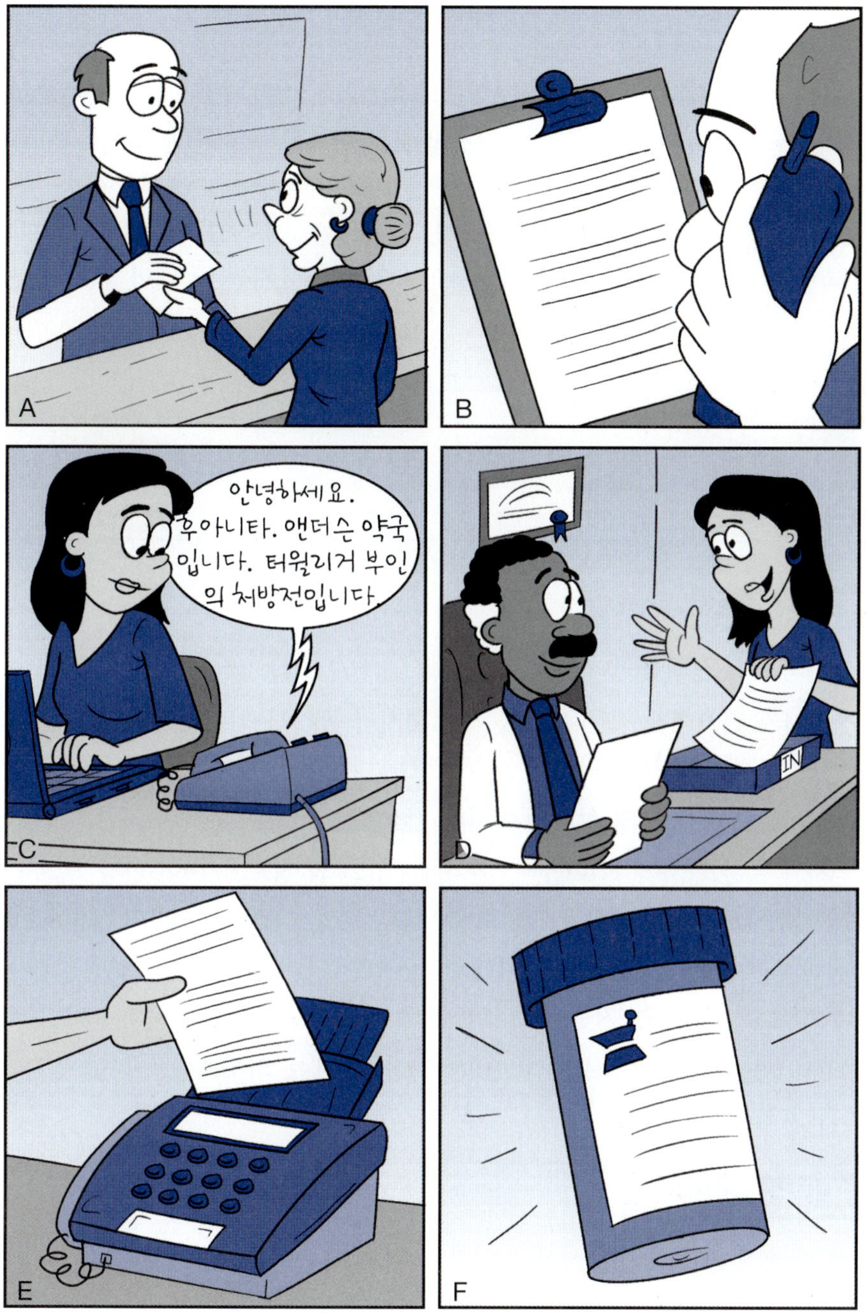
A
B
안녕하세요.
후아니타. 앤더슨 약국
입니다. 터워리거 부인
의 처방전입니다.
C
IN
D
E
F

그림 1-2 **의사소통 과정. (A) 발신자는 의사소통을 하기 위한 지식이 있어야 한다.**—약사(발신자)는 고객이 필요로 하는 재발급한 처방전을 갖고 있다; **(B) 발신자는 메시지를 암호화해야 한다.** — 약사는 처방전에 설명하기 위해 전문용어를 사용한다; **(C) 메시지는 통신로를 통해 여행한다.** — 약사는 전화기를 이용하고 진료소에 있는 의학 보조의 음성메일에 메시지를 남긴다; **(D) 수신자는 메시지를 해독한다.** — 의학보조는 의사(수신자)를 위해 음성메시지를 서면으로 된 메시지로 베낀다; **(E) 발신자에게 피드백이 간다.** — 의학보조는 공인된 처방전을 약사에게 팩스로 보낸다; **(F) 성공!**

이 의사소통 과정 5단계를 모두 성공적으로 완성함으로써 환자는 쉽게 숨쉴 수 있는 기회를 갖게 될 것이다.

우리는 항상 의식하고 있지 않을 것이다. 그러나 다른 사람에게 가장 간단한 생각을 의사소통하기 위해 우리는 이 과정의 모든 단계를 사용한다. 의사소통 과정의 충실한 이해는 다른 모든 의사소통의 양상을 이해하는 것을 도와줄 것이다. 당신이 이것들을 이해한다면, 일반적으로 타인과 의사소통을 더 잘할 수 있을 것이고 환자의 효과적인 건강 관리에 필요한 치료상의 의사소통을 훨씬 더 많이 할 수 있을 것이다.

복습 문제

객관적 질문

1. 환자의 난청은 잡음의 형태가 될 수 있다. (참/거짓?)
2. 간호사가 환자에게 질문을 던졌을 때 환자가 공허하게 뒤를 바라보고 있다. 이것은 피드백의 형태가 아니다. (참/거짓?)
3. 신호 언어는 피드백의 형태가 아니다. (참/거짓?)
4. 의사가 복통 환자를 진료할 때, 환자에게 고통의 정도가 10이 가장 크고 1부터 10까지 있을 때 어느 정도 아픈지 물었다. 환자는 비명을 지르며 "10이다"라고 말한다. 이 비명은 잡음의 예이다. (참/거짓?)
5. 암호화하기 위해 발신자는 컴퓨터 또는 팩스 기계를 갖고 있어야 한다. (참/거짓?)
6. 부재 중인 간호사의 호출기에 전화번호가 뜰 때는 의사소통을 위한 통로가 아니다. (참/거짓?)

간단한 질의 응답

1. 암호화한다는 뜻을 정의하고 그것의 두 가지 사용의 예를 제시해라.
2. 병원 응급실의 대기실에서의 의사소통을 방해할지 모를 잡음의 세 가지 형태를 작성해라.
3. 의사가 환자와 의사소통하는 세 가지 경로를 작성해라.
4. 문화적 차이가 의사소통 과정을 방해하는 세 가지 방법을 말해라.
5. 의료 전문가가 환자에게 약을 처방하기 위한 복잡한 식이요법을 설명할 때 의사소통의 질을 높이는 두 가지 방법을 말해라.

임상적 응용

알베르토 멘데스 씨는 심장 질환의 유전인자를 가진 46세의 남자이고 영어를 하지 못하며 일상적인 신체 검사의 약속시간을 30분 늦게 나타났다. 그의 15살짜리 딸이 통역 역할을 한다. 데스크 접수 선생님에게 멘데스 씨는 교차로 근처에서 적색신호에 걸려 차가 맨 뒤에 있었기 때문에 늦었다고 설명했다. 멘데스 씨는 매우 화가 났다. 그는 이제 내과 의사와 인터뷰와 방문을 위한 준비를 하고 검사실에서 기다리고 있었다. 내과 의사는 멘데스 씨를 인터뷰하기 위해 검사실 내로 걸어 들어갔을 때, 그가 매우 화가 나 있는 것을 감지한다. 멘데스 씨는 진찰대에 앉아 주먹을 흔들어 스페인어로 자신의 딸과 함께 열변을 토하자 접수 선생님 뺨에 눈물이 흘러내렸다. 의료보조원은 멘데스의 활력 징후 — 맥박, 체온, 혈압 및 호흡 — 을 확인하여 알베르토 멘데스 씨가 검사실에 오기 전에 의사에게 보고하기를 원한다.

1. 의사소통 과정에서 두 스텝은 만나는 기간 동안 장소를 잡아도 좋다고 확인한다.
2. 시나리오에서 사용할 수 있는 정보를 바탕으로, 잡음으로 행동하고 의사소통 과정을 방해할 수 있는 요소에 대해 설명한다.

참고 문헌

1. Abou-Auda HS. Communication Skills. Retrieved April 25, 2010 from http://faculty.ksu.edu.sa/hisham/Documents/PHCL455/Communication_Skills_Hisham.pdf.
2. Adams C, Jones P. *Interpersonal Communication Skills for Health Professionals*. New York: McGraw-Hill;2000.
3. Guffey ME. *Essentials of Bussiness Communication*. 7th ed. New York; Thomson; 2006.
4. Losee R. Communication defined as complementary informative processes. *Journal of Information, Communication, and Library Sci*. 1999;5(3):1-15.
5. Ramutkowski B, Booth K, Pugh D, et al. *Medical Assisting: Administrative and Clinical Competencies*. 2nd ed. New York: McGraw-Hill; 2005.
6. Shannon C, Weaver W. *The Mathematical Theory of Communication*. Urbana: University of Illinois Press;1949.

2

비언어적 의사소통
NONVERBAL COMMUNICATION

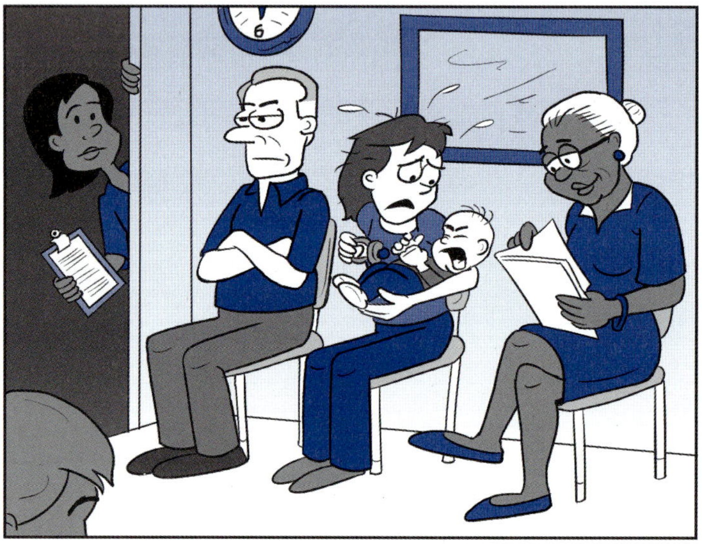

학습목표

- 비언어적 의사소통의 이해가 보건의료(health care)에서 중요한 이유를 기술한다.
- 몸짓(표현)과 표정, 시선, 개인 공간, 자세, 태도, 접촉이 관찰자에게 비언어적 메시지를 전달하는 방법을 설명한다.
- 언어적 메시지와 비언어적 메시지가 일치해야 하는 이유를 설명한다.
- 보건의료전문가(healthcare professional)가 환자의 비언어적 행동에 대한 해석을 확인할 수 있는 방법을 기술한다.
- 보건의료전문가를 위한 비언어적 의사소통 기술을 목록으로 만든다.

보건의료전문가와 환자 간 의사소통은 사실 서로에게 말하기 전에 이미 시작된다. 보건의료전문가가 환자의 몸짓(표현) 언어를 관찰할 때, 또 환자가 보건의료전문가의 몸짓(표현)언어를 관찰할 때도 의사소통이 일어난다. 비의도적 비언어적 의사소통은 몸동작, 몸짓(표현), 표정으로 일어난다.

이런 행동은 말만으로는 전달될 수 없는 정보를 전달한다. 전화나 이메일로 민감하거나 감정적인 대화를 한 적이 있는가? 마주보고 이야기할 때보다 오해의 가능성이 훨씬 크다. 왜 그럴까? 그 이유는 더 의미있는 메시지를 전하기 위해서 비언어적 행동에 기대기 때문이다. 사실 의사소통 중 70%가 비언어적이고, 23%가 어조와 관계가 있고, 7%만 선택된 말로 일어난다. 비언어적 의사소통은 한 사람의 내면의 생각과 감정에 대한 단서를 제공한다. 요구의 메시지는 대부분 비언어적으로 전달되므로 이런 형태의 의사소통은 특히 긴장이 많은 상황에서 중요하다.

대기실에 들어가서 환자를 관찰한다고 가정해보자. 보편적이고 자연스러운 행동과 태도가 종종 중요한 의미를 전달한다. 예를 들어 환자는

- 팔걸이에 팔을 편안하게 걸치거나 가슴에 팔짱을 꽉 끼고 있다.
- 의자에 곧은 자세로 앉거나 구부정한 자세로 앉아 있다.
- 기분이 좋거나 만족스러운 표정을 하거나 얼굴을 찡그리고 있다.

환자는 손톱 물어뜯기, 발가락 두드리기, 다리 떨기 같이 다른 행동도 보인다. 상호작용은 일어나지 않지만, 보건의료전문가는 이런 관찰을 통해서 환자와 환자의 감정 상태에 대한 의견을 형식화할 수 있다. 그래서 보건의료전문가는 환자의 행동을 바꿀 수 있고, 이런 인상에 따라 환자와 어떻게 상호작용할지 선택할 수 있다. 예를 들어 중증 질환 환자의 비언어적 행동은 특히 두려움이나 불안, 혼란, 분노 같은 감정을 전달할 수 있다. 이런 환자에게 관심과 걱정, 배려, 정서적 지원 등의 특별한 관심을 기울인다면 도움이 될 것이다. 보건의료전문가가 환자의 걱정거리를 이야기한다면 그들은 울적한 감정을 배출할 것이다. 그래서 보건의료전문가는 말로 전달되지 않은 메시지를 놓치지 않도록 환자의 비언어적 행동을 관찰하고 올바르게 해석해야 한다.

우리는 특정한 행동이 무엇을 나타내는지 항상 확신할 수는 없다. 예를 들어 가슴에 팔짱을 끼고 앉아있는 환자를 고려해보자. 처음에는 그 환자가 화가 났거나 참을 수 없이 조바심이 났다고 해석할 것이다. 그러나 이런 태도는 다른 의미를 내포하기도 한다. 그런 행동이 환자에게 위안을 주거나 옆 사람으로부터 보호감을 주는가? 환자는 자신의 모습에 강한 자의식을 갖는가? 또는 단지 추운가? 많은 비언어적인 양상, 특히 시선의 마주침은 문화적으로 형성되므로 발신자(sender)의 문화적 배경에 따라 해석해야 한다. 문화적 차이와 관계있는 비언어적 의사소통의 특정한 측면은 8장 보건의료 의사소통에서의 문화적 민감성(Cultural Sensitivity in Healthcare Communication)에서 다룬다.

비언어적 메시지는 전하는 언어적 메시지를 강화하거나 방해할 수 있다. 언어와 비언어적 메시지는 일치성(congruency)이나 일관성(consistency)이 있어야 한다. 갈등이 있다면 비언어적 메시지를 믿기 쉽다. 환자는 보건의료전문가가 전하는 비언어적 메시지도 읽는다. 그래서 가장 유능한 보건의료전문가는 비언어적 메시지와 언어적 메시지가 일치하는 사람이다. 그 결과 환자의 의료 만족도와 환자의 순응도, 건강결과가 향상된다. 실제로 연구를 보면 간호과 학생과 물리치료사, 레지던

트 의사, 외과의사, 종양의를 비롯한 많은 보건의료전문가들이 공식적인 비언어적 의사소통 교육을 훈련 과정에 포함시켰을 때 큰 도움을 받았다.

역할 연기

대기실(The Waiting Room)

소집단을 구성해서 두 명의 학생은 보건의료전문가가 되고 다른 학생들은 환자가 된다. 다음의 시나리오로 연기하며 비언어적 행동을 관찰한다.

두 명의 의료 보조원(medical assistant)이 몇 명의 환자가 기다리고 있는 병원의 대기실을 보고 있다. 비공식적으로 다음을 토론한다:

- 상호작용할 수 있는 환자와 이유(기분이 좋아 보이는 환자가 전달한 비언어적인 행동을 토론한다.)
- 상호작용할 수 없는 환자와 이유(기분이 나빠 보이는 환자가 전달한 비언어적인 행동을 토론한다.)
- 환자의 행동 중 중립적으로 보이는 행동은 무엇인가(어떤 특정한 메시지도 보내지 않았던 환자가 전하는 비언어적인 행동을 토론한다)?
- 어떤 행동이 환자의 감정 상태에 관한 의미를 전하는가?

비언어적 의사소통의 유형

비언어적 의사소통의 구별 범주는 다음과 같다:

- 동작학(kinesics, 의사소통시 신체동작) — 몸짓, 표정, 시선
- 근접학(proxemics, 의사소통할 때 사람들 간에 물리적 거리) — 세력권과 개인 공간, 자세, 태도
- 접촉(touch)

흥미롭게도 비언어적 메시지는 무리를 지어 나타난다. 예를 들어 환자의 몸짓과 표정, 태도가 한꺼번에 작용해서 동일한 메시지를 전달한다.

몸짓(표현, Gestures)

몸짓(표현)에는 머리와 손, 눈, 그리고 다른 신체 부위의 동작이 포함된다. 말 대신 흔히 사용되는 몸짓(표현)은 가장 분명하고 흔한 비언어적 메시지의 형태이다. 예를 들어, 밖을 향해서 뻗는 손은 "멈춰"나 "기다려"를 뜻하고, 입술에 손가락을 대면 "조용히"를 뜻한다. 말이 비효과적이거나(예: 언어 장벽) 불충분할 때(예: 복잡한 메시지 내용) 몸짓(표현)이 사용된다. 삽관하거나 인공호흡기를 단 사람은 주된 의사소통의 방법으로 머리의 끄덕임과 입말, 몸짓(표현)을 사용한다. 몸짓(표현)은 스트레스 완화에도 사용된다(예: 손으로 머리 쓰다듬기). 마지막으로 몸짓(표현)은 대화의 흐름을 조절할 때 사용된다. 예를 들어 머리의 끄덕임은 "전진"이나 "계속하라"는 말이고, 찌푸린 얼굴이나 눈썹을 치켜 올리는 것은 혼란한 상태를 말한다.

그림 2-1 몸짓(표현). 몸짓(표현)에는 머리와 손, 눈, 그리고 다른 신체 부위의 동작이 포함된다.

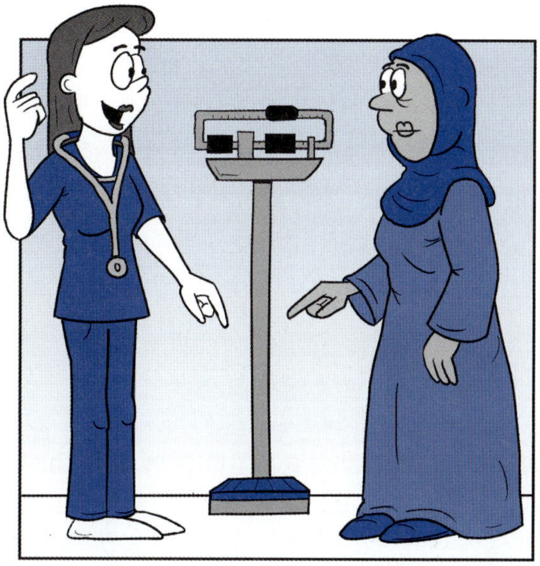

보건의료전문가가 머리를 끄덕일 때 환자와 보건의료전문가간의 친밀한 관계(rapport, 심리적 신뢰관계)가 커진다는 보고가 있었다.

설명 동작(illustrator)은 말과 긴밀한 연관이 있는 의도적인 몸짓(표현)이다. 그것은 메시지의 언어적 내용을 강조하거나 명료하게 표현하거나 부가할 뿐 아니라, 청자의 주의도 집중시킨다. 설명자는 일반적으로 손동작으로 만든다. 또 그것은 여러 가지 다른 목적에도 사용된다. 예를 들면 다음과 같다.

- 유방 엑스선 사진을 촬영하는 동안 팔을 잡는 방법을 시범한다.
- 엑스선 사진을 위해 자세를 잡는 법을 예시한다.
- 절개될 곳을 표시한다.
- 환자에게 알약을 몇 알 복용해야 하는지 설명한다.
- 혈압을 재거나, 채혈, 또는 고통스러운 절차가 진행되는 동안 환자의 긴장을 풀어준다.

다른 설명 동작은 환자가 폐활량을 측정(폐 기능을 측정하는 방법)하는 동안 심호흡을 하는 방법을 보여주거나 환자가 입을 벌려서 "아"라고 말하는 방법을 보여주는 것이 있다.

몸짓(표현)은 또 무의식적이거나 잠재의식적이다. 개인이 진짜 감정이나 태도를 드러낼 때 이것은 "무의식적 누설행동(leakage)"라고 부른다. 예를 들어 18세의 풋볼 선수는 주사나 임상 절차가 무섭지 않다고 말하지만, 손을 꽉 움켜쥐거나 다리를 떤다.

많은 몸짓(표현)이 공통된 해석을 갖는다. "긍정적인" 몸짓에는 엄지손가락 올리기, 윙크, 악수, 주먹 부딪치기 등이 있다. 이런 몸짓(표현)은 허용과 격려, 감사,

우정의 신호이다. "부정적인" 몸짓(표현)에는 시계 보기, 눈 굴리기, 발 두드리기 등이 있다. 이런 몸짓(표현)은 지루하고 초조하다는 신호이다. 몸짓의 사용은 비언어적 의사소통에서 가장 문화 특정적인 형태이다. 다시 말하면, 특정 몸짓(표현)은 문화가 다르면 매우 다른 의미가 될 수 있다. 한 개인이 긍정적이라고 해석하는 몸짓(표현)이 다른 개인에게는 부정적으로 해석될 수 있다. 비의도적으로(무심코) 환자의 감정을 상하지 않도록 주의해야 한다. 이 개념은 8장에서 자세히 논의한다.

역할 연기

몸짓(표현, Gesture)

파트너와 함께 한 명은 보건의료전문가가 되고 한 명은 환자가 된다. 의도적이거나 비의도적으로 메시지를 전달하는 여러 가지 몸짓(표현)을 연기한다. 이런 몸짓(표현)에 대한 가능한 해석을 토론한다. 환자가 이런 몸짓(표현)을 보였다면 보건의료전문가로서 어떻게 반응할 것인가? 이 메시지가 환자와의 상호작용 방법에 어떤 영향을 미칠지 토론한다. 보건의료전문가가 이런 몸짓(표현)을 보였다면 환자로서 어떻게 반응할 것인가? 이 메시지가 보건의료전문가와의 상호작용 방법에 어떤 영향을 미칠지 토론한다.

표정(Facial Expressions)

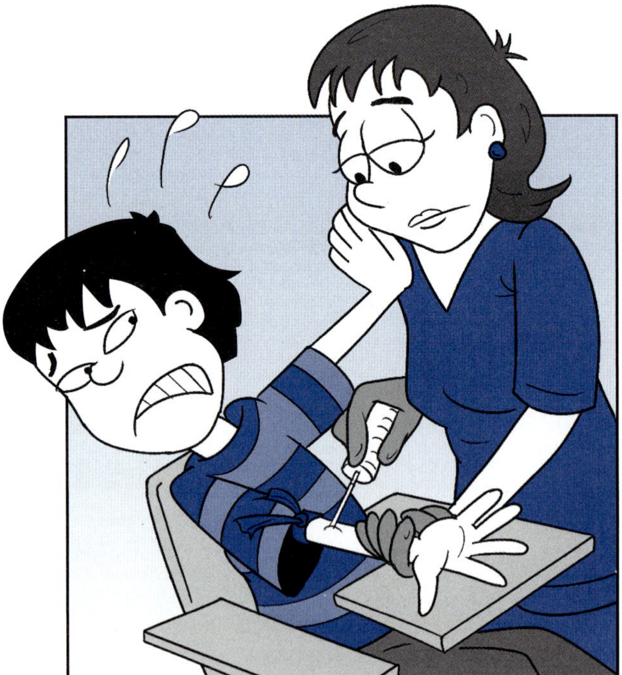

그림 2-2 표정. 표정은 감정에 관한 풍부한 정보원이다. 어떤 문화든 많은 표정이 생물학적으로 결정되고 보편적이고 유사하게 학습된다.

인간의 얼굴은 복잡하지만 환자뿐 아니라 보건의료전문가(healthcare professional)의 감정에 대한 풍부한 정보원이다. 표정은 또 메시지를 강조하거나 두 사람 간의 대화의 흐름을 조절하기 위해서도 사용된다. 언어적으로 자신을 표현하는 것을 꺼리는 환자가 있기 때문에, 보건의료전문가는 환자의 표정을 이해하고 정확하게 해석해야 한다.

행복과 슬픔, 두려움 같은 많은 감정의 표정은 어떤 문화든 생물학적으로 결정되고 보편적이고 유사하게 학습된다. 아기는 행복할 때 생글거리고 킥킥 웃고, 깜짝 놀라거나 오줌을 싸거나 배가 고프면 눈살을 찌푸리거나 운다. 이런 반응은 학습된 것이 아니라 타고난 것이다.

표정은 가장 중요한 관찰 비언어적 전달자이다. 눈은 기쁨과 행복 또는 슬픔이나 비탄의 감정을 반영한다. 미소는 긍정적인 태도와 긍정적인 감정을 전달한다. 흥미롭게도 거짓 미소에는 뺨이나 눈이 움직이지 않는다. 다양한 뺨과 입, 코, 눈썹의 움직임이 행복이나 흥미, 놀람, 두려움, 분노, 혐오, 슬픔을 표현한다.

청자는 화자에게 피드백을 제공하기 위해 표정을 이용한다. 청자는 표정으로 자신이 들은 것에 관심이 있다거나 놀랐다거나 싫다는 것을 화자에게 보여주고, 이해의 정도도 보여줄 수 있다. 화자는 이런 반응을 탐지하고 그에 맞게 의사소통을 바꿀 수 있다. 환자와 대화하는 동안 미소는 강화물(reinforcer)이 되고 환자가 말을 계속하도록 격려한다.

잠재의식적 몸짓(표현)과 마찬가지로 어떤 사람들은 표정을 통제하기가 어렵다. 얼굴은 한 사람의 진짜 감정에 대한 "누설" 정보이다. 예를 들면 무시무시한 부상을 당한 환자를 치료할 때 충격을 숨기기가 어렵고, 음란한 환자를 간호할 때 혐오감을 감추기 어렵다. 이런 감정은 환자에게 잠재적으로 상처를 입힐 수 있으므로, 보건의료전문가는 이런 감정을 전달하지 않도록 주의 깊게 표정을 통제하는 법을 배워야 한다.

통증의 표정은 특히 보건의료전문가에게 중요하다. 통증으로 찡그린 얼굴은 환자의 통증 역치가 도달될 때까지는 관찰되지 않는다(역치는 개인마다 다르다). 문헌에 따르면 공교롭게도 보건의료전문가는 임상 검사를 수행할 때야 통증을 이해하게 된다. 또 임상 경험이 많을수록 통증의 정도를 과소평가할 가능성이 크다. 흥미롭게도 연구를 보면 만성 질환 환자와 함께 산 사람들은 그런 경험이 없는 사람들보다 통증을 잘 평가한다. 또 다른 사람이 있을 때 환자가 고의적으로 통증을 과장하는 것은 부정직한 행위가 아니라 관심을 유발하고 싶은 의도이다. 이런 조사결과는 통증을 느끼는 환자의 비언어적 행동을 보건의료전문가가 정확히 해석하는 것이 얼마나 중요한지 강조한다.

역할 연기

표정(Facial Expressions)

파트너와 함께 한 명은 보건의료전문가가 되고 한 명은 환자가 된다. 의도적이거나 비의도적으로 메시지를 전달하는 여러 가지 표정을 연기한다. 이 표정에 대한 가능한 해석을 토론한다. 환자가 이런 표정을 만들었다면 보건의료전문가로서 어떻게 반응할 것인가? 이 메시지가 환자와의 상호작용 방법에 어떤 영향을 미칠지 토론한다. 보건의료전문가가 이 표정을 만들었다면 환자로서 어떻게 반응할 것인가? 이 메시지가 보건의료전문가와의 상호작용 방법에 어떤 영향을 미칠 것인가를 토론한다.

시선(Gaze Patterns)

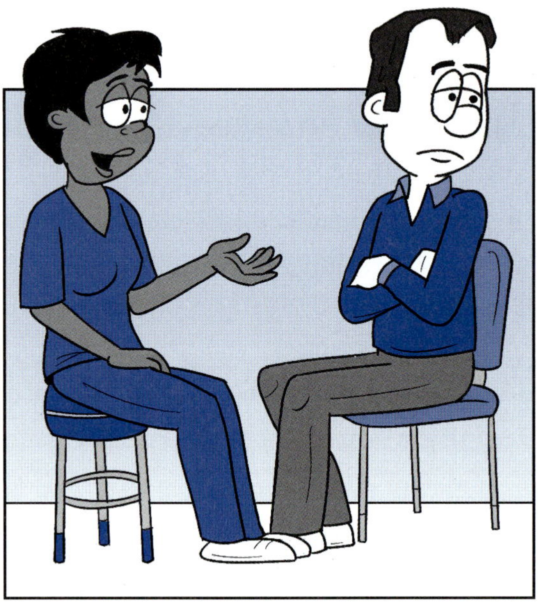

그림 2–3 **시선.** 시선은 다른 사람의 모습을 평가하거나, 대화를 조절하거나, 느낌이나 감정을 표현하기 위해 이용된다.

시선은 의사소통의 형식일 뿐 아니라 정보를 수집하는 방법이기도 하다. 특히 시선은 세 개의 주된 기능을 갖는다.

- 모니터링 — 다른 사람의 모습(예: 간호사가 환자 상태의 단서를 찾기 위해서 매우 아픈 환자를 응시한다)이나 청자가 화자에게 어떻게 반응하는지(예: 관심, 이해, 지루함, 혼란스러움)를 평가한다.
- 조절하기 — 다른 사람의 말할 차례가 되었을 때 표시하는 것과 같이 대화를 조절하기 위해 시선을 이용하기(사람은 말이 끝나면 청자를 바라보고, 청자는 이것을 자신이 말할 차례라는 신호로 인식한다)
- 표현하기 — 느낌과 감정

환자의 눈을 직접 바라보는 것보다 더 영향력 있는 의사소통은 없다. 눈 마주침은 보건의료전문가가 메시지를 교환하는 것에 관심이 있고 환자의 가치를 인정한다는 것을 예증한다. 눈을 마주치지 않거나 환자가 말하는 동안 눈길을 돌리는 것은 환자에 대한 회피나 무관심으로 해석된다. 한편 빤히 응시하는 것은 비인간적이고 사생활 침입으로 해석될 수 있다. 그것은 무례한 인상을 주고, 환자의 모습이 부정적일 때(예: 환자가 기형이나 피부과 질병으로 내원할 때) 적대적인 인상까지 줄 수 있다. 환자를 빤히 쳐다보지 않고, 환자를 불편하거나 자의식적으로 만들지 않고 검사하는 능력이 의료 종사자의 전문성이다.

시선은 기분 변화로 영향을 받는다. 슬프거나 우울한 사람들은 눈을 마주치지 않고 내려다본다. 또 정신 질환 문제가 있는 환자는 시선을 받으면 피하기 쉽다.

바라보는 것과 좋아하는 것은 강력한 상관성이 있다. 보건의료전문가의 시선을 오래 받는 환자는 자신의 건강염려를 더 자유롭게 이야기하고, 더 많이 제시하고, 심리사회적 문제에 관한 정보도 더 많이 제공한다. 이런 조사결과는 환자와 내담하는 동안 시선과 시선의 기능을 고려해야 할 중요성을 강조한다.

대화 중 개인 간의 정상적인 시선의 특징은 다음과 같다:

- 정상적 대화에서 직접적인 눈 마주침은 그 시간 중 약 50~60% 동안 일어난다.
- 시선의 평균길이는 보통 3초 이하이고, 상호 시선의 길이는 약 2초 이하이다.

따라서 보건의료전문가는 환자를 직접 쳐다보지만 계속 쳐다보아서는 안 된다. 여러분과 환자가 모두 편안함을 느낄 수 있는 눈 마주침의 정도를 정해본다.

- 화자는 자신의 시간 중 약 40% 동안 청자를 응시하고, 청자는 자신의 시간 중 약 75% 동안 화자를 쳐다본다. 그래서 각 응시의 평균 시간은 약 8초이다.

청자의 응시는 사회적 강화자로서 기능과 집중을 표시하는 방법이기 때문에 더 오래 지속된다.

- 화자의 시선은 화제가 복잡해질수록 점점 줄어들고 간헐적이 된다.

이것은 환자를 상담하거나 복잡한 절차를 설명할 때 중요한 고려사항이 될 수 있다.

- 여성은 남성보다 다른 사람을 더 많이 쳐다본다.

역할 연기

몸짓(표현)과 표정, 시선 (Gestures, Facial Expressions, and Gaze Patterns)

서너 명의 집단을 만든다(한 사람은 환자, 한 사람은 보건의료전문가, 한두 사람은 관찰자). 각자 다음의 시나리오를 연기한다.

1. 16세 여학생이 양성으로 나온 임신검사 때문에 진료소에 왔다.

2. 78세 여성이 낙상해서 팔의 엑스선 촬영이 필요하다.
3. 35세 스페인계 남성이 하루에 2회 1정을 복용하라고 지시받은 약을 타러 약국에 온다.
4. 40세 베트남계 여성이 복부 오른쪽에 집중되는 통증 때문에 응급실에 간다.
5. 뇌졸중 환자였던 87세 남성이 몸의 오른쪽이 마비되고 말을 할 수 없다. 지금은 오전 10시이고, 매일 오전 9시에 오던 아내가 도착하지 않았기 때문에 당황하고 있다.

각 시나리오를 연기한 후에 환자와 보건의료전문가의 비언어적인 행동을 토론한다. 개인 간의 메시지를 전달하기 위해 사용된 몸짓(표현)과 표정, 시선은 어떤 것이 있는가? 제스처를 하는 방법, 얼굴표정과 시선, 패턴이 환자의 행동에 어떤 영향을 미쳤는가? 보건의료전문가(HCP)의 제스처를 하는 방법 '얼굴표정과 시선 패턴'은 어떤 영향을 미쳤는가? 무엇이 의사소통을 촉진하는 효과인가? 의사소통의 장애요인은 무엇인가?

개인 공간(Personal Space)

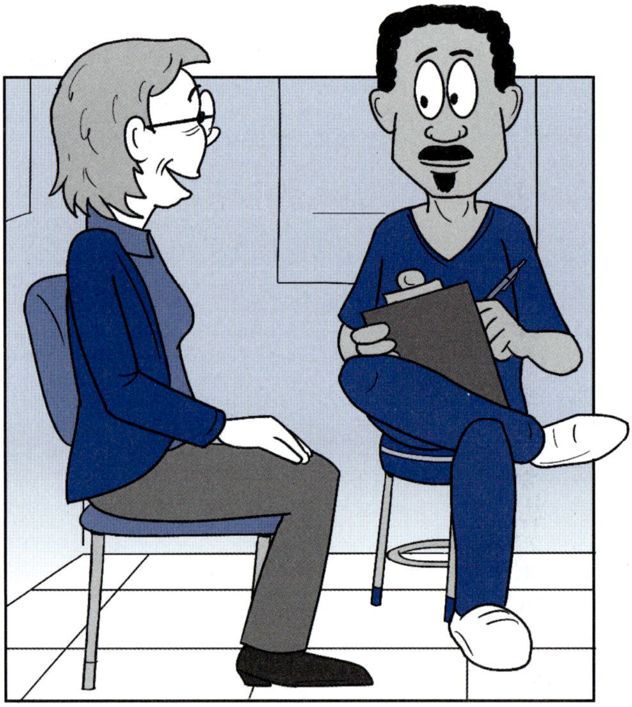

그림 2-4 개인 공간과 자세. 이 삽화의 의료 보조원과 환자 간의 "개인적 거리"(약 팔 한 개의 길이)는 의료 환경에서 흔히 사용된다. 눈높이 위치를 취하면 보건의료전문가(healthcare professional)는 환자와 계속 눈을 마주칠 수 있다.

모든 사람들은 개인에게 정체성과 안전, 통제 의식을 제공하는 개인 공간이나 세력권을 갖는다. 사람들은 그 공간이 침입될 때 위협이나 불편함을 느낀다. 그것은 불안이나 통제 상실감을 일으킨다. 의료 환경에서 환자는 적절한 검사와 치료를 받아야 하기 때문에 이 공간을 포기하도록 강요된다. 그들은 그런 환경에 있는 동안 의사와 간호사, 임상병리사, 엑스선 기사, 의학영상 전문의, 의료 보조원, 의사 보조사, 물리치료 보조사, 작업치료사, 영양사 같은 의료인을 만난다. 입원하거나 요양원에 거주하는 환자는 낯선 사람과 함께 방을 쓰는 경우가 많다. 이런 상태와 강요로 인해서 이미 아프거나 약하거나 걱정이 많은 환자가 더 불안해지고 긴장하게 된다.

강요와 공간 상실로 야기된 불안을 줄일 수 있는 접근법은 다음과 같다:

- 환자를 정중하게 대한다 — 환자의 세력권과 소속감, 사생활 보호권을 인지한다.
- 가능한 환자가 자신의 주변을 통제하게 한다 — 불을 켤지 끌지, 블라인드를 올릴지 내릴지, 문을 열지 닫을지 결정권을 허락한다.
- 환자의 사생활 보호의 필요성을 인지한다 — 언어적으로 신체적으로 분리시킨다. 다시 말하면 가능한 사적으로 대화하고, 환자를 노출시키지 않는다.

다른 사람과 상호작용할 때 고려되는 널리 용인되는 네 개의 거리 구역이 있다:

- 지밀 거리(intimate distance) = 1.5피트(46 cm 이하) 거리 간격. 이 거리에서는 개인이 서로 접촉할 수 있다. 임상의는 환자를 검사하고 진료하기 위해서 자주 이 구역으로 들어가야 한다. 보건의료전문가는 이 구역에 들어가는 것이 합법적일 뿐 아니라 꼭 필요한 극소수의 직업 중 하나이다.
- 개인적 거리(personal distance) = 1.5~4피트(46~122 cm) 간격(약 한 팔의 거리). 이것은 부드럽거나 적당한 목소리로 사적 대화가 일어날 수 있는 거리이다. 개인적 거리는 임상 절차가 설명되거나 환자가 사적인 문제를 이야기하는 의료 환경에서 흔히 사용된다.
- 사회적 거리(social distance) = 4~12피트(122~366 cm) 간격. 이 거리는 비즈니스나 사회적 환경에서 일반적이다. 많은 의료전문가들이 진찰 동안 사회적 거리를 유지한다.
- 공적 거리(public distance) = 12피트(366 cm) 이상 간격의 거리. 큰 행사에서 사용되는 이 거리는 화자와 청자의 분리가 목적이다.

분명히 먼 사회적 거리와 공적 거리는 환자를 직접 대하거나 건강문제를 논의할 때 부적절하다. 이런 거리에서는 친밀함과 사생활보호가 모두 사라질 것이다. 보건의료전문가가 환자와의 상황에서 따라야 하는 정해진 규칙은 없다. 그러나 보건의료전문가는 상황별 거리 기준에 민감해야 하고, 가능하다면 환자가 이런 거리를 정하도록 참여시켜야 한다. 환자가 자신의 공간이 부적절하게 침입 당했다고 느낀다면 그들은 몸의 자세를 바꾸거나 눈을 마주쳐서 메시지를 전할 것이다.

건강 관련 전문가는 환자와 상호작용 과정 동안 활력증후(vital sign) 재기나 주사 맞히기, 채혈, 초음파 수행 등의 침입적 임무를 개인적으로 많이 수행한다. 절차를 시작하기 전에 보건의료전문가가 환자의 개인 공간에 들어갈 필요가 있는 절차를 설명하는 것이 도움이 될 것이다. 환자는 위협을 느끼지 않을 것이고, 통제권과 존엄성을 얻고, 보건의료전문가에 대한 신뢰감을 쌓을 것이다.

자세(Position)

환자와 이야기할 때 고려해야 할 다른 중요한 요인은 자세이다. 의사소통 과정을 촉진하고 강화할 수 있는 실행 방법은 많다. 가깝지만 편안한 자세, 즉 환자로부터 한 팔의 길이 정도의 거리를 유지하는 것이 좋다. 예를 들어 검사실이나 응급실에서 환자를 의자에 앉히고, 여러분은 이동이 가능한 걸상에 앉는다. 이렇게 하면 여러분은 환자의 내원에 필요한 자료와 양식에 접근할 수 있고 눈높이로 대화를 나눌 수 있고, 환자는 여러분이 자신의 말을 경청하고 관심을 갖는다고 느낄 수 있다. 반대로 환자 위에 서 있는 것은 우월감의 메시지를 전달한다. 보건의료전문가와 환자 간의 거리가 너무 멀다면 회피로 해석된다. 마지막으로 환자에게서 물러나는 것은 혐오나 무관심, 지루함, 냉담, 초조함으로 해석될 수 있다.

보건의료전문가와 환자의 상호작용은 대부분 대면의 의사소통을 필요로 한다. 이런 직접 배향성은 특히 환자가 불안할 때 환자의 만족도와 이해도를 높여준다. 반대로 간접 배향성(환자를 외면하는 것)의 경우 환자는 그것을 우월감으로 느껴 불편하고, 여러분이 도움을 줄 마음이 없다고 생각한다.

환자 쪽으로 몸을 약간 숙이는 자세는 따뜻함과 돌봄, 관심, 허용, 신뢰감을 표현한다. 실제로 몸을 앞으로 숙이는 보건의료전문가가 환자와의 라뽀(rapport, 심리적 신뢰관계)가 더 높은 것으로 평가되었다. 뒤쪽으로 몸을 기대는 보건의료전문가는 그 반대로 평가되었다.

역할 연기

개인 공간과 자세(Personal Space and Position)

서너 사람으로 된 집단을 만든다(한 사람은 환자, 한 사람은 보건의료전문가, 한두 사람은 관찰자가 된다). 각자 다음의 시나리오를 연기한다.

1. 의료 보조원이 환자와 인사하고 검사실로 데려와서, 내원한 이유에 관한 몇 가지 초기 질문을 묻는다.
2. 한 환자가 중증 위장염으로 입원해서 다른 세 명의 환자와 병실을 함께 사용한다. 등록간호사(RN)가 환자에게 구토와 설사에 관한 예리한 질문을 묻는다.

개인공간과 몸의 자세에 관해서 환자와 보건의료전문가의 비언어적인 행동을 토론한다. 보건의료전문가의 어떤 행동이 환자와의 의사소통을 효과적으로 촉진했는가? 이 행동으로 환자는 무엇을 느꼈는가? 어떤 행동이 환자와의 상호작용을 악화시켰는가? 이 행동으로 환자는 무엇을 느끼는가?

태도(Posture)

태도는 몸과 팔다리의 자세뿐 아니라 근 긴장도도 말한다. 환자의 태도는 감정 상태를 아주 많이 드러낸다. 예를 들어 우울이나 낙담은 숙인 고개와 늘어진 어깨, 낮

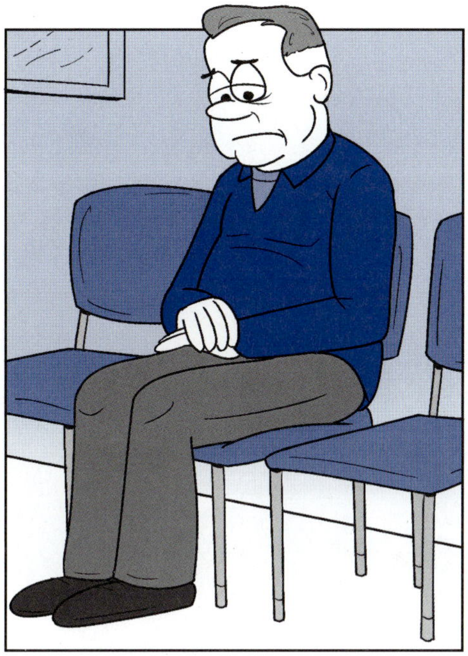

그림 2-5 태도. 태도는 몸과 팔다리의 자세뿐 아니라 근 긴장도를 말한다. 태도는 우리의 감정 상태를 많이 드러낸다.

은 근 긴장도, 슬픔이나 피로의 기색이라는 특징을 보인다. 반대로 불안은 근 긴장도가 늘어나 몸이 경직되고 곧게 유지되는 특징을 보인다. 환자는 두렵거나 알 수 없는 상황이 되면 긴장한다. 다리를 뒤로 잡아당기고 몸을 숙이면 관심의 메시지가 전달되지만, 고개를 낮추고 다리를 내밀고 몸을 뒤로 기대면 지루하다는 메시지가 전달된다. 마지막으로 회피와 거부는 폐쇄적인 몸의 태도로 나타난다. 이런 경우 환자는 팔짱을 끼거나 다리를 꼬고, 거리를 두려는 것처럼 뒤로 몸을 기대고, 어떤 때는 보건의료전문가를 외면한다.

보건의료전문가가 자신있게 보이면, 보건의료전문가에 대한 환자의 신뢰도가 높아진다. 자신감을 보이려면 느긋하고 개방된 몸의 자세를 유지해야 한다. 이런 자세는 또 우호적이고 따뜻하고 기분 좋게 인식된다. 실제로 보건의료전문가가 팔짱을 끼지 않고 대칭적 자세를 취하고(즉, 서 있을 때 팔을 양쪽에 늘어뜨리거나 앉아 있을 때 의자나 무릎에 팔을 놓는 것), 다리를 꼬지 않을 때 환자와의 라뽀가 커진다고 평가되었다. 앉아 있을 때 보건의료전문가는 환자를 향해서 몸을 앞으로 약간 숙여야 한다.

역할 연기

태도(Posture)

파트너와 함께 한 사람은 환자, 한 사람은 보건의료전문가가 된다. 교대로 환자의 분노와 두려움, 혐오, 행복, 슬픔, 놀람을 연기한다. 비언어적인 의사소통만 사용한다. 나타나는 감정을 올바르게 해석한다. 보건의료전문가로서 이런 메시지에 어떻게 반응할지 토론한다. 환자로서 보건의료전문가가 전하는 이런 메시지가 어떤 기분을 주는지 토론한다.

접촉(Touch)

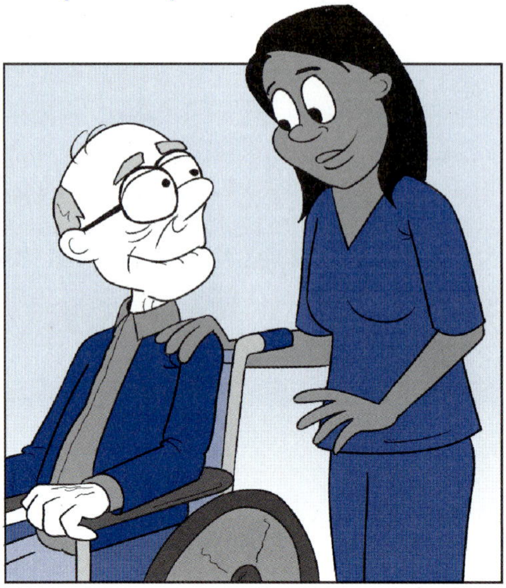

그림 2-6 접촉. 접촉은 보건의료전문가와 환자 간에 친밀한관계를 형성하는데 매우 중요하다.

환자를 돌보는 것은 어떤 형태든 접촉을 수반한다. 분명히 접촉은 환자를 검사하고(예: 혈압을 재는 의료 보조원), 진단하고(예: 엑스선 촬영 자세를 잡아주는 방사선 기사나 채혈하는 임상병리사), 치료하고(예: 환자의 팔다리도 수치료하는 물리치료 보조원이나 상처를 드레싱하는 간호사), 돌보는(예. 환자가 음식을 먹거나 옷을 입도록 돕는 CNA) 중대한 도구이다. 접촉은 다음과 같이 의료에서 다른 많은 중요한 기능을 갖는다:

- 환자의 고립감을 완화시킨다.
- 환자의 불안을 감소시킨다.
- 보살핌과 공감, 진심을 드러낸다.
- 안심이나 온정, 위안을 제공한다.
- 보건의료전문가와 환자 간의 친밀한 관계(rapport)를 강화한다.
- 언어적 의사소통을 보완한다.

분명히 접촉은 보건의료전문가와 환자 간의 친밀한관계 형성에 중요하다. 흥미롭게도 설문조사에 의하면 많은 환자들이 의사를 처음 만날 때 악수를 하고 싶어한다. 그러나 접촉이 부정적인 반응을 일으키는 환자도 있다. 접촉은 당황스러움과 불쾌함, 위협을 줄 수 있으므로 모든 사람이 좋아하는 것은 아니다. 환자가 접촉을 얼마나 수용하는가를 결정할 때는 문화적 차이가 중요한 요인이다. 이는 8장에서 다룬다.

환자와 접촉해야 할지 말아야 할지를 결정하는 규칙은 없다. 또 주어진 접촉에서 도출되는 보편적인 의미도 없다. 접촉의 해석과 수용성은 여러 가지 요인에 달려 있으므로 접촉의 사용은 보건의료전문가의 올바른 판단의 행사가 필요하다. 다음은 임상 환경에서 접촉이 긍정적으로 인식될 수 있도록 따라야 하는 일반적 지침이다:

- 환자에게 검사나 임상 절차 동안 언제, 어디에서, 어떻게 접촉 상황이 발생할지 알려준다. 그러면 환자는 마음이 편해지고 깜짝 놀라지 않을 것이다.
- 주어진 상황에 맞게 접촉을 사용한다. 예를 들어, 고뇌하는 환자나 가족을 위로하기 위해서 팔이나 어깨에 손을 얹는 것은 위안이 된다. 그러나 화가 난 환자와 접촉하는 것은 감정을 배출하게 놔두는 것보다 도움이 되지 않는다.
- 언어적 메시지를 보완하기 위해 접촉을 사용한다. 그러나 말만 접촉으로 바꾸어서는 안 된다. 그런 행동은 환자가 자신의 문제의 중요성이 줄어들었다고 느끼거나, 여러분이 피상적이거나 요구를 벅차게 느낀다고 생각할 수 있다. 예를 들어 환자가 교통사고 후 목에 느껴지는 통증의 정도를 묘사하는 경우를 고려해보자. 보건의료전문가가 환자의 등만 가볍게 친다면, 환자는 여러분이 진짜로 관심이 있는 것이 아니라 달래고 있다고 해석할 수 있다. 반대로 "통증을 없애줄 약물을 처방해 봅시다"라고 말하면서 똑같이 접촉한다면 그것은 매우 우호적으로 해석될 수 있다.
- 환자가 요구하는 것 이상의 환자와의 친밀도를 암시하는 접촉 몸짓(표현)은 사용해서는 안 된다. 몸짓(표현)이 서로 나눌 수 없는 친밀도를 제안한다면 불쾌감을 일으킬 수 있다. 반대 성의 환자와 접촉할 때는 오해를 예방하기 위해 그 방에 동료나 가족이 함께 있는 편이 좋다.
- 수령인의 접촉에 대한 반응을 관찰하고 평가한다. 부정적인 반응에는 몸 빼기, 깜짝 놀라는 모습이나 겁을 먹은 기색, 긴장된 표정, 또는 다른 불안한 몸짓(표현)이나 행동 등이 있다. 환자가 긴장하지 않고 편안하게 보인다면 접촉에 긍정적으로 반응한다고 가정해도 좋다.
- 접촉된 상대방은 그 사람이 신분을 과시한다고 이해할 수 있다. 따라서 보건의료전문가는 그들과 환자의 권력 역학에 미칠 수 있는 영향을 명심해야 한다. 환자는 독립심이나 자율성이 줄어들었다고 느끼기도 한다.

역할 연기

자세와 거리, 접촉(Position, Distance, and Contact)

파트너와 한 사람은 환자, 한 사람은 보건의료전문가가 되어, 다음 시나리오를 연기한다. 45세 남성이 병실에서 깊이 잠들어 있다. 지금은 새벽 2시고 그에게 약을 주어야 한다.

보건의료전문가가 상호작용 동안 자세와 거리, 접촉을 사용하는 방법을 토론한다. 환자로서 어떤 것이 호의적이었는가? 이유는 무엇이었는가? 어떤 것이 비호의적이었는가? 이유는 무엇이었는가?

비언어적 의사소통의 적절한 해석: 언어적 메시지와의 일치성

성공적인 의사소통은 언어적 메시지와 비언어적 메시지가 일치해야 한다. 다시 말하면, 두 개의 메시지가 서로 일치하거나 일관적이어야 한다. 예를 들어 환자가 머리를 흔들면서 "오케이"라고 말한다면 엇갈린 메시지를 보내는 것이다. 환자가 혼란스러운 표정을 지으면서 "그럼요, 알겠습니다"라고 말한다면, 역시 엇갈린 메시지를 보내는 것이다. 앞서 말했듯이 비언어적 메시지는 보통 의도적 메시지로 받아들인다. 환자의 갈등을 깨닫게 해주면 자신의 반응을 바꿀 것이다. 이렇게 하면 보건의료전문가는 환자가 무엇을 느끼는지 잘 이해할 수 있다.

- "괜찮다고 말씀하지만 얼굴이 찌푸려지네요, 하고 싶은 말씀이 있으세요?"
- "미소를 짓고 계시네요. 이 진단에 대해서 정말 어떻게 느끼시나요?"

환자의 비언어적 행동의 메시지는 올바르게 관찰되고 해석되지 않는다면 사라질 것이다. 보건의료전문가는 언제나 환자의 비언어적 행동의 잘못된 해석이 단순한 무시보다 더 많은 오해를 일으킬 수 있음을 기억해야 한다. 환자와 상호작용하지만 그들의 비언어적 행동이 불분명하다면, 보건의료전문가는 이 관찰을 눈치채게 만들어야 한다. 가슴에 팔짱을 끼고 외면하고 있는 환자를 고려해보자(그림 2-3 참조). 보건의료전문가는 여러 가지 접근법 중에서 한 개를 이용한다:

- 행동을 판단하지 않고 관찰한다 — "가슴에 팔짱을 끼고 있네요", "저를 보지 않네요."
- 명료한 표현을 요구한다 — "어떤 의미가 있나요?", "어떻게 느끼는지 말씀해주시겠어요?", "무슨 일이죠?"
- 환자의 비언어적 행동을 설명하거나 해석한다 — "화가 나고 당황스럽죠?", "아마 깜짝 놀라셨거나 불안하실 거예요."

어떤 경우에는 행동관찰만이 보건의료전문가가 환자에게서 정보를 유도할 수 있는 메커니즘이 될 수 있다. 예를 들면 환자가 언어 장애가 있거나(예: 뇌졸중이나 삽관 때문에), 너무 어리거나(예: 영아의 경우), 너무 아프거나(예: 의식이 완전치 못하거나 정신착란), 단지 언어적으로 의사소통 하고 싶지 않는 경우이다.

의료전문가를 위한 적절한 비언어적 의사소통 기술

환자와 효과적으로 언어 소통할 수 있는 최고의 환경을 조성하기 위해서 보건의료전문가는 환자에게 전달될 수 있는 자신만의 비언어적 메시지를 기억해야 한다. 보건의료전문가가 전달할 수 있는 가장 분명한 비언어적 메시지는 외모이다. 몸을 청결히 하고, 옷은 깨끗하고 단정하게 입고, 몸에서는 향긋한 냄새가 나야 한다. 진한 향수나 애프터셰이브 로션 향은 임상 환경에서 맞지 않다.

보건의료전문가가 전달할 수 있는 다른 비언어적 메시지는 표정이다. 우리는 무심하거나 방심할 때 어떻게 보이는지 모른다. 예를 들어, 모르고 있을 때 또는 자세를 잡거나 웃지 않을 때 찍힌 사진을 떠올려보자. 포착된 표정은 당시의 감정을 정확하게 전달하고 있었는가? 개인적인 관심과 걱정, 업무 스트레스가 비의도적으로 얼굴에 또 환자와 상호작용하는 방법에 나타날 수 있다. 다시 말하면 보건의료전문가는 환자와 상호작용할 때 이런 가능성을 인식하고, 우호적이거나 중립적인 표정을 유지하려고 노력해야 한다.

보건의료전문가와 환자 간의 이상적인 의사소통 환경의 발달에 기여하는 요인은 표 2-1에서 요약한다.

표 2-1

이상적인 보건의료전문가와 환자 간의 의사소통 환경의 발달에 기여하는 요인

- 전문적인 복장을 입고 청결한 위생을 유지한다.
- 환자와 악수할 땐 손을 꼭 쥐고 따뜻하게 인사를 건넨다.
- 환자와 이야기할 때는 앉아서 말한다.
- 환자와 이야기할 때 사생활을 보호한다.
- 환자와 한 팔 정도의 거리를 유지한다.
- 편하지만 집중된 태도를 유지한다. 앉아 있을 때 몸을 앞으로 약간 숙이고 되도록 움직이지 않는다.
- 여러분과 환자 사이에 있는 장애물을 제거한다.
- 따뜻하고 우호적인 태도를 유지한다.
- 자신감 있고 전문가다운 태도를 유지한다.
- 환자와 눈을 마주친다. 환자는 여러분의 경청하고 싶다는 의지를 확인하고 자신의 가치가 인정받고 있다고 생각한다.
- 말없이 경청하면서 머리를 끄덕이며 긍정을 표시한다. 환자는 한층 고무되어 말을 계속하고 많은 정보를 제공할 것이고, 이해받고 공감 받고 있다고 느낄 것이다.
- 환자에 의해 전달될 수 있는 다른 비언어적인 의사소통 형태를 인지한다. 사람들의 신체적 반응과 표현 방법은 대부분 공통점이 있다. 그러나 보건의료전문가(healthcare professional)는 다양한 몸짓이나 표정, 태도가 다른 의미를 지닐 수 있음을 항상 유념해야 한다. 환자의 비언어적 행동에 대한 가설을 만들지 말고, 항상 적절한 해석인지 확인한다.
- 여러분에 대한 환자의 반응을 관찰한다. 이것이 자신의 비언어적 행동의 피드백을 제공할 것이다.

복습 질문

객관적 질문

1. 비언어적 의사소통의 또 다른 용어는 ___________이다.
2. 비언어적 의사소통의 형태는 대부분 교차 문화적이고, 민족적 배경이 다른 사람들 간에 유사하게 해석된다. (참/거짓?)
3. 의사소통 중 70%가 비언어적 의사소통이고 특히 질환이나 의료적 응급상황 같이 긴장이 많은 상황에서 중요하다. (참/거짓?)
4. 언어적 메시지와 비언어적 메시지가 일치하지 않을 때, 언어적 메시지가 믿어지기 쉽다. (참/거짓?)
5. 대화의 흐름을 조절하는데 도움이 되는 두 개의 비언어적인 의사소통의 유형은 와(과) ___________이다.
6. 환자를 편안하게 만들기 위해서 보건의료전문가는 대화 동안 환자와 직접 눈을 마주쳐야 한다. (참/거짓?)
7. 민감한 화제를 이야기할 때 또는 임상절차를 설명할 때, 보건의료전문가가 ___________를(을) 유지하는 것이 적절하다.
8. 대화 동안 몸을 약간 앞으로 숙이는 보건의료전문가는 환자와의 라뽀가 더 좋다. (참/거짓?)

간단한 질의 응답

1. 몸짓(표현)의 사용이 보건의료전문가와 환자 간의 의사소통을 촉진하는 예를 몇 가지 묘사하라.
2. 보건의료전문가와 환자 간의 "좋은 눈 마주침"의 특징을 묘사하라.
3. 입원했을 때 개인 공간의 침입과 상실로 유발된 환자의 불안을 완화시키는데 도움이 되는 접근법은 무엇인가?
4. 입원 환자가 CT 촬영을 위해서 방사선실에 있다. 방사선 기사는 기계에 환자를 위치시켜야 한다. 보건의료전문가가 어떻게 행동해야 하는지 토론한다. 어떤 행동을 피해야 하는가?
5. 6세 남아가 자전거에서 떨어져 팔을 꿰매야 하는 상처가 생겼다. 보건의료전문가가 부상을 닦고 치료하기 위해 환자에게 어떻게 접근해야 하는지 토론한다. 보건의료전문가와 남아 간의 적절한 접촉의 형태도 포함시킨다. 보건의료전문가와 남아 간의 상호작용과 의사소통을 강화시킬 수 있는 다른 비언어적 행동은 무엇이 있는가?

6. 환자가 보이는 비언어적 의사소통을 적절하게 해석해야 하는 이유는 무엇인가?

임상적 응용

1. 소리를 끄고 가장 좋아하는 텔레비전의 메디컬 드라마의 에피소드를 시청한다. 보건의료전문가가 다양한 환자와 어떻게 상호작용하는지 묘사하라. 각각의 비언어적인 의사소통의 형태별로 보건의료전문가와 환자의 감정을 묘사하라. 보건의료전문가가 다른 보건의료전문가와 어떻게 의사소통하는지 묘사한다. 이 상호작용은 환자와 일어나는 상호작용과 어떻게 다른가?
2. 28세의 프로야구 선수가 다리 관절경 수술이 걱정스럽지 않다고 말한다. 이 언어적 메시지와 일치하지 않는 비언어적 행동을 묘사하라. 이 관찰로 환자에 대한 접근법은 어떻게 바뀔 것인가?
3. 임상병리사가 3세 아동의 피를 뽑아야 한다. 아동이 긴장하지 않도록 택할 수 있는 비언어적인 행동을 토론한다.
4. 환자로서 또는 보건의료전문가로서 의료 환경에서 가장 최근의 경험을 상기한다. 이 경험에서 여러분이 환자였다면 보건의료전문가가 보인 비언어적 행동을 묘사하라. 이 행동으로 기분이 어땠는가? 보건의료전문가가 다르게 행동한 것이 있었는가? 이 경험에서 보건의료전문가였다면 특정한 환자가 보인 비언어적 행동을 묘사하라. 환자의 행동으로 환자와의 의사소통과 라뽀를 강화시키기 위해 여러분은 어떻게 행동을 바꾸었는가?

참고 문헌

1. Abou-Auda HS. Communication Skills. Retrieved April 2010 from http://faculty.ksu.edu.sa/hisham/Documents/PHCL455/Communication_Skills_His ham.pdf.
2. Adams CH, Jones PD. *Interpersonal Communication Skills for Health Professionals*. 2nd ed. New York: Glencoe McGraw-Hill; 2000.
3. Ambady N, Koo J, Rosenthal R, et al. Physical therapists" nonverbal communication predicts geriatric patients" health outcomes. *Psychol Aging*. 2002; 17(3):443-452.
4. Beck RS, Daughtridge R, Sloane PD. Physician-patient communication in the primary care office: A systematic review. *J Am Board Fam Pract*. 2002; 15:25-38.
5. Berger B, Diggs AM. Immediacy—part 2, nonverbal communication. *U.S. Pharmacist*. 2008; 25:8-12.
6. Everitt, K. Good Patient Communication May Prevent Medical Errors, 2007. Retrieved April 2010 from http://www.sfc-acs.org/information/GoodPatient-Commu-

nicationMayPreventMedicalErrors.doc.

7. Freeman R. Communicating effectively: some practical suggestions. *Br Dent J.* 1999; 187(5).
8. Frew MA. *Comprehensive Medical Assisting: Competencies for Administrative and Clinical Practice*. 3rd ed. Philadelphia: F. A. Davis Co.; 1995.
9. Green MS. Intention and authenticity in the facial expression of pain. *Behav Brain Sci*. 2002; 25:460-461.
10. Griffith CH, Wilson JF, Langer S, et al. House staff nonverbal communication skills and standardized patient satisfaction. *J Gen Intern Med*. 2003; 18(3): 170-174.
11. Happ MB, Tuite P, Dobbin K, et al. Communication ability, method, and content among nonspeaking nonsurviving patients treated with mechanical ventilation in the intensive care unit, *Am J Crit Care*. 2004; 13(3):210-220.
12. Indiana University (2006, January 30). You Don't Say: Patient-doctor Nonverbal Communication Says A Lot. *ScienceDaily*. Retrieved April 2010 from http://www.sciencedaily.com/releases/2006/01/060130155029.htm.
13. Journal of the American Medical Association and Archives Journals (2007, June 12). Survey: Most Patients Want to Shake Hands With Their Physicians. *ScienceDaily*. Retrieved April 2010 from http://www.sciencedaily.com/releases/2007/06/070611164246.htm.
14. Keir L, Wise BA, Krebs C. *Medical Assisting, Administrative and Clinical Competencies*. 5th ed. Clifton Park, NY: Thomson Delmar Learning; 2003.
15. Lindh WQ, Pooler MS, Tamparo CD, et al. *Comprehensive Medical Assisting, Administrative and Clinical Competencies*. 4th ed. Clifton Park, NY: Thomson Delmar Learning; 2009.
16. Lussier MT, Richard C. Doctor-patient communication, the medical interview. *Can Fam Physician*., 2004; Retrieved April 2010 from http://www. cfpc.ca/cfp/2004/Jan/vol50-jan-clinical-4.asp.
17. Milliken ME, Honeycutt A. *Understanding Human Behavior, A Guide for Health Care Providers*. 7th ed. Clifton Park, NY: Thomson Delmar Learning; 2004.
18. Nishizawa Y, Saito M, Ogura N, et al. The non-verbal communication skills of nursing students: Analysis of interpersonal behavior using videotaped recordings in a 5-minute interaction with a simulated patient. *Jpn J Nurs Sci*. 2006; 3(1):15-22.
19. Cegala DJ, McGee DS, McNeilis KS. Components of patients'' and doctors'' perceptions of communication competence during a primary care medical interview. *Health Commun*. 1996; 8(1):1?-27.
20. Northouse LL, Northouse PG. *Health Communication, Strategies for Health Professionals*. 3rd[d] ed. Stamford, CT: Pearson Education; 1998.
21. Preston P. Nonverbal communication: do you really say what you mean? *J Healthc Manag*. 2005; 50(2)
22. Smithco H. Actions speak, the power of non-verbal communication. *TherapyTimes*,

Retrieved April 2010 from http://www.therapytimes.com/content 5201J64E48-BEB6841.

23. Solomon P. Congruence between health professionals" and patients" pain ratings: a review of the literature. *Scand J Caring Sci*. 2001; 15(2):174?-180.

24. Stewart M, Brown JB, Hammerton J, et al. Improving communication between doctors and breast cancer patients. *Ann Fam Med*. 2007; 5(5): 387-394.

25. Tamparo CD, Lindh WQ. *Therapeutic Communications for Health Care*. 3rd ed. Clifton Park, NY: Thomson Delmar Learning; 2008.

26. Williams D. *Communication Skills in Practice, A Practical Guide for Health Professionals*. Bristol, PA: Jessica Kingsley Publishers; 1997.

3

언어적 의사소통
VERBAL COMMUNICATION

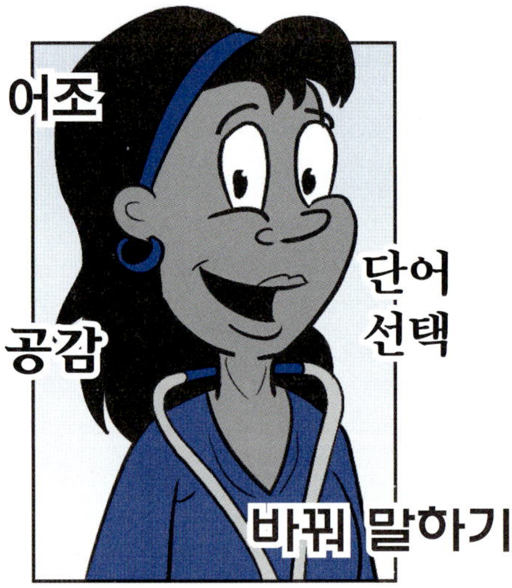

학습목표

- 환자와 효과적인 언어적 의사소통을 위해서 명료한 언어를 사용해야 하는 목적을 설명한다.
- 환자와 다른 보건의료전문가(healthcare professional)와 효과적인 언어적 의사소통을 위한 실행을 확인한다.
- 경청과 바꿔 말하기 기술을 발달시킨다.
- 환자를 공감하고 이해하는 것이 매우 중요한 이유를 설명한다.
- 환자에게 질문하는 방법을 시범한다.

효과적인 의사소통의 부족은 가장 흔한 환자 불평의 원인이다. 보건의료전문가로서 여러분은 훌륭한 언어적 의사소통 기술을 지녀야 한다. 환자와 동료와 효과적으로 의사소통할 수 있는 능력이 성공의 경력을 좌지우지한다. 전문가의 언어적 의사소통 능력은 초기 직무면담부터 승진 과정까지 고용위원회와 관리자에 의해 계속 평가를 받는다. 그렇지만 가장 중요한 점은 강력한 의사소통 기술을 가진 보건의료전문가가 효과적으로 환자를 도울 수 있다는 것이다. 그러나 훌륭한 언어 전달자

(verbal communicator)는 단지 많은 어휘나 고도의 전문어를 사용하는 능력을 갖고 있다고 훌륭한 언어 전달자가 되는 것은 아니다. 훌륭한 전달자는 다른 사람이 말하려는 의도를 최대한 효과적으로 이해하고, 자신이 말하고 싶은 것을 정확히 전달해야 한다. 미래의 보건의료전문가로서 여러분은 언어적 의사소통 기술이 부족해서는 안 된다.

언어적 의사소통의 정의

언어적 의사소통(verbal communication)은 발신자(sender)에서 수신자(receiver)로 메시지를 성공적으로 이동시키기 위해 구두의 말과 소리를 사용하는 것이다.

환자와의 효과적인 언어적 의사소통을 위해 분명한 언어를 사용해야 하는 목적

내용과 말의 선택(Content and Word Choice)

내용은 화자가 청자에게 전달하려고 한 의도의 의미를 제공한다. 효과적인 의사소통을 위해서 내용은 가능한 분명해야 한다. 즉 화자는 무엇보다도 먼저 자신이 말하려는 의도를 분명하게 이해해야 한다. 화자가 자신이 말하려는 의도를 분명히 이해하지 못한다면, 정보의 수신자는 혼란을 일으킬 것이다. 다음의 예를 고려해 보자:

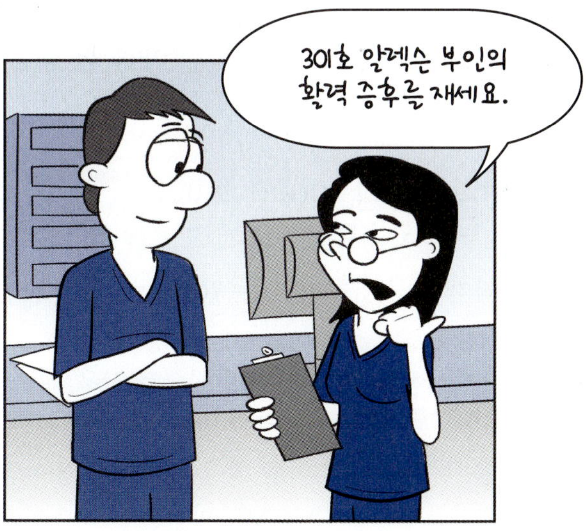

그림 3–1 직접적 어조. 권위적이고 판단적인 직접적 어조는 지시를 내리거나 리더십을 발휘하거나 판결을 내릴 때 사용된다.

당신이 공복 콜레스테롤 때문에 체혈하려고 온 환자라고 상상해보자. 지금은 월요일 오전 8:30분, 당신은 일요일 저녁 9:00부터 아무것도 먹지 않았다. 그래서 배가 고프고 신경이 예민하다. 임상병리실에 갔지만 체혈하려는 젊은 여성 임상병리사가 엉덩이에 손은 얹고 약간 어리둥절한 표정을 짓고 있다. 그녀는 당신이 왜 왔는지 모르는 것 같다. 그리고 당신이 도착하기 전에 차트를 읽어보지 않았을 것이다. 그녀는 거기 서서 당신을 쳐다보며 말한다. “오늘 무엇을 할 예정이셨죠? 소변 샘플 채취? 인후 배양? 채혈? 어디 한 번 볼까요?” 당신은 당황스럽고 심지어 분노까지 느껴진다. 이 보건의료전문가가 과연 당신이 받으려고 하는 서비스를 수행할 역량이 있는지도 매우 의심스럽다.

화자는 자신이 말하려는 의도를 잘 알아야 하고 또 의도한 메시지를 정확히 반영하는 말을 사용해야 한다. 화자는 불분명하거나 모호하거나 불필요하게 전문적인 언어를 피해야 한다.

위에서 언급된 임상병리사가 당신의 차트와 의사의 지시를 읽었다고 가정해보자. 그녀는 당신이 공복 콜레스테롤 때문에 방문했다는 것을 알고 있다. 임상병리실 의자에 당신을 앉히고 말한다. “감히 움직일 생각은 마세요. 크고 오래된 바늘로 팔을 찔러서 피를 빼겠어요.” 역시 당신은 당황스럽고 분노까지 느껴질 것이다. “HDL, LDL, 트리글리세리드, 총콜레스테롤을 검사하기 위해서 피를 뽑겠어요”라는 임상병리사의 말도 당황스러움과 분노가 느껴지기는 마찬가지다.

효과적으로 의사소통할 수 있는 보건의료전문가는 무엇을 말하고 싶은지 분명히 알고 있고, 적절한 단어를 선택해서 말할 것이다.

“공복 콜레스테롤을 재기 위해서 피를 약간만 빼겠습니다. 손바닥을 위로 해서 패드가 대진 실험대에 손을 놓으세요. 이제 손으로 주먹을 쥐세요. 언제 손을 펴야할지 말씀 드릴께요. 처음에는 약간 따끔거리는 느낌이 있겠지만 금방 끝나니 걱정마세요.”

이런 설명은 보건의료전문가가 환자와 상호작용할 때 전문성을 보여준다. 환자는 건방지거나 지나치게 전문적인 설명보다 이런 설명에 더 긍정적으로 반응할 것이다.

문법과 발음(Grammar and Pronunciation)

화자는 문법적으로 바른 문장을 말해야 한다. 부정확한 문법은 메시지의 명료성도 방해하지만, 청자는 화자가 자신이 하고 있는 말을 정확히 알고 있는지 자신할 수 없다. 발음도 마찬가지다.

인간의 상호작용이 일어나는 각 환경은 일반적으로 사용되는 단어의 합의된 발음을 갖는다. 그래서 화자는 그 환경과 적절한 발음에 주의를 기울여야 한다. 의료 환경에는 표준 영어 발음이 적절하다. 바른 발음은 이해를 높이고 화자와 청자 간의 라뽀(친밀한 관계)를 강화시킨다. 부정확한 발음은 이해를 방해하고 불신을 일으킨다.

어조(Tone)

보건의료전문가가 환자에게 말하는 어조는 그것이 환자의 요구 이해도를 표시하고, 의료전문가가 그런 요구를 충족시킬 수 있는 능력을 강화하기 때문에 치료 관계에서 매우 중요하다. 일반적으로 보건의료전문가의 어조는 환자와 라뽀를 형성할 수 있도록 편안하고 일상적인 대화체여야 한다. 그 외에 탐구할 가치가 있는 어조는 세 가지가 있다: 표현적 어조, 지시적 어조, 문제 해결 어조.

표현적 어조(Expressive Tone)

표현적 어조는 자연스럽고 정서적이고 자유롭다. 예를 들어, 우리는 감정을 표현하거나 농담을 하거나 불평할 때 —사교— 이 어조를 사용한다. 친구와 커피를 마시거나 저녁식사를 할 때 또는 가족에게 비밀을 털어놓을 때 우리는 좋아하는 것과 좋아하지 않는 것 그리고 원하는 것과 원하지 않는 것을 말한다. 우리는 우리 자신을 표현하고, 표현적 어조를 사용한다.

예를 들어, 친구와 카페에 앉아 있을 때 이렇게 말한다. "수학 공부를 열심히 했다면 세금문제를 처리할 수 있었을텐데."

또는

"마틴 교수님의 머리 스타일은 정말 얼빠지게 보이지 않니?"

또는

"난 정말 우리 상사가 싫어. 그는 나에게 잘했다고 말한 적이 한 번도 없어. 심지어 프로젝트 때문에 밤을 샜을 때도 그랬어. 그는 마음에 들지 않을 때만 내 업무에 대해서 이야기를 한단 말이야."

이 어조는 일반적으로 보건의료전문가가 환자와 이야기할 때 사용해야 하는 목소리 어조가 아니다. 첫 번째, 아래에서 더 자세히 설명하겠지만, 표현적 어조를 사용하는 것은 토론의 초점에서 환자를 제거하고 대신 보건의료전문가에게 초점을 맞추는 것이다. 보건의료전문가는 환자가 자신의 요구 때문에 내원했음을 인지하게 해야 한다. 두 번째, 연구를 보면 환자는 보통 보건의료전문가의 감정적이거나 농담조의 어조를 이해하지 못한다. 편안한 대화체 어조는 괜찮지만 감정적이고 농담조인 어조는 좋지 않다. 환자는 심각한 이유 때문에 왔고, 보건의료전문가와 직접적, 공감적, 전문적인 상호작용을 하고 싶은 것이다.

지시적 어조(Directive Tone)

지시적 어조는 권위적이고 판단적이다. 이 어조는 지시하거나 리더십을 발휘하거나 판결을 내릴 때 사용한다. 직장의 관리자가 임무 완수를 요구할 때, 다음 달에 예정된 요구를 설명할 때, 연간 수행 검토에서 향상시킬 수 있는 영역을 명료하게 표현할 때 지시적 어조를 사용한다. 지시적 어조는 화자와 청자 간의 직업적 지위(신분)

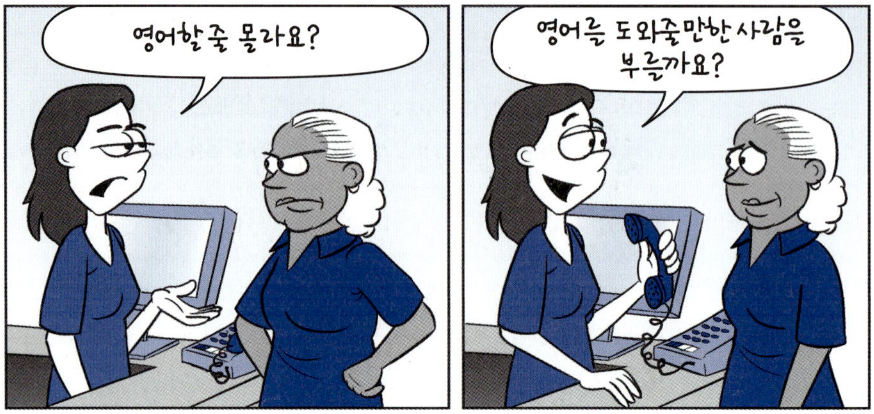
영어할 줄 몰라요?
영어를 도와줄만한 사람을 부를까요?

그림 3-2 직접적 어조 대 문제해결 어조. (A) 환자에게 직접적 어조를 사용하면 오해를 일으킬 수 있다; (B) 문제해결 어조는 라뽀를 형성하고, 여러분은 도움을 주려고 존재한다는 것을 환자에게 보여줄 수 있다.

의 차이가 존재한다는 표시이다.

예를 들어 병원 내과의 수간호사가 의료보조원에게 말한다. "지메네즈(환자) 씨가 3번 검사실에 있어요. 활력 증후를 재야 합니다. 즉시 처리하세요."

또는

"히긴즈 부인이 2시에 방사선 촬영을 해야 하는데 지금 내려오고 계시나요? 머리 CT를 찍을 예정이에요."

또는

"마크[또 다른 의료보조원]가 가족 장례식 때문에 토요일에 휴가를 내야 해요. 대신 8시부터 5시까지 응급실에서 근무할 수 있나요?"

지시적 어조는 일반적으로 보건의료전문가가 환자에게 이야기할 때 사용하기에는 부적절하다. 환자는 의료팀의 이해와 공감을 비롯한 전문가 치료를 받기 위해 병원에 온다. 환자는 그 치료의 일환으로 보건의료전문가의 지시를 받아야 한다. 그러나 보건의료전문가는 환자에게 지시하는 것과 명령하는 것을 혼동해서는 안 된다. 상기도 감염 환자를 돌보는 간호사와 관계있는 다음의 두 개의 예를 고려해보자. 환자의 주치의는 감염을 이기기 위한 항생제를 처방했다.

첫 번째 예에서는 간호사는 따라야 할 사항을 명령하고, 두 번째 예에서도 간호사는 환자에게 순응했을 경우 어떻게 도움이 되는지 알려준다.

환자에게 명령하기: "잘 들으세요. 이 알약은 빼먹지 말고 복용해야 합니다. 만약 빼먹는 경우 감염은 없어지지 않고 더 악화됩니다."

환자에게 설명하기: "이 알약은 규칙적으로 복용했을 때만 최상의 결과를 얻을 수 있습니다. 감염과 싸워서 이길 수 있도록 도와줍니다."

환자는 두 번째 예의 간호사의 말에 더 긍정적으로 반응하고, 그 지시에 더 순응할 것이다.

역할 연기

손 씻기(Hand Washing)

파트너와 함께 한 명은 보건의료전문가가 되고, 한 명은 큰 병원의 감염질환병동의 입원환자가 된다. 보건의료전문가가 환자에게 적절한 손 씻기에 대해서 알려주는 다음의 시나리오를 연기한다. 보건의료전문가는 자신의 손으로 환자에게 씻는 방법을 보여주고, 손을 씻으면서 환자에게 지시한다. 지시적인 어조와 손 씻기를 잘하면 어떤 도움이 되는지 설명하는 설명적 어조를 교대로 사용한다. 어떤 것이 더 효과적인지 그리고 그 이유는 무엇인지 토론한다.

문제해결 어조(Problem-Solving Tone)

문제해결 어조는 합리적이고 객관적이고 비편향적이다. 이것은 특정한 환경 집합에 관해서 답할 때, 뇌의 분석 부위를 이용하는 청자에게 말할 때 사용하는 어조이다. 다른 도시에서 오는 친구에게 복잡한 거리 방향을 제공할 때, 결석한 반 친구에게 놓친 숙제를 설명할 때, 컴퓨터 파일의 다운로드 방법을 설명할 때, 문제해결 어조를 사용한다. 보건의료전문가는 환자의 요구를 다룰 때 이 어조를 가장 빈번하게 사용한다. 건강 관련 전문가의 업무의 중요한 부분은 환자에게서 중요한 정보를 언어적으로 수집하고, 환자에게 설명과 해법을 제공하는 것이다. 환자는 당연히 보건의료전문가에게서 문제해결 어조를 기대한다.

다음의 예제를 고려하고, 어떤 진술이나 질문이 보건의료전문가가 환자에게 사용할 때 효과적인지 선택한다. 각 쌍의 첫 번째 진술이나 질문은 문제해결 어조를 사용하고, 다른 질문이나 진술은 표현적이나 지시적인 어조를 사용한다.

진술 A: "과거 5년 동안 치즈버거를 매일 먹은 것이 고혈압의 주된 원인인 것 같습니다. 치즈버거는 화학나트륨이 매우 많이 들어 있고, 화학나트륨은 고혈압을 일으키는 흔한 원인입니다."

진술 B: "치즈버거를 많이 먹으면 뚱뚱해지고 심장발작이 일어납니다. 그렇게 되고 싶으신가요?"

첫 번째 예에서 진술 A는 문제해결 어조를 사용했고, 더 효과적이지만, 표현적 어조를 사용한 진술 B는 환자의 기분을 상하게 만든다.

질문 A: "영어할 줄 알아요?"

질문 B: "영어를 도와줄만한 사람을 부를까요?"

두 번째 예에서 질문 A는 지시적 어조를 사용했고 별로 효과적이지 않다. 환자는 거의 비난조로 들리는 지시적 어조를 사용하는 A보다 문제해결 어조를 사용하는 질문 B에 더 편하게 대답할 것이다. 각 경우에서 정보를 전달하거나 검색하기 위해 문제해결 어조가 사용될 때 환자는 보건의료전문가의 말을 더 잘 수용할 것이다.

역할 연기

바른 어조 사용하기(Using the Correct Tone)

파트너와 함께 한 명은 보건의료전문가, 한 명은 환자 역할을 연기한다. 보건의료전문가는 최상의 문제 해결 어조로 환자에게 다음을 조언한다. 표현적 어조나 지시적 어조의 사용은 피한다.

- 보건의료전문가는 치위생사로, 환자에게 매일 치실을 사용하는 것이 어떤 도움이 되는지 설명해야 한다.
- 환자는 옻이 올라서 긁고 싶지만, 어떤 환경에서도 그러면 안 된다.
- 환자는 날카로운 금속 족집게로 귀를 청소하면 안 된다. 심각한 부상을 일으킬 수 있기 때문이다.

강조(Emphasis)

이제 어떻게 말하는가가 무엇을 말하고 싶은가 만큼 중요하다는 것을 분명히 알았을 것이다. 한 문장 안에서 특정한 단어나 부분의 강조는 환자에게 매우 다른 해석을 일으킬 수 있다. 다음의 똑같은 문장의 버전을 고려해보자: 저는 당신이 좋아질 거라고 생각해요. 각 문장에서 강조하는 단어가 다르다.

- <u>저는</u> 당신이 좋아질 거라고 생각해요.
  - 이런 강조는 화자 혼자만 환자가 좋아진다고 믿는 것처럼 보인다.
- 저는 당신이 좋아질 거라고 <u>생각해요</u>.
  - 이 문장에서 화자는 환자의 호전이 약간 의심스럽지만 좋아질 수 있다고 믿고 싶다는 것을 강조한다.
- 저는 당신이 <u>좋아질 것</u>이라고 생각해요.
  - 이 마지막 버전의 "좋아질 것(better)"이라는 단어의 강조는 화자가 환자의 호전을 믿어 의심치 않지만, 그래도 환자를 성원하고 싶다는 말이다.

각 사례에서 화자가 말하고 싶은 것을 <u>어떻게</u> 말하는가는 <u>무엇을</u> 말하고 싶은가 만큼 중요하다.

잡담(Small Talk)

이 섹션은 우리 토론에서 잡담을 언급하기 좋은 곳이다. 잡담은 용건에 직접 들어가기 전에 담소를 나누는 것이다. 여기에서 "잡담은 그만하고 본론으로 들어갑시다"라는 표현이 나왔다. 잡담은 날씨와 지역 스포츠팀, 지하철이 왜 지연되었는가, 환자가 왜 병원에 늦게 도착했는가에 대한 대화이다. 잡담은 감정이나 개인적, 논쟁적 주제에 대한 대화가 아니다. 보건의료전문가는 신경이 예민한 환자를 편하게 만들고 환자의 압박감을 덜어주기 위해서 잡담을 이용할 수 있다. 환자가 편안한 상태가 된다면 자신의 병에 대해서도 편안하게 말할 것이다. 예를 들어 내원 동안 가족이 검사실에 함께 있다면 보건의료전문가는 환자와 친밀한 관계(rapport)를 형성하기 위해 가족을 잡담에 끌어들일 수 있다. 그렇지만 잡담은 환자의 내원 목적이 아니므로 제한을 두어야 한다. 잡담은 환자와의 친밀한 관계를 형성하기 위한 도구로 여겨지고 그렇게 사용되어야 한다.

해설 이용하기(Using Commentary)

환자가 내원하는 동안 보건의료전문가가 진료 과정의 일부지만 환자를 질의 응답에 참여시키지 않는 업무에 집중해야 하는 짧은 순간이 불가피하게 생긴다. 이 업무는 배변 주머니 교체나 감염된 정맥주사(IV) 부위의 청소 같은 불쾌한 업무부터 엑스선 촬영 기계 준비하기나 컴퓨터의 환자 파일에 데이터를 입력하기 같은 보통 업무까지 범위가 매우 다양하다. 그런 유휴작업시간에 아무 말 않고 가만히 있다면 환자는 어색함을 느낄 수 있다. 따라서 보건의료전문가가 상호작용을 계속하고 환자가 자신의 치료에 능동적인 역할로 참여할 수 있도록 무엇을 하고 있는지 간략하게 설명한다면 좋을 것이다. 또 그것은 환자의 두려움을 없애고 불안도 줄일 수 있다.

그렇지만 잡담과 해설 같은 전략은 환자와의 친밀한 관계를 형성하고 강화시키기 위해 사용될 때 가장 효과적이다. 이런 기술이 너무 빈번하게, 너무 많은 시간 동안 사용된다면 환자의 주의만 산만해질 것이다.

환자와 다른 보건의료전문가와 효과적인 언어적 의사소통을 위한 중요한 실천사항

명료한 메시지를 보낸다

효과적인 메시지는 명료한 메시지이다. 환자는 가장 심각한 이유 —건강— 때문에 보건의료전문가를 만나러 오는 것이므로 분명한 정보를 받아야 한다. 식사 전에 복용할 알약은 어떤 것이고 식사 후에 복용할 알약은 어떤 것인가? 검사를 하러 오는 날에는 언제 복용을 중단해야 하는가? 혈액검사의 결과는 어떤 의미가 있는가? 혈압은 정상인가? 환자는 의료팀에서 나오는 답과 해법을 간절히 바라고 열망한다. 환자를 진단하는 사람이 아니더라도 그 팀의 일원으로서 여러분은 환자에게 분명하고 명료한 정보를 제공해야 한다. 환자의 의료 결과가 확실하지 않을 때도 있지만, 그렇다고 그것이 분명한 정보를 전달해야할 책임을 축소시키지 않는다. 이것은 대답할 수 없는 질문을 받을 때도 마찬가지다. 저도 잘 모르겠는데요. 의사선생님께 여쭤보고 알려 드릴께요가 분명하고 명쾌하며 정말 적절한 답변이다.

표준 영어를 사용하고 은어는 사용하지 않는다

보건의료전문가는 환자와 이야기할 때 항상 표준어를 사용해야 한다. 환자는 전문가의 진료를 받으려고 병원에 오고, 보건의료전문가의 표준어 사용은 환자가 실제로 전문가 진료를 받고 있다는 신호가 된다. 은어(slang)는 표준 영어가 아니고, 구성원들이 연령이나 성별, 인종, 민족성, 또는 다른 가능한 특성에 의해 동일시되는 특정한 공동체나 집단의 구성원 간의 공통된 유대와 공통성을 소통하는데 사용된다. 보건의료전문가와 환자 간의 의사소통의 목적은 환자의 건강에 이바지하는 것이고, 보건의료전문가는 전문적이고 적절한 방식으로 의사소통함으로써 이것을 가장 효과적으로 달성할 수 있다. 보건의료전문가는 환자와 이야기할 때 은어를 사용하지 않아야 한다. 허사(expletive), 즉 좀 더 흔하게 부르는 말로 욕설도 마찬가지로 사용하지 않아야 한다.

환자와 이야기할 때 의학 전문용어의 사용을 피한다

많은 직업이 의사소통을 할 때 그 직업에 종사하는 사람들이 주로 사용하는 전문언어를 갖는다. 그런 전문 언어는 전문용어(jargon)라고 부른다. 의료직에서 전문용어는 일종의 속기로 작용하고, 이 용어를 이용하면 빠르게 진행되는 환경에서 보건의료전문가들이 서로 효과적으로 작업하고 소통할 수 있다. 그러나 환자는 이 환경의 방문자이므로 의학 전문용어를 이해할 수 없다. 환자와 이야기할 때 보건의료전문가는 전문용어 사용을 피하고 표준 영어만 사용해야 한다. 의학 전문용어의 사용은 환자에게 혼란을 일으키고, 불안과 두려움, 심지어 불신까지 야기할 수 있다.

역할 연기

적합한 어휘(An Appropriate Vocabulary)

파트너와 함께 한 명은 보건의료전문가가 되고 한 명은 환자가 된다. 보건의료전문가는 처음에는 전문용어로 다음에는 표준 영어로 다음의 예를 설명한다. 어떤 방법이 환자에게 개념을 설명하는데 더 효과적인지, 그 이유는 무엇인지 토론한다. 환자는 이런 개념을 순수한 전문용어로만 설명하는 보건의료전문가에게 어떻게 반응하는가?

- 환자의 혈압을 측정할 때
- 산소포화수도가 환자의 쾌적 지수에 미치는 영향
- 백혈구와 적혈구의 차이점과 역할

환자에게 일방적으로 말하지 않고 대화를 나누고 좋은 청자가 된다

환자에게 일방적으로 말하지 않고 대화를 나누는 것은 환자와 그들의 염려를 존중한다는 것을 보여주는 방법이다. 환자를 직접 보기, 적절하게 눈 마주치기 같이 환자에게 비언어적 실마리를 제공해서 환자가 말하고 있을 때 여러분이 경청하고 있음을 알게 한다. 언제나 환자가 말을 마칠 때까지 기다리고 절대 끼어들지 않는다. 이런 주목은 여러분이 환자의 말을 존중하고, 환자를 이해하려고 노력하고, 환자에

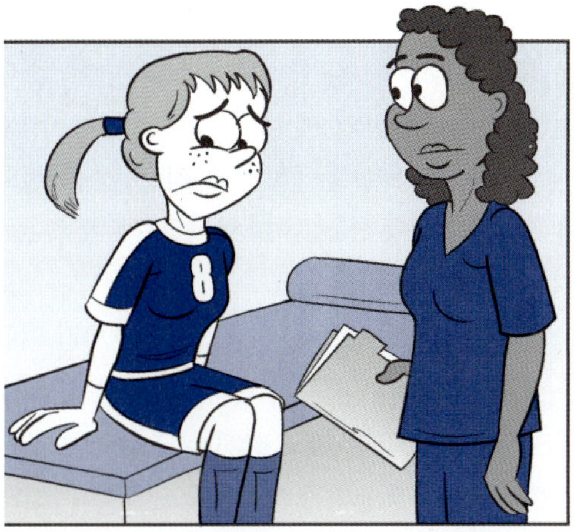

그림 3-3 **환자의 말을 적극적으로 듣기.** 환자의 말을 적극적으로 듣고 이해하고 있음을 확인하는 것은 친밀한 관계를 형성하고 공감을 보이는데 매우 중요하다.

게 진심으로 공감한다는 표시이다. 환자는 진료에서 자신이 능동적인 파트너와 협력자라고 느껴야 하고 또 그런 존중을 받을 가치가 있다. 연구를 보면 자신이 이런 주목을 받고 있다고 느끼는 환자는 건강관리에 더 협력적으로 참여한다.

환자가 좋은 청자가 되게 한다

보건의료전문가인 여러분이 청자로서 환자의 요구에 주의를 기울인다면 환자도 좋은 청자가 될 수 있다. 이것은 대화체의 편안한 방법으로 그리고 적합한 어휘와 언어로 말하는 것부터 시작된다. 업무 중에 동료와 이야기할 때는 고도로 전문적인 의학 용어를 사용하는 것이 적합하지만, 환자와 이야기할 때는 적합하지 않다. 환자에게 사용하는 언어가 지나치게 전문적이거나 의학 전문용어가 많다면, 환자는 이해할 수 없을 것이고 듣지도 않을 것이다. 마지막으로 여러분이 동의한다는 것을 보여주기 위해 자신만의 말을 사용해서 환자가 말한 것을 다시 반복한다. 이것은 효과적인 의사소통이 일어나고 있는지 확인할 때 환자의 동기를 높일 수 있다.

환자의 말을 경청하고 바꿔 말하는 기술 발달시키기

아마도 좋은 듣기의 가장 중요한 부분은 바꿔 말하기일 것이다. 바꿔 말하기는 누군가가 말한 것을 자신만의 말을 사용해서 반복하는 것이다. 좋은 문장 변환 기술은 효과적인 의사소통에 필수적이다. 보건의료전문가(HCP)는 몇 가지 중요한 이유로 문장 변환하기를 사용하여야 한다.

보건의료전문가를 위한 메시지 검사

바꿔 말하기로 환자는 보건의료전문가 올바른 정보를 갖고 있음을 확인하거나 정보의 불일치나 격차를 지적할 수 있다. 최적의 환경 아래서 이것은 보건의료전문가가 환자가 보내고자 했던 메시지와 똑같은 메시지를 받았음을 확인하는 것이다. 환자는 화가 나거나, 혼란스럽거나, 통증이 있거나, 언어 손상이 있거나, 또는 보건의료전문가에게 자신의 메시지를 전달하기 어려운 다른 상태를 가질 수 있다. 보건의료전문가가 환자가 전달하려고 하는 것을 정확히 이해하는 것은 매우 중요하다. 다음은 16세의 고등학교 여학생이 무릎 통증을 호소하며 정형외과 의사의 검사실에 내원한 예이다.

의사가 도착하기 전에 정형외과 간호사가 여학생을 검사한다. 여학생의 엄마도 거기 있다.

여학생은 매우 아픈 것 같다. 간호사는 여학생이 울고 있는 것을 보았다. 화난 표정의 엄마는 옆 의자에 아무 말도 하지 않고 돌처럼 앉아 있다.

"저는 올해 학교축구 대표팀을 만들어야 해요". 여학생이 간호사에게 말하고 서둘러 덧붙인다. "그럴 수 없다면 죽고 싶을 거예요. 저 때문에 모두가 실망할 거니까요." 여학생은 엄마를 흘긋 보고 계속 말한다. "하지만 전 공을 앞으로 차는 것조차 할 수 없어요. 어떤 킥(kick)도 찰 수가 없어요." "발 안쪽으로 공을 차려고 발을 올릴 때마다 오른쪽 무릎에서 펑 소리가 나고 오른쪽으로 돌아가요. 얼마나 아픈지 일어날 수가 없어요." 여학생은 다시 엄마를 쳐다보고 간호사에게 물어본다. "언니는 축구할 때 이런 문제가 없었나요?"

복잡하고 성가신 상황이지만, 간호사는 먼저 이 환자가 왜 왔는지 기억해야 한다. 여학생은 무릎 통증을 호소했다. 간호사는 여학생의 말을 바꿔 말할 때 무릎 통증에 직접 초점을 맞춰야 하지만, 원활한 의사소통을 위해서 팀을 만들 수 없을지도 모른다는 염려 때문에 느끼고 있는 그녀의 괴로움도 인정해야 한다. 여학생은 간호사에게 얼마나 당황스러운지를 말하고 있지만, 병원에 온 이유는 무릎에 통증이 있기 때문이다.

환자를 위한 메시지 검사

환자가 말한 것을 바꿔 말하는 것은 보건의료전문가에게 자신이 환자가 말한 것을 이해하고 있음을 증명할 기회를 제공한다. 앞서 말한 축구선수의 예와 같이 환자가 말하고 싶은 것과 내원한 이유가 항상 일치하는 것은 아니다. 정형외과 간호사는 환자가 무엇을 말하고 싶어하는지에 초점을 맞추어야 한다. 그 여학생은 팀을 만들지 못할 수도 있다는 두려움에 대해서 이야기하느라고 대부분의 에너지를 다 써버렸지만 간호사가 무릎 통증 문제를 답해주기를 원한다. 다음과 같은 대답이 효과적인 의사소통이다:

"우리는 네가 좋아져서 팀을 만들 수 있도록 최선을 다 할거야. 너에게는 정말 중요한 일이잖아. 하지만 먼저 네가 다리를 움직이거나 특정한 방법으로 무릎에 압력을 가할 때 어떤 일이 일어나는지 정확히 알아야겠어. 방금 발등으로 공을 차려고 다리를 올리면 무릎에 압력이 가해지고, 무릎에서 펑 소리가 나고 오른쪽 바깥쪽으로 돌아간다고 했지? 그리고 통증이 오고?"

여학생은 이 대답을 듣고 자신이 말하고 싶었던 것을 간호사가 실제로 들었다는 것을 확인할 수 있다.

친밀한 관계 — 인간적 관계 형성하기

환자가 말한 것을 바꿔 말하면 환자와 보건의료전문가 사이에 신뢰가 형성될 수 있다. 보건의료전문가는 환자의 질환에 관계하며 환자의 염려를 확인한다. 이런 상호작용에서 환자는 의료전문가가 자신에게 초점을 맞추고 관심을 두고 있다고 생각한다. 그러면 환자는 서두르지 않고 보건의료전문가의 말을 주의 깊게 들을 것이다. 우리 예의 여학생은 간호사의 목소리에서 공감과 관심을 느낀다. 여학생은 간호사가 축구팀을 만드는 것이나 다른 것에 대해서 어떤 식으로든 판단하지 않는다는 것을 알 수 있다. 간호사는 무릎에 통증이 있는 여학생을 돕기 위해 존재한다. 여학생은 간호사의 분명하고 적절하게 초점을 맞춘 바꿔 말하기에서 이것을 바르게 추론할 수 있다. 여학생은 간호사를 더 편하게 느끼고, 간호사에게 무릎에 대해서 자세히 말할 수 있다. 여학생은 내내 따라다니던 불필요한 근심을 떨쳐버릴 수 있다.

여학생은 "여기가 아파요"라고 말하면서 슬개골 바로 안쪽 부위를 가리킨다. 그녀는 무릎을 바깥쪽으로 약간 돌린다. "그러면 이렇게 밖으로 움직여요. 아야!"

환자에게 집중하고 계속 말을 건넨다

환자의 말의 바꿔 말하기는 의료적 만남이 환자를 돕기 위해서 일어난다는 사실을 보강할 수 있다. 환자는 자신과 보건의료전문가가 말하는 것이 오직 환자와만 행해져야 한다는 것을 이해할 수 있다. 환자가 이것을 분명히 이해한다면 그들은 편안하게 치료관계에 들어가고, 환자는 자신의 치료에서 한 역할을 할 수 있다. 처음에는 그렇게 보이지 않지만 일반적으로 환자는 자신의 질환에 관해서 말을 많이 한다. 그러나 일단 보건의료전문가가 환자의 질환에만 집중해야 한다는 것을 이해할 수 있다면, 환자는 더 편안하게 마음을 열 것이다. 우리 예의 축구선수 지망생은 의사가 도착하기 전에 간호사와 무릎 검사에만 집중할 수 있다. 이제 그들의 이

역할 연기

효과적인 바꿔 말하기(Good Paraphrasing)

파트너와 함께 환자와 보건의료전문가의 역할을 교대로 연기한다. 다음의 시나리오로 바꿔 말하기를 연습한다(환자를 연습하는 학생은 상상력을 발휘해본다):

- 아침에 깨어났을 때 환자는 귀가 막힌 것처럼 느꼈고, 머리 안쪽에 약간의 압박감이 있다. 그러면 말할 때 자신의 말을 분명히 들을 수 없다. 아침식사를 먹고 난 후에도 증상은 사라지지 않는다.
- 환자는 식전에 약을 복용하면 메스꺼움을 느낀다. 증상은 하루가 끝날 때면 좋아지고 아침에 눈을 뜨면 가장 심하다.

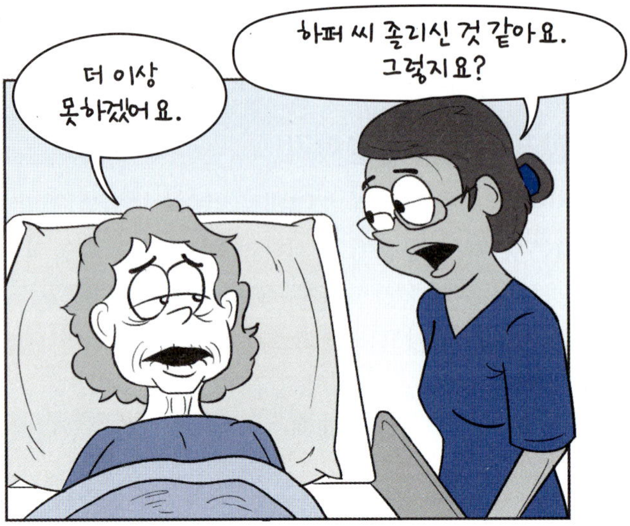
더 이상
못하겠어요.
하퍼 씨 졸리신 것 같아요.
그렇지요?

그림 3-4 효과적인 바꿔 말하기. 효과적인 바꿔 말하기는 환자에 대한 이해를 보여주고, 친밀한 관계를 형성하고 공감을 보여주는데 꼭 필요하다. 이것은 좋은 결과를 일으키는데 도움이 된다.

야기 속에는 간호사가 처음 들어왔을 때 진료실에 가득했던 낭패감과 좌절감이 전혀 없다.

환자에게 공감하고 환자를 이해하기

지금쯤은 바꿔 말하기가 단지 환자가 말한 것을 다른 말로 바꿔서 기계적으로 반복하는 것이 아님을 분명히 알았을 것이다. 바꿔 말할 때 보건의료전문가는 환자의 말 속에 내재된 감정을 전달해야 한다. 이것은 보건의료전문가가 환자의 말을 진짜 위급하게 생각하고 이해하려고 노력한다면 이룩할 수 있다. 이것은 공감을 보여주는 더 큰 쟁점에 관한 이야기이다. 환자에게 공감하는 것은 환자가 어떻게 느끼는가를 이해하는 것이다. 환자는 항상 자신이 어떻게 느끼는지 말하고 있다. 비언어적 수단을 통해서든 언어적 수단을 통해서든 환자는 소통한다. 다시 말해서 보건의료전문가는 효과적인 청자와 관찰자가 되어야 한다.

공감과 동정의 차이점

공감은 때때로 동정과 혼동되지만 이 두 개의 개념은 중요한 차이가 있다. 공감은 다른 사람이 느끼는 것을 느끼는 것, 즉 다른 사람의 입장이 되는 것이다. 동정은 다른 사람이 느끼는 것을 알고 그 사람의 고통을 슬퍼하거나 불쌍히 여기는 것이다. 즉 다른 사람을 가엾게 여기는 것이다. 환자에게 공감한다면 친밀한 관계가 형성될 수 있지만, 동정은 보건의료전문가와 환자 간의 거리감을 보여주는 것이다. 환자는 보건의료전문가에게 부정적인 감정을 가질 수도 있다.

환자에게 질문하기

보건의료전문가가 환자에게서 정보를 유도하기 위해 사용할 수 있는 주요한 질문 유형은 3가지가 있다: 개방형 질문, 폐쇄형 질문, 선다형 질문. 각 유형은 효과적인 언어적 의사소통에서 중요한 역할을 하므로 어떻게 작용하는지를 이해한다면 많은 도움을 될 것이다.

개방형 질문

개방형 질문은 보건의료전문가가 바꿔 말하고 싶은 답, 즉 자세하고 감정적인 긴 답을 유도한다. 전체 이야기를 듣고 싶을 때 개방형 질문을 사용한다. 개방형 질문은 “어떻게(how)”나 “무엇(what)”이라는 단어부터 시작하는 경우가 많다. 다음의 개방형 질문을 고려해보자:

- “기다린 것 때문에 화가 난 환자에게 무슨 말을 할까요?”
- “조사 없이 검사에 들어갈 때 기분이 어떨까요?”
- “노인들과 일하는 것에 대해서 어떻게 생각하세요?”
- “건강 관련 직업에 종사하고 싶었던 이유는 무엇인가요?”

개방형 질문은 환자가 염려하는 문제를 자세하게 이야기하도록 격려하므로, 환자의 요구를 완벽히 이해하는데 매우 유용하다. 그러나 가끔 보건의료전문가는 환자의 매우 특정한 정보도 원하고, 이때는 폐쇄형 질문을 사용한다.

폐쇄형 질문

폐쇄형 질문은 짧은 초점형 대답, 즉 흔히 “예” 나 “아니오” 또는 한 단어로 된 대답을 일으킨다. 질문은 특히 환자 말의 격차를 메우거나, 의료 목적을 위해서 환자의 정보를 따라가는데 유용하다. 다음의 폐쇄형 질문을 고려해보자:

- “살고 싶은 도시는 어디입니까?”
- “어느 쪽 팔을 다치셨나요?”
- “제 말씀이 들리시나요?”
- “만지면 아픈가요?”

효과적인 전달자는 언제 개방형 질문과 폐쇄형 질문이 적당할지를 안다. 보건의료전문가는 촌각을 다투며 일한다. 따라서 그들은 개방형 질문으로 충분한 정보를 유도하고, 폐쇄형 질문으로 격차를 메워서 진료를 마무리할 수 있어야 한다.

선다형 질문

선다형 질문은 환자에게 선택할 수 있는 대안을 제공한다. 환자는 건강관리에서 보건의료전문가에게 협력하고 건강관리와 관련된 결정을 내릴 때 더 많은 권한을 받았다고 느낀다. 선다형 질문은 또 위축되거나 우울하거나 불안한 환자를 돌볼 때 유용하다. 환자는 우선순위를 정해서 행동할 수 있다. 다음의 예를 고려해보자. 간호조무사가 요양 시설에 거주하는 노인 환자와 일한다:

보건의료전문가: “마르띠네스 씨 오늘 아침 제일 하고 싶은 일이 뭐죠? 아침식사, 샤워, 텔레비전 보기?”

환자: “아침식사를 하면서 텔레비전을 보고 싶군요. 보고 싶은 새 토크쇼가 있어요. 샤워는 나중에 하죠. 샤워 전에 낮잠을 잘 수도 있구요.”

선다형 질문의 단점은 때때로 환자가 한 개 이상의 질문을 동시에 받는 것처럼 질문을 너무 복잡하게 느끼고 그래서 혼동과 좌절감을 일으킨다는 점이다. 마지막으로 노인 환자들은 다음 진료 단계를 지연시킨다고 생각되는 질문을 참지 못하므로 선다형 질문을 성가시게 생각할 수 있다.

언어적 의사소통의 주의사항

환자의 이름을 부른다

첫인상은 중요하므로 처음 만나서 인사할 때 환자의 이름을 부르면 좋은 첫 인상을 만들 수 있다. 그것은 존중도 보여준다. 여러분은 효과적인 의사소통 기술을 가진 보건의료전문가이므로 환자와 친밀한 관계를 형성하는 것이 중요하다는 것을 알고 있다. 첫 만남과 이어지는 만남에서 환자의 이름을 부르는 것은 라뽀의 형성에 매우 중요하다. 환자의 이름을 부르지 않는 것은 그들이 누구인지가 중요하지 않다는 말이다. 이런 인상을 주고 싶지는 않을 것이다.

환자의 말에 끼어들지 않는다

보건의료전문가로서 여러분은 환자에게서 중요한 정보를 받고 싶다. 환자가 이야기를 시작하면 마무리도 환자가 하게 한다. 환자의 말에 끼어든다는 것은 청자가 화자의 메시지를 중요하게 생각하지 않는다는 표시이다. 효과적인 의사소통 기술을 가진 보건의료전문가는 불필요하게 방해하지 않고 환자가 이야기를 마무리하게 한다. 환자가 이야기를 마무리하는 것은 여러분이 환자의 요구를 충족시키기 위해 존재한다는 메시지를 강화시킬 수 있다.

환자가 구하지 않거나 관계가 없는 조언을 하지 않는다

환자는 보통 특정한 이유 —건강과 의료와 관계가 있는 이유— 때문에 병원에 온다. 보건의료전문가로서 임무는 환자의 병에 집중하고 그것에 관해서만 이야기하는 것이다. 환자의 내원 이유와 관계가 없는 환자의 외모나 사생활을 둘러싼 문제를 알게 되는 경우가 있다. 환자가 내원한 문제 외의 사항에 조언을 하는 것 —그것이 환자에게 얼마나 큰 의미가 있든 상관없이— 은 적절하지 않다.

자신에 대해 말하지 말고 환자에 대해서 말한다

여러분은 환자의 병에 대해서 이야기하기 위해 존재한다. 환자가 내원한 문제에 대한 개인적인 경험에 기초해서 자신이 진짜 통찰력을 가졌다고 생각할 수 있다. 그러나 자신이나 환자가 염려하는 문제의 경험을 이야기하는 것은 적절하지 않다. 환자가 내원한 이유는 서비스를 받기 위함이다.

환자의 기분이 어떤지 안다고 말하지 않는다

환자의 기분이 어떤지 안다고 말하는 것은 공감과 똑같지 않다. 공감은 환자가 느끼는 것을 이해하는 —환자가 느끼고 있는 점까지— 것이고 친밀한 관계의 주된 수단이다. 여러분과 환자는 환자의 요구를 만족시키기 위해 존재한다. 환자의 기분을 말하는 것은 환자보다 앞서나가는 것으로 환자의 감정의 중요성을 축소시킨다.

복습 질문

객관적 질문

1. 의료에서 환자가 가장 불평하는 것은 더러운 검사실이다. (참/거짓?)
2. 건강 관련 전문가는 환자와 이야기할 때 권위를 내세우고 지시적 어조를 사용해야 한다. (참/거짓?)
3. 환자와 똑같은 병을 가진 엄마를 둔 보건의료전문가는 환자에게 엄마에 관해서 이야기해야 한다. 그래야 환자가 더 편안해질 수 있기 때문이다. (참/거짓?)
4. 지시적 어조 외에 다른 두 개의 어조 유형이 있다; 이 두 개의 유형은 ________과(와) ________이다.
5. 폐쇄형 질문은 일반적으로 단발성 답변을 유발한다. (참/거짓?)
6. 환자에게 공감하는 것은 환자가 어떻게 느끼는지 이해하는 것이다. (참/거짓?)
7. 은어를 사용하면 한 번도 만난 적이 없지만 이해한다고 생각하는 민족군에 속하는 환자와 연결감을 갖는데 효과적이다. (참/거짓?)
8. "당신이 어떤 고난을 겪었는지 말해주겠다"고 반복하는 것은 환자에게 공감하는 좋은 방법이 아니다. (참/거짓?)

9. 환자가 말한 것을 반복하는 것은 귀중한 임상 시간을 낭비하는 것이다. (참/거짓?)

간단한 질의 응답

1. 환자의 피부 발진에 대해서 이야기할 때 표현적 어조보다 문제해결 어조가 더 효과적이다. 그 이유는 무엇인가?
2. 환자와 만날 때 해설이 유용한 경우를 두 가지 들어라.
3. 환자의 이름을 부르는 것이 중요한 이유는 무엇인가?
4. 다음 진술의 차이점을 논하라: (A) "배가 자주 아프다면 진한 아이스크림을 먹지 마세요"; (B) "아이스크림과 다른 유제품의 젖당이 종종 일어나는 복통의 원인이 될 수 있습니다."
5. 바꿔 말하기가 어떻게 환자-보건의료전문가 관계를 강화시킬 수 있는지 기술하라.
6. 환자가 말하는 중간에 끼어들지 않는 것이 중요한 이유는 무엇인가?
7. 개방형 질문의 예를 세 가지 들고, 그 질문이 개방형 질문인 이유를 설명하라.

임상적 응용

1. 47세 남성이 병적 비만과 당뇨병, 고혈압을 갖고 있다. 그는 의사가 처방한 약물 섭생을 잘 알고 순응하는 것 같다. 그러나 식이 조절에 문제가 있다. 그는 패스트푸드, 특히 현지 식당에서 파는 베이컨이 든 트리플 치즈버거와 초콜릿 밀크쉐이크를 매우 좋아한다. 이 환자에게는 어떤 어조를 사용하는 것이 적합한가? 답을 설명하고 예제를 들어라.
2. 35세 남성이 아내와 함께 여러분이 임상병리사로 일하는 검사실에 피를 빼러 온다. 그에게 말하는 적절한 방법은 무엇인가? 답을 설명하라.
3. 68세 여성이 여러분이 기사로 일하는 방사선실에 예정된 복부 CT를 받으러 왔다. 촬영을 위해 환자를 준비시키는 과정의 일부로 음료 형태의 조영제—일종의 약물성 밀크쉐이크—를 섭취해야 한다. 그녀는 전에 CT를 받은 경험이 있고 조영제도 먹어본 적이 있지만, 마지막 CT를 받고 난 후 조영제 알레르기가 생겼다고 확신한다. 그녀는 그 음료가 겁난다. 갑자기 알레르기가 생겼다고 믿을 만한 이론적 근거는 없다. 30분 후에 촬영이 예정되어 있으므로 가능한 빨리 조영제를 마셔야 한다. 조영제를 마시면 좋은 점을 적절하게 말할 수 있는 방법은 무엇인가? 답을 설명하라.

참고 문헌

1. Abou-Auda HS. Communication Skills. Retrieved April 23, 2010 from http://faculty.ksu.edu.sa/hisham/Documents/PHCL455/Communication_Skills_Hisham.pdf.
2. Adams CH, Jones PD. *Interpersonal Communication Skills for Health Professionals*, 2nd ed. New York: Glencoe McGraw-Hill; 2000.
3. Beck RS, Daughtridge R, Sloane PD. Physician-patient communication in the primary care office: a systematic review. *J Am Board Fam Pract*. 2002; 15: 25-38.
4. Buller MK, Buller DB. Physicians'' communication style and patient satisfaction. *J Health Social Behav*. 2007;28(4):375-388.
5. Bush K. Do you really listen to patients? *RN*. 2001;64(3):35-37. Retrieved April 23, 2010 from Research Library Core database.
6. Cegala DJ, McGee DS, McNeilis KS. Components of patients' and doctors' perceptions of communication competence during a primary care medical interview. *Health Commun*. 1996;8(1):1-27.
7. Ezell J. How do I deliver hard truths? *Nursing*, 2003;33(7):66. Retrieved April 23, 2010 from Health Module database.
8. Freeman R. Communicating effectively: some practical suggestions. *Brit Dent J*. 1999;187(5).
9. Frew MA. *Comprehensive Medical Assisting: Competencies for Administrative and Clinical Practice*. 3rd ed. Philadelphia: FA Davis Co; 1995.
10. Goldberg MC. If we''re lucky, the patient will complain. *Am J Nurs*. 1995; 95(2):52. Retrieved April 23, 2010 from Research Library Core database.
11. Gordon S, Buresh B. Nursing in the right words. *Am J Nurs*. 1995;95(3):20. Retrieved April 23, 2010 from Research Library Core database.
12. Heery K. Straight talk about the patient interview. *Nursing*. 2000;30(6): 6-67. Retrieved April 2010 from Health Module database.
13. Hynes R. Finding the words: when a nurse understands grief. *Am J Nurs*. 2007;107(5):88. Retrieved April 2010 from Research Library Core database.
14. Keir L, Wise BA, Krebs C. *Medical Assisting, Administrative and Clinical Competencies*. 5th ed. Clifton Park, NY: Thomson Delmar Learning; 2003.
15. Lindh WQ, Pooler MS, Tamparo CD, et al. *Comprehensive Medical Assisting, Administrative and Clinical Competencies*. 3rd ed. Clifton Park, NY: Thomson Delmar Learning; 2006.
16. 16. McConnell EA. Sticks and stones...the wrong words can hurt. *Nursing*. 1998; 28(10):HN20?-HN21. Retrieved April 2010 from Health Module database.
17. Milliken ME, Honeycutt A. *Understanding Human Behavior: A Guide for Health Care Providers*. 7th ed. Clifton Park, NY: Thomson Delmar Learning; 2004.
18. Northouse LL, Northouse PG. *Health Communication, Strategies for Health Professionals*. 3rd ed. Stamford, CT: Pearson Education; 1998.

19. Patients value friendly nurses. *Aust Nurs J*, 2004;11(11):38. Retrieved April 2010 from Health Module database.

20. Richard P J. Keep it simple: A plea for plain talk. *RN*. 1994;57(10):96. Retrieved April 2010 from Research Library Core database.

21. Seifert PC. Communication—speaking, surfing, and smiling. Association of Operating Room Nurses. *AORN Journal*. 1999;70(4):558-561. Retrieved April 2010 from Health Module database.

22. Skylark-Langton T. Finding the right words. *Nursing*. 2006; 36(10):44-45. Retrieved April 2010 from Health Module database.

23. Solomon P. Congruence between health professionals' and patients' pain ratings: a review of the literature. *Scand J Caring Sci*. 2001;15(2):174?-180.

24. Stewart M, Brown JB, Hammerton J, et al. Improving communication between doctors and breast cancer patients. *Ann Fam Med*. 2007;5(5):387-394.

25. Tamparo CD, Lindh WQ. *Therapeutic Communications for Health Care*. 3rd ed. Clifton Park, NY: Thomson Delmar Learning; 2008.

26. Ufema Joy. "Can opener" approach? *Nursing*. 2005;35(11):14-15. Retrieved April 2010 from Health Module database.

27. Williams D. *Communication Skills in Practice, A Practical Guide for Health Professionals*. Bristol, PA: Jessica Kingsley Publishers; 1997.

Part II

임상적 의사소통 기술
Clinical communication Skills

4

전문적 의사소통과 행동
PROFESSIONAL COMMUNICATION AND BEHAVIORS

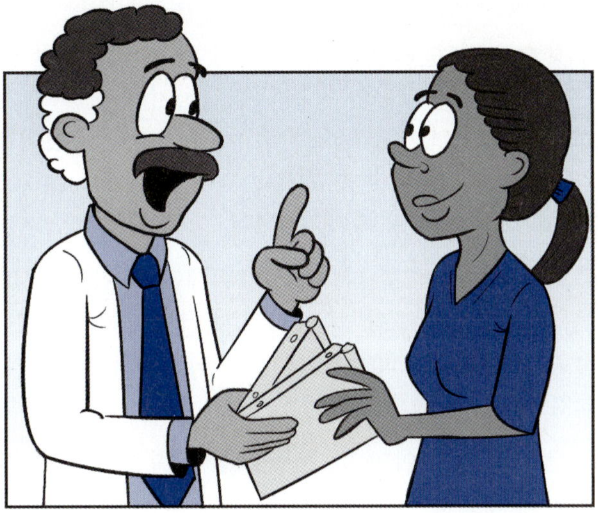

학습목표

- 효과적인 전문적 의사소통과 행동의 장점을 확인한다.
- 성공한 보건의료전문가가 되기 위해 필요한 대인관계 기술을 기술한다.
- 효과적인 치료적 의사소통 기술을 토론한다.
- 치료적 의사소통의 방해요인을 설명한다.
- 화가 나거나 불안한 환자와 효과적으로 일할 수 있는 전략을 토론한다.
- 의료팀의 다른 팀원과 효과적으로 의사소통할 수 있는 전략을 기술한다.
- 건강 보험 양도 및 책임에 관한 법안(Health Insurance Portability and Accountability Act, HIPAA)을 설명하고, HIPPA를 둘러싼 개인정보보호 쟁점을 토론한다.

보건의료전문가(healthcare professional)는 효과적인 대인관계 기술을 지녀야 한다. 이것은 다른 사람과 성공적인 상호작용에서 가장 신뢰받는 기술이다. 이 기술은 재치와 공손함, 존경, 공감, 진정성, 적절한 자기노출, 자기주장을 포함하지만 분리된 것이 아니라 서로 조화를 이룬다. 또 이 기술은 다른 사람을 불쌍히 여기고 보살

피는 능력의 근본 원인을 드러낼 수 있으므로 많은 관찰자에게 한 사람의 성격이나 인성의 지표로 간주된다. 그렇지만 가장 중요한 것은 이렇게 의사소통을 잘하기 위해서는 인성적으로 뿐 아니라 직업적으로도 성장할 준비가 되어 있어야 한다는 점이다. 효과적인 의사소통으로 이 중 한 개를 보이는 의료 관련 전문가는 다른 기술도 보이기 마련이다.

보건의료전문가의 필수 대인관계 기술

재치와 외교술(Tactfulness and Diplomacy)

직장에서는 어떤 사람의 말과 자신의 의견이 다르거나 그 사람의 행동에 불쾌감을 느낀다는 것을 알려야 한다. 다른 의견과 불쾌감을 알릴 때는 재치있고 외교적인 방식, 즉, 다른 사람과 그들의 행동을 비난하거나 폄하하지 않는 방식을 택해야 한다. 우리는 대중문화로 인해 직설적인 말이 존중되고 심지어 혹평까지도 존중받는 사회에 살고 있다. 텔레비전과 영화에는 "솔직하게 말하거나" "충동적으로 말하는 것"이 호의적으로 묘사되는 독설가로 가득하다. 어떤 사람은 의료직에 종사하거나 그런 일을 하는 역할을 맡는다. 하지만 실제 업무 세계에서 그렇게 솔직한 말은 다른 사람의 감정을 다치게 할 뿐 아니라 직업적으로도 곤경에 빠트린다. 예를 들어 큰 병원의 내과병동에서 근무하고 있다고 가정해보자. 간호국에서 여러분과 동료가 최근의 수간호사 이혼에 관해서 수군거리고 있다. 동료가 수간호사의 자세한 사생활 정보 —정말 알지 말아야 할 정보— 를 말하기 시작했다. 여러분은 재치있고 외교적인 말로 이 대화를 벗어나야 한다.

동료에게 이렇게 말한다. "제가 알아야 할 이야기가 아닌 것 같네요. 게다가 환자한테 가봐야 할 시간이에요. 실례할께요." 이것이 재치와 외교술이 있는 대응이다. 여러분은 다른 사람에게 두 가지를 알려주어야 한다: 첫 번째 쓸데없는 직장의 가십에 관여하고 싶지 않다. 두 번째 여러분은 환자의 요구를 충족시키기 위해 거기 있다.

그림 4-1 재치와 외교술. 무익한 직장의 가십은 부적절하므로 재치와 외교술로 그런 상황을 벗어나야 한다.

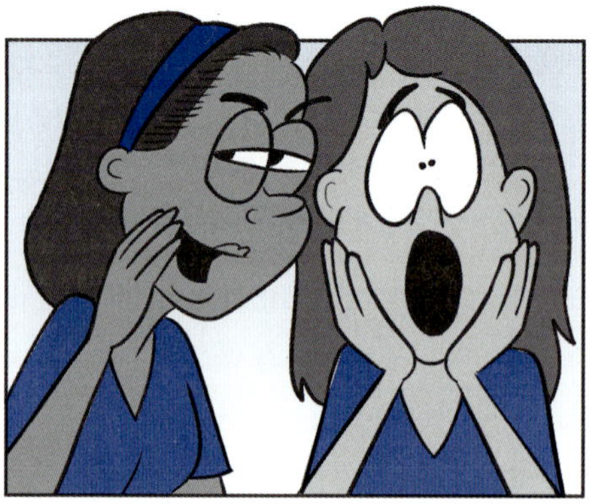

공손함과 존중(Courtesy and Respect)

동료와 환자와의 모든 상호작용 —모든 사람과의 상호작용— 은 공손해야 한다. 크든 작든 모든 상황에서 다른 사람의 감정과 요구를 배려해야 한다. 교대가 끝날 때 노트에 적기 위해 앉아야 하는 다른 간호사를 위해서 간호국 탁자를 치우고, 환자가 검사실에서 몇 분 동안 의사를 기다릴 때 필요한 것이 없는지 물어보고, 엑스선 촬영을 위해서 방사선실에서 대기하는 휠체어에 앉아 있는 환자가 약간 춥게 보일 때 담요를 제공하는 것이 공손함의 표현이다. 공손함을 보이는 것은 훌륭한 직장 예절의 중요한 부분이다.

여러분이 다른 사람을 존중할 때 그것은 그 사람을 가치있게 생각하는 것이다. 환자나 동료를 존중하면 그들도 그 존중을 느끼고, 여러분과 더 효과적으로 일할 것이다. 그들이 환자이고 존중을 느낀다면, 더 고분고분해지고 그래서 그들이 만족할 수 있도록 도와줄 수 있다. 다른 사람에게 비언어적, 언어적 신호로 존중을 표현한다. 비언어적으로는 만날 때 악수를 하는 것으로 그리고 특히 말할 때 좋은 자세를 유지하고, 직시하고, 적절하게 눈을 마주치며 여러분이 주의를 기울인다는 것을 보여줌으로써 다른 사람에게 존중을 보일 수 있다. 언어적으로는 선생님, 님, 씨 같은 적절한 직함을 사용하고, 이름을 부르는 것도 존중을 드러낼 수 있다. 또 상호작용할 때 전심을 다하는 것도 다른 사람을 존중하는 것이다.

공감(Empathy)

3장에서 이야기한 대로 공감하는 것은 다른 사람이 어떻게 느끼는지 —느낀 점까지— 이해한다고 표현하는 것이다. 동료와 환자에게 공감을 표현할 때 이 장에서 이야기한 중요한 기술 —재치와 공손함, 존경— 을 모두 사용하겠지만 덧붙여 관심도 보여야 한다. 공감은 다른 사람에게 그들이 느끼는 것을 완전히 인정하기 위해 여러분이 거기 있고, 적절한 권한 범위 안에서 지원과 배려를 제공한다고 말하는 것이다. 동료에게는 그들의 말을 경청하고 이해하기 위해 최선을 다한다는 것을 표현함으로써 공감을 보여준다. 환자에게는 그들이 소통하려고 하는 모든 것에 주의를 기울이고 있음을 알려주고, 그들의 말을 효과적이고 완벽하게 바꿔 말하는 것으로 공감을 표현한다.

진실성(Genuineness)

진실성을 보여주거나 진실한 사람이 되는 것의 대체물은 없다. 진실한 사람이 되는 것은 다른 사람을 대할 때 —완전히 공개적이고 정직하게— 모든 말과 행동에서 온전한 자신이 되는 것이다. 진실하게 대할 때 친구와 사랑하는 사람, 가족, 동료, 환자가 모두 그 사실을 안다 —진실하게 대하지 않을 때도 모두 안다. 진실한 사람이 됨으로써 다른 사람들은 진짜 당신을 알 수 있고, 여러분이 어떤 연기도, 어떤 허세도 부리지 않는다는 것도 알 수 있다. 진실하게 상호작용한다는 것은 습관적으로 행하는 것이 아니라 온전하게 관계를 맺는 것이다. 여러분이 자신의 업무에 관심을 갖고, 업무를 행하는 동료들의 능력에 관심을 가질 때 동료들은 여러분의 진실성을 깨닫는다. 공손함과 존경, 공감을 보여주고, 요구를 만족시키려고 최선을 다할 때 환자는 여러분의 진실성을 깨닫는다.

적절한 자기노출(Appropriate Self-Disclosure)

자기노출은 자신에 관해서 어떤 것을 드러내거나 보여주는 것이다. 다른 사람에게 자신을 노출시키는 것은 자신에 관해서 밝히는 것이다. 일반적으로 우리는 유사한 경험을 겪는다. 그래서 서로 공통점이 있음을 보여주고 싶을 때 자신을 노출시킨다. 그러면 다른 사람과 더 친밀해질 수 있을 것이다. 보건의료전문가로서 여러분은 동료와 환자에게 자기를 노출시킬 기회를 갖겠지만, 언제 어떻게 자신을 노출시킬지에 대해서 신중해야 한다. 자기노출은 두 가지 경우에 가장 유용하다. 첫 번째 다른 사람에게 유사한 경험이 있고 그래서 그 사람과 공통점이 있음을 예시한다. 두 번째 자기 노출은 다른 사람이 경험한 결과로 느끼는 것을 공감할 수 있기 때문에 중요하다. 즉, 자기노출은 바꿔 말하기의 형태로 사용될 때 가장 효과적이다. 여러분은 자신의 경험과 그들의 경험의 유사성을 깨닫기 때문에 그 경험을 묘사하는 것이고, 그것이 다른 사람을 이해하고 그들이 느끼는 것을 공감하는데 도움이 되기 때문에 언급하는 것이다.

예를 들어 건강상의 이유로 체중을 감량해야 하는 환자가 겨울 휴가 동안 먹을 것을 조절하는 것이 얼마나 힘들었는지 이야기한다. 직장에는 책상과 탁자마다 쿠키와 케이크가 있다. 퇴근 후에는 동료들과 먹고 마시는 파티가 있다. 집에는 풍부한 디저트가 딸린 푸짐한 가족 식사가 있다.

여러분도 먹는 것을 좋아하고 휴가 때 똑같은 음식의 유혹을 느끼므로, 의료 서비스에서 이런 경험을 환자와 공유할 기회라고 생각한다. 환자에게 자신을 노출할 때는 다음을 피해야 한다:

1. 자신에 관해서 말하려고 자신에 대한 이야기하기.
2. 자신에 관한 것은 아니지만 환자가 모르는 어떤 사람의 휴가 때 먹기 문제에 대해 이야기하기.
3. 휴가 때 먹기의 유혹에 관한 이야기를 넘어서 환자보다 한 발 앞서가기.
4. 어떤 식으로든 환자에게서 초점 벗어나기.

적절한 자기 노출은 다음과 같다:

"해마다 11월 중순부터 1월 중순이면 저도 저의 식습관이 걱정스럽답니다. 가는 곳마다 다른 쿠키 접시가 있고, 또 전 쿠키를 너무 좋아하기 때문에 조심해야만 하거든요. 저는 항상 경계해요. 먹고 싶을 때마다 쿠키를 먹는다면 하루에 30개 이상 먹어버릴 것이고 그러면 얼

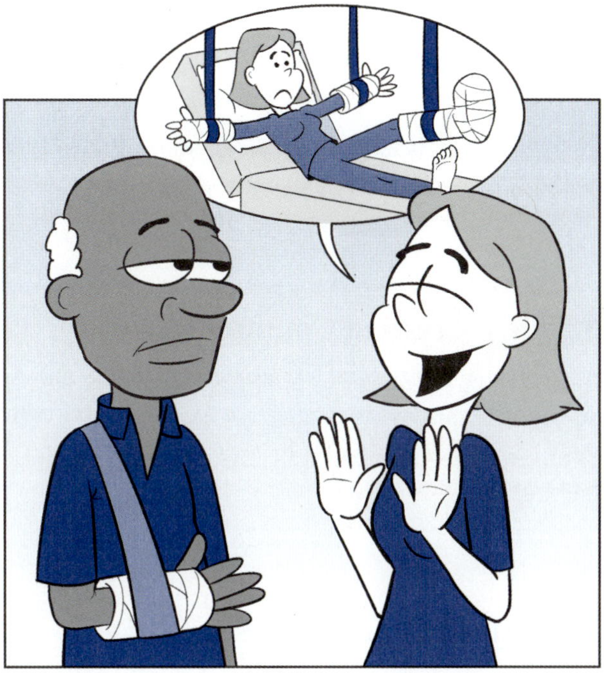

그림 4-2 적절한 자기노출. 환자에게 자신을 노출시킬 때 자신의 이야기로 환자보다 한 발 앞서지 않도록 주의한다.

마나 많은 열량과 당을 섭취하게 될지 알 수가 없어요. 한 개라도 먹기 시작하면 통제를 할 수 없어요. 그런 걸 느껴보셨나요? 전 그래요. 전략을 생각해야 해요."

그런 대응은 환자의 말을 주의 깊게 듣고 있고, 환자가 느끼는 방식에 공감한다는 것을 보여준다. 또 환자가 자신의 건강문제에 관한 중요한 문제를 더 편안하게 이야기할 수 있도록 도와준다.

단호함 대 공격성(Assertiveness versus Aggressiveness)

효과적인 의사소통 기술을 가진 보건의료전문가로서 여러분은 자신의 단호한 의사소통 스타일을 유지해야 한다. 즉 다른 사람의 아이디어와 의견, 감정을 존중하면서 자신의 아이디어와 의견, 감정을 편안하고 자신있게 표현할 수 있어야 한다. 단호한 전달자가 되는 것은 다른 사람이 여러분에 대해서 어떻게 생각하는지 신경쓰지 않고 자신이 믿는 것을 변호할 수 있는 것이다. 그러나 단호한 의사소통 스타일과 공격적인 의사소통 스타일을 혼동해서는 안 된다. 동료와 의견이 다를 때 단호한 전달자는 편안하고 정중하면서도 분명하고 직접적 언어를 사용하지만, 공격적인 전달자는 긴장되고 종종 거만한 태도로 대결적이고 심지어 빈정대는 언어를 사용한다. 단호한 스타일을 사용할 때는 청자에게 의견은 다르지만 그들에게 정직하고 정중하게 털어놓는다고 말한다. 그들도 여러분이 자신을 존중한다고 느낄 것이다. 또 여러분을 더 쉽게 믿을 수 있다.

단호한 전달자는 "당신의 말과 관점은 이해하지만, 그 의견에 동의하지는 않습니다"라고 말한다.

공격적인 전달자는 "당신은 틀렸고 당신의 의견은 어리석기 때문에 저는 동의할 수 없습니다"라고 말한다.

역할 연기

공격적인 전달자(Aggressive Communicator)

각자가 반대의 관점을 가진 줄기세포 연구나 노화의 증상을 줄이기 위한 성형술의 적합성 같은 동의할 수 없는 주제(또는 자신만의 화제)를 선택한다. 파트너와 함께 한 사람은 단호한 전달자의 역할을 맡고, 다른 한 사람은 공격적인 전달자의 역할을 맡아서 각 쟁점의 관점을 주장한다. 역할을 바꾼다. 공격적인 의사소통에도 불구하고 단호할 수 있는가?

효과적인 치료적 의사소통 기술과 전략

효과적인 전달자가 되기 위해서 지닐 수 있는 자질이 있는 것처럼, 환자와 치료적 의사소통을 최적화하기 위해 발달시킬 수 있는 기술과 전략이 있다. 여기서는 중요한 몇 가지만 언급한다.

고객과 함께 침묵하기

환자는 자신의 생각을 모으거나 말하고 싶은 것을 형식화하기 위해 작업하는 시간이 필요하다. 보건의료전문가로서 여러분은 환자가 무엇을 말하고 싶은지 결정하는 동안 함께 침묵을 지켜야 한다. 그래야 여러분이 있어도 환자는 압박감을 느끼지 않을 것이다.

비판적이 되지 않기

내원 동안 환자는 여러분이 찬성하지 않는 개인적 태도나 신념을 드러낼 수 있다. 그럴 때 여러분의 책임은 환자가 자신의 건강을 관리하도록 돕는 것이다. 여러분의 책임은 환자의 신념을 승인하거나 불허하는 것이 아니다. 예를 들어 허브 치료와 민간요법을 비롯한 대체의학 같은 치료 선택의 고려를 주장하는 환자도 당연히 전통 서양의학 치료가 가장 통상적인 치료라고 믿는 환자와 똑같이 정중함과 공감의 배려를 받아야 한다. 치료가 비판이 되어서는 안 된다.

환자의 말에 찬성 표현하기

환자가 자신이 병력을 말하고 자신의 병과 관련된 쟁점을 이야기할 때 여러분은 자신의 경청을 표시해야 한다. 이것은 2장에서 논의된 몸짓과 표정, 눈 마주침 같은 비언어적 행동도 포함하지만, "예. 그렇군요", "그리고 무슨 일이 일어났죠?"와 같이 적절한 때 끼어들지 않고 환자에게 말할 수 있는 작은 언어적 신호도 포함한다.

칭찬하기

어떤 병의 영역이든지 긍정적인 변화와 호전이 있다면 환자를 칭찬해야 한다. 그런 긍정적 강화(positive reinforcement)는 환자가 자신의 건강과 치료의 관리에 긍정적인 태도를 취할 수 있도록 도와준다. 체중을 감량하고 있는 비만 환자는 담배를 끊은 만성 흡연자와 같이 여러분의 칭찬에 긍정적으로 대응할 것이다.

자신의 제안(자신을 헌납하기)

보건의료전문가로서 여러분의 주된 책임은 환자의 의료 요구를 충족시키는 것이고, 우선사항은 동정과 공감을 제공함으로써 환자가 자신을 전문적으로 이용할 수 있도록 만드는 것이다.

환자가 말을 시작하기

환자와 일할 때는 환자가 중요한 화제나 내원 이유에 대한 이야기를 시작하도록 기회를 주어야 한다. "무슨 걱정거리가 있으신가요?" 또는 "오늘은 무슨 일 때문에 오셨나요?" 같은 개방형 질문이 이를 효과적으로 달성할 수 있다.

이야기를 유도하기

환자는 두려움이나 거북함, 또는 이 장에서 이야기된 다른 방해요인 때문에 여러분이 알아야 할 사항을 말하지 않을 수 있다. 그럴 때는 "계속하세요"나 "그리고 무슨 일이 있었나요" 같이 부드럽게 자극해서 환자가 이야기를 계속하도록 유도해야 한다.

관찰하기

비판적으로 보이지 않고 환자와 환자의 상태를 지각할 준비가 되어 있어야 한다. 예를 들어 환자가 부은 무릎을 보여주지만 왜 부었는지를 말하지 않는다면 "무릎이 부었네요. 무슨 일이 있었나요?"라고 말한다.

환자가 이런 말을 불편해하거나 긴장한다면 긴장의 원인을 물어본다.

의사소통 촉진하기

환자에게 항상 느끼는 것을 명확하게 표현하라고 요구한다. 환자는 보건의료전문가 앞에 검사 탁자에 앉아있기 때문에 보건의료전문가가 자신이 느끼는 것을 알고 있다고 가정한다. 환자의 상태를 완벽하게 그릴 수 있도록 환자에게 무슨 일이 있었는지 명확하게 표현할 것을 권한다. 그러면 환자에게 공감과 동정을 표현할 기회를 가질 수 있고 또 아직 드러나지 않은 다른 문제도 알 수 있다.

바꿔 말하기

3장에서 논의한 대로 언제나 환자가 말한 것을 환자에게 다시 바꿔 말한다. 이것은 이해를 강화시키고 라뽀를 형성시킨다.

치료적 의사소통의 방해요인 I—의료전문가의 행동

치료적 의사소통 —즉, 환자의 건강과 치료를 증진시키는 의사소통— 은 보건의료전문가와 환자 간의 모든 상호작용의 1차적 이유이므로, 보건의료전문가는 자신의 행동하고 말하는 것이 모두 환자에게 메시지를 전달한다는 것을 알아야 한다. 사회적 환경에서는 적절한 의사소통 행동이 임상 환경에서는 부적절할 수 있다. 그런 부적절한 행동은 보건의료전문가나 환자가 바라는 의사소통 과정을 돕는 것이 아니라 의사소통을 방해하기 때문에 종종 치료적 의사소통의 방해요인이라고 부른다.

쉽게 확신하기

환자의 불안이나 고통에 직면할 때 인간 동료로서 보건의료전문가는 먼저 환자의 불안을 가라앉히기 위해 확신을 제공하고 싶은 충동을 느낀다. 예를 들어 보건의료전문가는 암 진단을 배제하기 위한 생검 같이 중요한 검사의 결과를 들으려고 기다리는 환자를 위로하고 싶다. "아무런 걱정도 하지 마세요. 곧 좋아지실 겁니다"와 같이 쉽게 확신을 제공하는 것은 부적절하다. 환자의 기분을 좋게 하려는 의도라도 두 가지 이유 때문에 부적절하다. 보건의료전문가는 그런 충동을 참아야 한다. 첫 번째, 환자는 어떤 식으로든 자신이 느끼는 것을 느낄 권리가 있다. 그런 확신은 환자의 감정을 폄하하는 것이다. 두 번째, 보건의료전문가가 제공하고 싶은 확신은 부정적인 결과에도 불구하고 환자에게 거짓 희망을 줄 수 있다. 적절한 응답은 "어떤 결과가 나오든지 우리와 모든 의료 스텝이 당신 곁에 있습니다. 처음부터 끝까지 우리가 당신을 돕겠습니다"와 같다.

> **역할 연기** **공감하고 쉽게 확신하지 않기 (Providing Empathy and Not Easy Reassurance)**
>
> 서너 명의 집단을 구성한다. 한 명은 환자, 한 명은 보건의료전문가, 한두 명은 관찰자가 되어서 다음의 시나리오를 연기한다: 처음에 만성 두통으로 찾아왔던 환자가 지난 주에 CT를 촬영했고, 지금 검사실에서 의사를 기다리고 있다. 간호사는 환자에게 의사와의 만남을 준비시킨다. 환자는 의사가 CT 결과에 대해서 무슨 말을 할지 불안감에 휩싸여 있다. 간호사는 쉽게 확신을 주지 않고 공감과 동정심, 배려를 표현하고 싶다. 쉽게 확신을 주는 예를 연기하고 또 공감과 동정을 표현하는 효과적인 전략의 예도 연기한다. 각 경우에 환자가 어떻게 느낄지 토론한다. 쉽게 확신하는 것보다 공감을 제공하는 것이 얼마나 더 효과적이었는가?

환자의 감정 폄하하기

보건의료전문가는 또 환자가 느끼는 방식을 얕보거나 무시하는 말도 피해야 한다. 의료전문가의 임무는 환자의 말을 집중해서 듣고 공감을 나타내고, 그래서 효과적인 치료적 의사소통 경로를 여는 것이다. 보건의료전문가가 자신의 감정을 심각하게 받아들이지 않는다고 느낀다면 환자는 보건의료전문가를 신뢰하지 않을 것이다.

승인하기/불가하기

환자의 승인이나 불가는 환자와 보건의료전문가 간에 권력관계가 존재한다는 잘못된 인상을 줄 수 있다. 환자의 행위를 승인하는(칭찬하고 인정하는 것과는 다른) 보

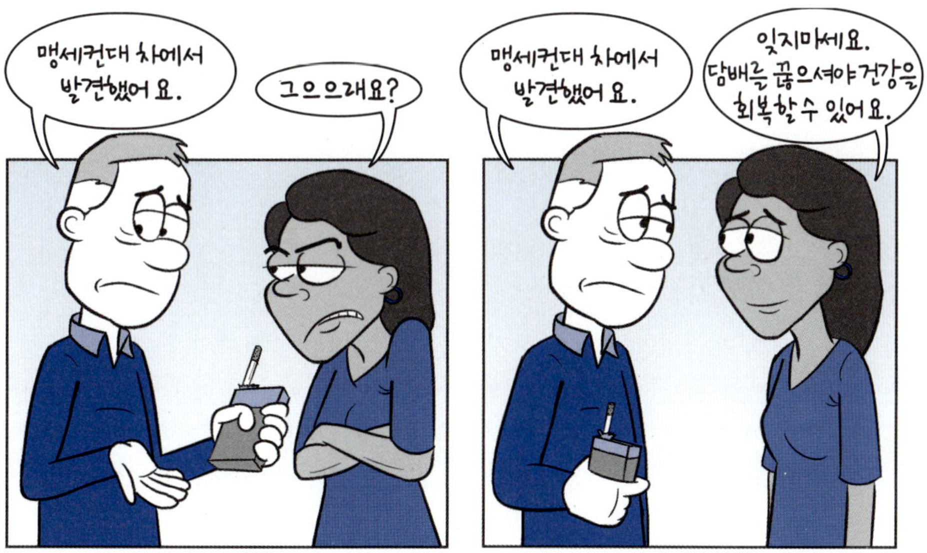
맹세컨대 차에서 발견했어요.
그으으래요?
맹세컨대 차에서 발견했어요.
잊지마세요. 담배를 끊으셔야 건강을 회복할 수 있어요.

그림 4-3 환자를 승인하거나 불가하기. (A) 불가한다면 보건의료전문가와 환자 간에 권력관계가 존재한다는 잘못된 인상을 줄 수 있다. (B) 특정한 행동의 건강에 좋은 장점을 설명하는 것으로 환자는 자신의 건강을 관리할 수 있다.

건의료전문가는 환자에게 특정 행동을 하면 보건의료전문가가 칭찬할 것이라는 생각을 심어준다. 이것은 부적절하다. 반대로 환자의 행동에 불가함을 표현하는 보건의료전문가도 환자에 대한 도덕적 판단을 내리는 것이다. 이것도 부적절하다. 어느 쪽이든 이런 행동은 환자와 보건의료전문가의 관계가 상과 벌의 측면에 있는 것처럼 느끼게 하므로 전적으로 부적절하다. 환자와 보건의료전문가의 관계는 오로지 환자의 요구를 만족시키고, 환자가 자신의 건강 요구를 다룰 수 있도록 돕기 위해서만 존재한다.

역할 연기

전 흡연자(Ex-Smoker)

파트너와 함께 한 명은 간호사, 다른 한 명은 환자가 된다. 환자가 계속 담배를 피지 않았거나 다시 피기 시작했다고 설명하는 다음의 시나리오를 연기한다.

시나리오 I : 간호사는 일 년 동안 담배 없이 지낸 환자에게 승인하는 것처럼 보이지 않게 정적 강화를 제공해야 한다.

시나리오 II : 환자가 가족이 주변에 없을 때 몰래 담배를 피기 시작했다고 고백한 후에, 불허하는 것처럼 보이지 않게 금연의 중요성을 깨닫도록 도와주어야 한다.

간호사가 환자에게 보여줄 수 있는 가장 효과적인 행동은 무엇인가? 효과가 없는 행동은 무엇인가?

동의하기/동의하지 않기

환자의 아이디어와 감정, 생각에 동의하거나 동의하지 않는 것은 어느 쪽이든 환자의 건강에 대한 토론을 환자의 옳음이나 그름의 문제로 바꾸기 때문에 쓸모없는 의사소통이다. 환자는 자신의 의견을 나눌 수 있는 마음 맞는 사람을 만나거나 환자를 반대하는 적대자와 어떤 사항을 토론하러 병원에 온 것이 아니다. 의료 과정은 환자의 옳고 그름이 아니라, 환자가 자신의 건강 요구를 다루도록 돕는 것에 관한 것이어야 한다.

자신만의 조언하기

환자에게 절대로 개인적인 조언을 하지 않는다. 여러분은 환자의 건강관리를 원조하는 의료팀원으로 종사하는 것이지, 환자에게 상태나 행동에 대한 개인적인 통찰력을 제공하기 위해 있는 것이 아니다. 환자에 대한 개인적인 의견을 가질 수 있지만, 그 의견을 환자와 나누는 것은 적절하지 않다. 그런 방식은 친구와 의견을 나누는데 적합한 것이다.

캐묻기(Prying)

때때로 환자는 특정한 화제를 말하고 싶지 않다는 표시를 한다. 이것은 환자의 결정이고 환자는 그런 결정을 내릴 권리가 있다. 일단 환자가 말하고 싶지 않다고 확실하게 표현을 했다면 그 화제를 캐묻는 것은 부적절하고 적대적이기까지 하다. 캐묻는 것은 이야기를 활성화시키는 것과 완전히 다르다. 효과적인 의사소통 기술을 가진 보건의료전문가는 환자를 밀어붙이는 것과 환자가 마음을 열게 돕는 것 사이에서 중도를 택하는 법을 아는 사람이다.

방어적 되기

환자는 때때로 자신이 받은 치료나 보건의료전문가, 심지어 병원이나 치료에 대해 불행이나 불만족을 표시한다. 그때 보건의료전문가는 방어적이 되어서는 안 된다. 방어적이 되는 보건의료전문가는 관계의 양상을 환자/의료인에서 공격자/방어자로 부적절하게 바꾸는 것이고, 그렇게 되면 신뢰와 이해로 구축된 치료적 의사소통 과정은 완전히 붕괴된다. 환자가 불행을 표시할 때 보건의료전문가는 자신이 공감하고 경청하고 있고, 환자를 불행하게 만드는 문제를 다룰 것임을 보여주어야 한다.

환자에게 행동을 설명하라고 요구하기

보건의료전문가는 환자에게 행동을 설명하라고 요구해서는 안 된다. 그렇게 다그치면 환자는 방어의식을 느끼고 더 이상 보건의료전문가와 마음을 터놓고 이야기할 수 없다. 환자는 왜 자신이 특정한 방법으로 행동하는지 알지 못하므로, 이유를 묻는 것은 그들을 억제시키거나 혼란을 일으키거나 심지어 분노하게 할 수 있다. 예를 들어 보건의료전문가는 혈당수치에 해로운 음식 섭취를 조절하지 못하는 당뇨 환자에게 왜 그런 음식을 먹는지 설명하라고 우겨서는 안 된다. 오히려 보건의료전문가는 당뇨 식이를 위한 적절한 식습관 계획을 의논하는데 초점을 맞추어야 한다.

진부하거나 흔해 빠진 의견 내지 않기

환자는 말할 때 보건의료전문가가 완전히 집중하고 있다고 느껴야 하듯이, 보건의료전문가가 모든 지성과 사고를 다해 자신의 말에 대응한다고 느껴야 한다.

보건의료전문가가 "원래 다 그런거죠" 또는 "진퇴양난에 빠진 것 같군요" 같이 진부한 표현으로 환자의 이력을 따라간다면 환자는 보건의료전문가가 기계적으로 생각 없이 대응한다고 생각할 것이다. 환자는 보건의료전문가가 자신의 말을 우선적으로 듣지 않는다고 생각할 수도 있다. 예를 들어 요로감염으로 내원한 여성 환자는 양성의 소변배양 결과에 대응하는 의사가 "가려우셨겠네요"라고 말한다면 쉬이 기분이 상할 수 있다. "검사 결과를 보니 증상에 대한 우리의 의심이 맞군요"라고 답하는 편이 낫다.

치료적 의사소통의 방해요인 II — 환자의 행동

특정한 환자의 행동도 의사소통 과정을 방해하거나 방해요인으로 이바지할 수 있다. 보건의료전문가는 이런 행동을 경계해야 한다. 쓸모없는 대처 행동과 마찬가지로 환자는 자신이 이런 행동을 보인다는 것을 알지 못한다. 또 환자가 화가 나거나 불안해서 무엇을 전달하고 있는지 이해하지 못할 경우도 있다.

쓸모없는 대처 행동

환자는 때때로 불안감이나 수치심, 죄의식에서 자신을 보호하기 위해 특정하게 행동한다.

- 보상 — 환자가 한 영역에서 부족했거나 실패했다고 생각해서 그것을 만회하려고 다른 영역에서 특정한 특징이나 행동으로 보충하거나 그것을 지나치게 강조한다. 예를 들어 의사의 지시에도 불구하고 규칙적인 운동도 하지 않고 건강에 좋은 음식도 먹지 않는 중년의 비만 환자가 의사와 간호사에게 콜레스테롤 약을 한 번도 빼먹지 않고 복용했음을 강조한다.
- 거부 — 환자는 무의식적으로 감정이나 요구, 생각, 욕구, 심지어 사실의 존재까지 거부하거나 부정하려고 한다. 혈액검사와 엑스레이, CT, 양전자방출단층촬영(PET)으로 암 진단이 확정된 암 환자는 아직도 의사가 진단이 잘못되었다고 말할 가능성이 있다고 생각한다. 아마도 이 환자는 의료 스텝이 자신의 검사와 다른 환자의 검사를 혼동했다는 생각도 할 것이다.
- 대치성 — 환자는 자신이 특정한 생각이나 감정, 요구, 욕구를 가졌다는 것을 받아들일 수 없다. 그래서 무의식적으로 받아들이기 쉬운 대체물— 외부의 어떤 사람이나 어떤 것— 을 그것의 원인이라고 간주한다. 아이의 암 진단 후 슬픔에 빠진 아버지는 당연히 비탄의 일부로 분노를 느낄 것이다; 그러나 그는 치료를 위해 아이의 담당 의사를 만날 때마다 어떤 이유인지 의사를 적대적으로 대한다.

역할 연기

여과기(The Displacer)

파트너와 함께 한 명은 의료보조원, 한 다른 한 명은 환자가 되어 다음 역할을 연기한다.

1. 검사실에서 9세 암 환자를 준비시켜 의사를 만나게 하는(예: 활력 증후 재기, 환자복으로 갈아입으라고 하기) 의료보조원.
2. 화가 나서 모든 준비 과정 단계마다 의료보조원과 논쟁하는 환자

의료보조원은 아동과 부모와 어떻게 일하는가? 의료보조원의 적절한 응대와 부적절한 응대는 무엇인가? 답변의 이유를 설명하라.

- 분리 — 환자는 특정한 아이디어나 사건의 감정적 중요성과 그 아이디어나 사건을 분리하려고 시도한다. 예를 들어 환자가 아동기 학대의 사건을 이야기한다. 보건의료전문가는 그 사건이 얼마나 고통스러웠을지 알고 있지만 환자는 이야기할 때 그 경험의 일부였을 고통은 인정하지 않는다.
- 동일시 — 환자는 부적절하다고 생각하는 행동을 한 후 당연한 자신의 행동을 숨기기 위해 다른 누군가의 행동을 모방한다. 예를 들어 16세의 대학 테니스 선수가 아버지와 함께 진료실에 왔다. 의사가 회전근개(rotator cuff)가 파열되었다고 설명하고, 사실상 이 진단은 이 어린 운동선수의 테니스 경력을 끝낼 수 있다. 아버지는 그냥 무표정하게 앉아 있다. 그 선수도 의사가 이 소식을 전하는 동안 냉철하고 무표정하게 앉아 있다. 남학생의 감정 반응의 결핍은 올바른 대응이라고 생각하는 것을 모방하는 것에서 비롯된다. 아버지의 행동을 본보기로 삼는 것이다.
- 투영 — 환자는 감정이 다른 사람이나 물건에서 비롯되는 것처럼 다른 사람이나 물건에 자신의 감정을 투영한다. 한 환자가 자신의 치료가 부적절하다고 생각하지만 그 분노를 인정할 수 없다. 그래서 대신에 보건의료전문가가 화를 낸다고 비난한다.
- 합리화 — 환자는 부적절하거나 받아들이기 힘든 행동을 정당화하기 위해 거짓 논법을 이용하며, 그 행동이 참을 수 있게 되기를 바란다. 화요일에 결장내시경술 약속에 나오라는 의사의 지시에 응하지 않은 환자가 자신이 나오지 않은 것이 두려움 때문임을 인정하지 않고, 오히려 주제를 바꾸고, 보건의료전문가가 화요일에 시간이 있는지조차 물어보지 않았다고 말한다.

역할 연기

비순응의 책임이 의료팀 때문이라고 비난하는 환자

파트너와 함께 한 명은 보건의료전문가, 다른 한 명은 환자가 되어 다음 역할을 연기한다.

1. 위의 예에서 환자의 결장내시경술의 일정을 다시 잡아야 하는 의료보조원.
2. 지난 화요일 결장내시경술에 나타나지 않은 책임이 의사에게 있다고 비난하지만, 다음 가능한 날인 다음 주 화요일에 나올지에 대해서도 확답을 주지 않는 환자.

의료보조원은 환자가 결장내시경술을 받기 위해 언제 어디로 나와야 하는지 알고 있음을 확인하고 싶다.

- 퇴행 — 환자는 무의식적으로 미숙하거나 유아 같은 행동이나 사고로 돌아간다. 환자는 특히 고통스럽거나 힘든 상황에 직면할 때 퇴행적으로 행동한다.
- 억압 — 환자가 고통스럽거나 힘든 사고나 감정, 발상, 사건을 잊어버리지 않을 때 억압이 일어난다. 힘든 뇌 생검을 받아야 하는지 결정해야 하지만 결정을 내리지 못하고 심지어 선택권도 고려하지 않은 채 시간을 보내는 환자는 병에 대한 모든 생각을 억압하고 있는 것이다.

화가 난 환자

환자는 여러 가지 이유 때문에 화가 날 수 있다. 부적절한 치료를 받았거나 부당한 치료의 대상이 되었거나 개인적 경멸이나 모욕으로 불쾌감을 느꼈다고 생각할 수 있다. 중한 질환에도 불구하고 통제력의 상실 때문에 화가 나거나 질환 자체에 대해서 좌절감을 느낀다. 다른 사람의 행동 때문에 화가 나기도 한다. 또는 자신이 효과 없는 치료적 의사소통의 피해자라고 느낄 수도 있다.

보건의료전문가로서 여러분은 환자의 화를 재빨리 알아차려야 하고, 적절한 방법으로 그 화를 처리해야 한다. 다음은 화가 난 환자를 다룰 때 도움이 되는 조처들이다.

- 화를 알아채는 법을 배운다. 대부분의 사람들은 화난 사람을 즉시 알아볼 수 있다. 긴장된 어조로 말하거나, 까다롭거나 완고한 방식으로 행동하거나, 소통하려는 시도를 거부하거나 무시하는 사람은 화가 났을 확률이 높다.
- 항상 침착하고, 존중하고, 진심으로 환자를 대한다. 침착한 태도와 정중함은 화를 가라앉힐 수 있고 진실성은 걱정을 다룰 때 환자를 안심시킬 수 있다.
- 항상 환자의 신체적, 의료적 요구에 초점을 맞추어야 한다.
- 적절한 비언어적 의사소통을 사용한다. 자신과 환자 간에 적절한 공간을 유지하고, 열린 자세를 갖는다. 앉거나 서 있을 때 가능하면 환자와 똑같은 높이에 자신을 맞춘다. 적절한 눈 마주침을 유지하지만 환자를 빤히 쳐다보지는 않는다.
- 환자가 비난해도 변명하고 싶은 충동을 참는다. 환자의 말을 경청하고 열린 마음으로 듣는다.

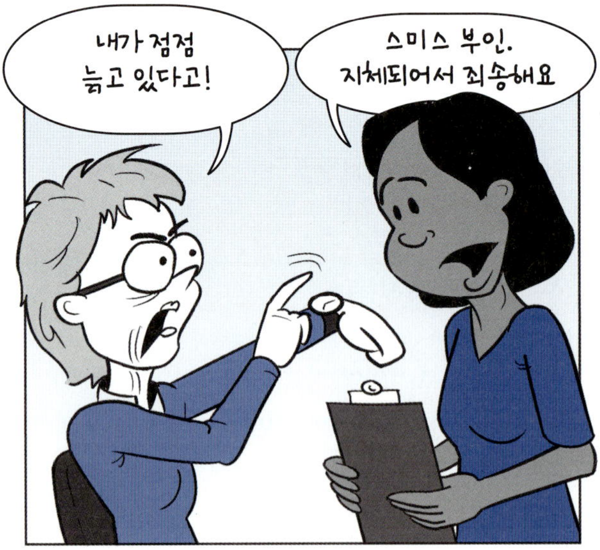
내가 점점
늙고 있다고!
스미스 부인.
지체되어서 죄송해요

그림 4-4 화가 난 환자. 보건의료전문가로서 여러분은 환자의 화를 재빨리 알아차려야 하고 적절한 방법으로 처리해야 한다.

■ 환자가 화난 이유와 그 이유에 대해서 환자가 생각하는 것을 구체적으로 말하게 한다. 환자의 말을 다시 효과적으로 바꿔 말함으로써 환자에게 공감을 드러낸다. 단순히 환자의 말에 동의하거나 동의하지 않거나 하지 않는다. 환자는 여러분이 이해했음을 알아야 한다.
■ 무슨 일이 있었는지 환자가 이해할 수 있도록 여러분의 견해를 침착하고 확고하게 알려준다. 환자에게 소리를 지르거나 "그들의 입장에 서서" 어떤 것을 하려고 하지 않는다. 이것은 환자를 화나게 할 뿐이다.
■ 문제를 처리할 때 한 약속은 완벽하게 마무리하고, 지키지 못할 약속은 절대하지 않는다.
■ 환자가 생각과 감정을 정리할 시간이 필요한지 묻는다.
■ 환자의 분노 때문에 위협을 느끼거나 환자가 해를 입힐 수 있다고 느낀다면, 즉시 그 방을 떠나 의사나 다른 의료팀에게 도움을 구한다.

불안한 환자

화가 나는 이유만큼이나 많은 이유 때문에 환자는 불안할 수 있다. 환자는 소위 "흰 가운 증후군"처럼 병원에 있는 것만으로도 불안감을 가질 수 있다. 환자는 아프다고 의심되지만 확신할 수 없을 것이다; 환자는 자신이 아프다는 것을 알고 있을 것이다; 가족이나 사랑하는 사람이 아플 것이다.

보건의료전문가는 화가 난 환자처럼 불안한 환자도 알아볼 수 있어야 한다. 그것은 환자의 치료만큼 중요하다. 다음은 불안한 환자를 다룰 때 도움이 될 수 있는 조처이다.

■ 환자의 불안의 신호를 재빨리 알아챈다.
■ 환자에게 그 불안을 알고 있다고 표시한다.
■ 적절한 비언어적 의사소통을 사용한다. 적절한 거리와 개방된 자세를 유지한다. 적절하게 눈을 마주친다. 주의해서 공감적으로 경청하고, 환자의 말을 효과적으로 바꿔 말한다.
■ 환자의 불안의 가능한 원인을 확인한다. 받으려는 절차나 검사 결과가 원인일 것이다. 여러분이 불안의 이유를 이해했다고 생각하면 환자는 더 원활하게 소통할 것이다.
■ 가능한 환자를 물리적으로 편안하게 한다.
■ 환자가 어떤 지원을 갖고 있는지 결정한다. 예를 들면 시간이 있는 가족이나 친구가 환자를 지원할 수 있다. 환자와 그것을 이야기한다.
■ 따뜻함과 승인, 신뢰의 풍토를 조성하려고 노력한다. 자신의 불안을 통제하고, 늘 진실하고 정직하게 대한다.
■ 환자의 불안이나 감정 그리고 생각을 절대 얕보거나 무시해서는 안 된다.

- 불안의 원인에 대한 진짜 정보를 제공해서 환자가 불안을 다룰 수 있도록 돕는다.
- 환자의 염려를 의사에게 알린다.

다른 의료팀원과의 의사소통 — 동료

근무 경력의 질은 직장의 다른 사람과 얼마나 잘 소통할 것인가에 달려 있다. 여러분과 동료는 최상의 의료를 환자에게 제공해야 한다는 공통된 목적을 가진 의료팀의 팀원이다. 그 목적을 달성하기 위해서 환자에게 사용한 것과 똑같은 의사소통 수단을 동료에게도 사용하고 싶을 것이다 — 재치, 정중함, 존중, 공감, 진실성, 적절한 자기노출, 자기주장.

동료에게 적절한 의사소통 방법을 사용한다

동료와 갈등을 해결해야 할 때가 있다. 갈등은 순수하게 업무와 관련되거나 더 개인적인 양상을 띨 수 있다. 문제가 매우 심각한 특징을 갖고 있어(예: 성희롱, 환자 치료와 관련된 자질) 관리자가 즉시 개입해야 한다면 주저없이 관리자를 개입시킨다. 문제가 심각하지 않다면 관리자를 끌어들이기보다 먼저 당사자와 해결한다. 여러분과 다른 당사자가 차이를 해결할 수 있는 좋은 기회가 있을 것이다.

역할 연기

동료와의 갈등

파트너와 함께 각자 보건의료전문가가 되어 다음 역할을 연기한다:

1. 업무 중인 다른 의료보조원이 새 환자를 검사실로 데려올 때 치우지 않으면 안 될 정도로 검사실을 어질러 놓는 의료보조원.
2. 그 동료 다음에 청소를 해야 하는 다른 의료보조원.

갈등은 어떻게 해결하는가? 다른 의료보조원은 자신이 일으킨 불편함을 알고 있는가?

지금까지 의료의 일상 문제에 대해서 다른 사람과 소통하는 가장 일반적인 수단은 대면접촉이다. 어떤 환경은 이메일이 필요할 수도 있고 또 어떤 환경은 아직도 종이 중심의 의사소통이 필요할 수도 있다. 이와 관련된 논의는 9장, "전자 의사소통(Electronic Communication)"에서 다룬다.

적절한 태도는 공격적이 아니라 단호한 태도이다

단호하지만 우호적인 의사소통 방식을 유지한다면 직장의 다른 사람들도 여러분이 가능한 효과적으로 일한다는 것을 알게 될 것이다. 자신이 믿는 것이 옳다는 것을 알고 편안하고 자신있게 주장한다면, 그것은 동료에게 여러분이 환자 서비스에서 열심히 일할 수 있다는 신호가 될 것이다. 대부분의 직장 갈등은 잘못된 정보나 의사소통의 부재 때문에 일어난다.

중요한 의사소통을 위해서 적절한 시간과 장소를 선택한다

항상 동료의 시간을 배려한다. 동료와 의논할 중요한 문제가 있고 그것이 시간이 걸린다면, 동료에게 시간이 있는지 물어보고 약속을 잡는다. 이것이 존중의 표시이다.

다른 의료팀원과의 의사소통 — 관리자

자신의 일을 즐기고 발전시킬 수 있는 정도는 관리자와 얼마나 효과적으로 의사소통할 수 있는가에 달려 있다. 환자와 동료처럼 관리자에게도 효과적인 의사소통 수단을 사용해야 한다.

관리자에게 알린다

어떤 것이 잘못되고 있다면 관리자에게 알려야 하고 이것을 조기에 깨달아야 한다. 가장 중요한 것은 환자이고 그래서 업무에서 환자 치료의 질이 염려된다면, 관리자에게 즉시 알려야 한다. 그 우려가 별로 심각하지 않다면 —어질러진 검사실 캐비닛이나, 복사기나 팩스기의 고장 같이 순수하게 사무실과 관계된 것— 적절한 때 관리자에게 알리면 된다. 이런 문제를 관리자에게 알리는 것은 원활한 업무 운영에 중요하다. 보다 넓게 직업적으로 볼 때 관리자에게 그 업무가 환자의 치료와 직장의 기준에 부합하다는 것을 확인하기 위해 여러분이 믿을 만한 사람임을 알려줄 수 있다.

물어보기

지금 하는 일이 옳은지 확신이 없다면 꼭 물어본다. 물어보지 않고 행동해서 실수하는 것보다 행동하기 전에 물어보는 편이 낫다. 질문하는 것이 관리자를 괴롭히는 일이 아닌가 걱정될 것이다. 사실 관리자는 이미 숙달해야 할 책임에 대한 반복된 질문 때문에 화가 날 수도 있다. 그러나 질문해서 관리자를 괴롭힐 위험은 질문만 했다면 피할 수 있을 실수를 해서 관리자를 괴롭힐 위험보다 훨씬 적다. 마지막으로 환자 치료와 관계가 있다면, 어떤 위험도 감수해서는 안 된다. 확신이 없다면 항상 물어봐야 한다.

관리자의 시간을 방해하지 않기

동료와 마찬가지로 관리자에게도 똑같은 배려를 보여야 한다. 관리자와 의논하고

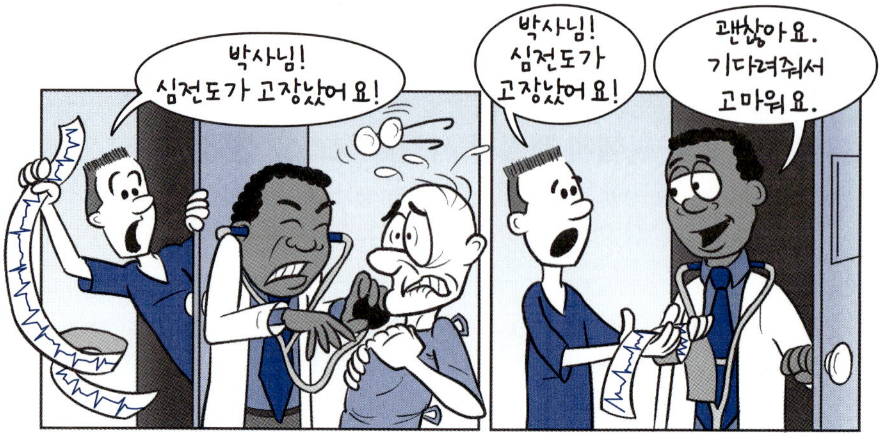
박사님!
심전도가 고장났어요!
박사님!
심전도가
고장났어요!
괜찮아요.
기다려줘서
고마워요.

그림 4-5 관리자의 시간을 방해하지 않기. 적절한 시간에 관리자에게 물어본다면 양쪽 다 불만을 줄일 수 있다.

싶은 문제가 있다면 시간이 나는지 확인한다. "잠깐 의논할 시간이 있으신가요?" 나 "이야기를 나눌 시간이 있으세요? 몇 가지 묻고 싶은 질문이 있습니다"라고 묻는다. 마지막으로 바쁜 와중에 관리자를 반복해서 방해하기보다 한번에 물어볼 수 있도록 모아서 질문하는 것도 좋은 방법이다. 그러면 관리자도 여러분이 효과적인 전문적인 의사소통 업무를 고려하고 있다는 것을 알 수 있다.

주도적 되기

일을 할 때는 항상 눈과 귀를 열고 있어야 한다. 더 효과적이거나 효율적으로 임무를 완수할 수 있는 방법을 발견했다면, 적절하게 관리자에게 알린다. 관리자도 여러분의 성실함을 인식하고, 여러분이 최상의 환자 치료를 제공하고 업무의 효용을 위해 열심히 일하고 있음을 인정할 것이다.

HIPAA(건강 보험 양도 및 책임에 관한 법안)와 환자의 개인정보보호

HIPAA(건강 보험 양도 및 책임에 관한 법안)은 1996년 미 의회에서 제정된 법률이다. HIPAA는 보건직에 종사하는 모든 사람에게 영향을 미치므로 이 법률을 반드시 준수해야 한다.

HIPAA는 처음에 미국의 근로자들이 직업을 바꿀 때 건강보험 보장을 거부당하지 않도록 제정되었다. 법률의 고안자는 근로자의 의료보험 혜택이 법률 용어인 양도(portability)가 가리키는 것처럼 이동이 가능하도록(portable) 보장되기를 원했다. 즉, 근로자는 직업을 바꿀 때 자신의 건강보험이 직업 간에 또는 새로운 직업을 시작할 때 중단되지 않는다는 것을 확신할 수 있다. 이 법의 첫 번째 부분은 I장: 건강보험 개혁(Health Insurance Reform)이라고 부르게 되었다.

HIPAA의 두 번째 부분은 II장: 행정 간소화(Administrative Simplification)로, 보건의료전문가로서 여러분에게 가장 직접적인 영향을 미치는 법률 조항이다. 이 법은 기밀유지 환자 자료와 건강정보의 보호와 유지, 이용, 전자식 이동에 관한 엄격한 필요조건을 포함한다.

환자의 건강정보의 보호를 보장함으로써 여러분이 근무하는 의료 조직은 이 방법의 일부 —HIPAA 개인정보보호 규칙으로도 알려진 HIPAA 개인적으로 식별가능한 건강정보의 비밀보장을 위한 기준(*The HIPAA Standards for Privacy of Individually Identifiable Health Information*)— 에 의해 환자의 권리를 보호해야 한다고 규정된다. HIPAA **개인정보보호 규칙(HIPAA Privacy Rule)**에 따라 의료조직은

- 의료서비스에 적합한 적절한 개인정보보호 정책과 절차를 가져야 한다.
- 환자에게 개인정보보호의 권리와 그들의 사적인 건강정보가 어떻게 이용되거나 공개될 수 있는지 알려주어야 한다.
- 모든 고용인은 개인정보보호 정책과 절차를 이해하는 훈련을 받아야 한다.
- 개인정보보호 정책과 절차의 시행을 확인하는 업무를 담당하는 개인정보보호 담당자를 임명해야 한다.
- 환자의 기록을 보호해야 한다.

HIPAA가 제정될 때 이미 법률이 존재했던 주정부도 있었다. 이 법은 환자의 개인정보보호의 엄중함이나 엄격함의 면에서 연방법과 달랐다. 그러나 연방법에 따르면 어떤 경우든 개인정보보호 규정은 더 엄격하거나 더 엄중한 법률이 적용되어야 한다. 의료조직은 어느 쪽이든 더 엄격한 주정부법이나 연방법을 따르는 적절한 정책과 절차를 갖고 있어야 한다.

의료조직은 모든 환자에게 환자의 의료정보가 공개되는 정책과 절차를 상술하는 **개인정보 관리관행에 대한 공지(Notice of Privacy Practices)**를 제공해야 한다. 의료조직은 또 환자가 **개인정보보호 관행 통지 수령확인서(Acknowledgement of Receipt of Notice of Privacy Practices)**라는 개별 문서에 서명하도록 성실한 노력을 기울여야 하고, 환자가 이 확인서에 서명을 했든 하지 않았든 환자의 의료기록에 문서로 남겨야 한다.

보건의료전문가로서 여러분은 조직의 개인정보보호 관행을 이해하고 이용할 책임이 있다. 또 환자의 개인건강정보의 기밀성을 보호할 책임이 있다.

다음 목록 중에서 극히 일부만 제외하고, 정보의 이용과 개방은 **치료와 지급, 의료서비스 운영(TOP)**을 위해서만 허가된다. 특히 TPO는 다음과 같다:

- 치료(Treatment) — 이것은 환자의 치료를 목적으로 하는 환자 진료에 대한 다른 의료전문가의 자문이나 토론을 포함한다.
- 지급(Payment) — 이것으로 의료조직은 환자 대신 의료보험과 보험회사에 청구

와 징수 요구를 제출할 수 있다.

- 운영(Operations) — 이것은 인증, 고용인 훈련, 품질관리 같은 활동을 포함한다.

이 규칙의 유일한 예외는 다음과 같다:

- 법원 명령 — 법원이 형사나 민사 소송을 위해 환자의 건강정보에 대한 소환장을 발부할 때
- 근로자 보상 소송 — 근로자 보상관리위원회가 주정부 대신 보험청구를 처리할 때
- 법정 보고 — 주정부 보건이나 복지서비스과가 전염병에서 일반 인구를 지키기 위해서 이 정보가 필요할 때; 그러나 주정부법은 개별 질환이나 환자의 이름의 보고 조항은 모두 다르다.
- 연구 — 의사나 의학 연구자가 치료를 향상시키기 위해 임상연구를 수행할 때; 그러나 이 연구에 기반한 어떤 보고에도 환자의 이름은 확인되지 않는다.

치료와 지급, 의료서비스 운영(TOP)을 제외하고 여러분은 항상 일하면서 환자의 개인정보를 항상 보호해야 한다. 이 정보는 환자의 의료 기록에서 치료에 관한 모든 사항과 다음의 보호된 건강정보도 포함한다.

- 환자 성명
- 주소(나라와 주, 시, 거리 주소와 우편번호 포함)
- 친척과 고용자 성명
- 생년월일
- 전화번호(자택, 휴대전화, 직장)
- 팩스번호
- 이메일 주소(개인 이메일과 직장 이메일)
- 사회보장번호
- 병록기록번호
- 의료보험 수익자 정보(이름과 번호 포함)
- 계좌번호
- 증명서나 자격증 번호
- 차량이나 다른 장치의 연번호나 번호판 번호
- 웹사이트 주소
- 지문이나 성문
- 사진

여러분은 의료조직의 개인정보보호 관행을 이해하고, 동료와 환자, 가족, 친구와 매일의 상호작용에 대한 경계를 게을리 하지 않아야 한다. 요컨대;

1.

1. 환자의 치료나 치료서비스의 지급, 의료서비스 운영(TOP)과 직접 관계가 없다면, 환자의 개인정보를 다른 동료와 절대 말하지 않는다;
2. 한 환자의 정보를 다른 환자에게 절대 공개하지 않는다;
3. 친구에게 환자의 개인건강정보를 절대 말하지 않는다.

또 우연히 또는 무심코 환자의 건강정보를 공개하지 않도록 항상 주의해야 한다. 예를 들어, 방문이나 치료에 관한 정보에 대한 이야기 때문에 자비스 부인이라는 환자의 집에 전화를 하기 위해서 그 부인의 음성우편을 얻었다고 가정해보자. 이 경우 음성 메시지를 들을 수 있는 다른 누군가에게 무심코 환자의 정보가 공개되지 않도록 주의해야 한다. 의료조직의 개인정보보호 정책에 반하지 않는다면, "여기는 자비스 부인의 주치의 사무실입니다. 617-555-1212로 연락주세요"라고 말하는 것이 가장 좋다.

경계를 게을리하지 않는 다른 방법은 누군가와 환자의 정보를 이야기해야 할 때 가청 범위 안에 누가 있는지 확인하기, 컴퓨터에서 환자 정보에 관한 접속을 끝냈을 때 프로그램 소프트웨어에서 완전히 로그아웃하기, 다른 의료팀에 의해 필요가 없게 되었을 때 환자 정보를 포함하는 문서는 적절하게 파일로 만들어서 치우기 등이 있다.

복습 질문

객관적 질문

1. 단호함은 환자를 다룰 때만 중요한 자질이고 동료에게는 중요하지 않다. (참/거짓?)
2. 적절한 자기노출은 환자에게 환자의 건강 상태를 상기시키는 경험을 모두 이야기하는 것이다. (참/거짓?)
3. 다른 사람에게 그것이 그들이 지각하는 진짜 당신이고, 자신의 일을 건성으로 하는 것이 아니라 진짜 관심을 갖고 행하는 것을 ____________(이)라고 부른다.
4. 혈압 모니터를 사용하는 도중 작동이 중단되었다면, 고장 낸 사람이라고 의심받지 않기 위해서 꺼낸 상자 안에 다시 넣고 아무에게도 말하지 않는다. (참/거짓?)
5. 유명한 대중가수 같은 유명인이 근무하는 병원의 내과 병동에 입원했다. 친한 친구가 이 가수의 열렬한 팬이다. 친구를 만날 때 말해줄만한 좋은 이야기 거리를 찾기 위해 병원 컴퓨터 시스템에서 그 가수의 의료 기록을 찾아보려고 한다. 친구가 말하지 않겠다고 약속한다면 이 정도는 괜찮다. (참/거짓?)

6. HIPAA는 _______________을(를) 나타낸다.
7. 화가 난 환자가 여러분의 만족스럽지 못한 진료에 대해 모든 스텝을 비난한다면, 여러분은 동료를 옹호하고 환자가 얼마나 잘못했는지를 알려주어야 한다. (참/거짓?)
8. "참으세요. 모두가 하는 일이에요"라고 말하는 것은 불안한 환자를 다루는 효과적인 방법이 아니다. (참/거짓?)
9. 환자가 만족스럽지 못한 진료를 받았음을 알았다면, 다른 고용인에게 어떤 일이 일어날지 상관하지 말고 관리자에게 즉시 알린다. (참/거짓?)
10. 흡연은 불결하고 위험한 습관이기 때문에 환자가 다시 담배를 피는 것은 개인적으로 승인할 수 없다고 말하는 것은 효과적인 치료적 의사소통이다. (참/거짓?)

간단한 질의 응답

1. 단호한 스타일과 공격적 스타일의 의사소통의 차이점을 간단히 설명하라.
2. 보건의료전문가가 야기하는 세 개의 치료적 의사소통 방해요인을 목록으로 만들고, 중요한 이유를 설명하라. 그런 방해요인이 일어나는 임상 상황을 묘사하고 어떻게 해결할지 설명하라.
3. 환자가 야기하는 세 개의 치료적 의사소통 방해요인을 목록으로 만들고, 중요한지 이유를 설명하라. 그런 방해요인이 일어나는 임상 상황을 묘사하고 어떻게 해결할지 설명하라.
4. 환자에게 쉽게 확신을 주는 것이 좋은 의사소통 수단이 되지 못하는 이유를 간단하게 설명하라.

임상적 응용

1. 흉부 엑스선 촬영을 하러 온 67세의 폐기종 환자가 화가 나 있다. 그는 지난주에 다른 의사의 진료실에서 흉부 엑스레이를 찍었으므로 지금쯤 진료실에 그 엑스레이 사진이 있어야 한다. 그는 불쾌한 목소리로 "여기 있는 모든 사람이 무능하다"고 말한다. 그리고 불편해서 화가 나 있다. 그는 여러분과 일하는 사람들이 엑스선 촬영을 통해서 자신이 얼마나 많은 방사능을 쬐는지 신경도 쓰지 않는다고 불평한다. 이 환자가 30년의 흡연 때문에 폐암을 얻지 않았다면 아마도 이 엑스선 촬영 때문에 폐암이 생겼을 것이다. 화가 난 환자를 다루는 적절한 방법을 간단히 묘사하라.
2. 17세 남학생이 비뇨기과 의사에게 후속 진료를 받으려고 왔다. 남학생은 고환암을 배제하기 위해 받은 검사의 결과를 들을 것이다. 남학생은 불안이 엄습해 있고, 대화를 시도하면 눈물이 터질 것만 같다. 이 불안한 환자를 다루는 적절

한 방법을 간단히 묘사하라.

참고 문헌

1. Arford PH. Nurse-Physician Communication: An Organizational Accountability. *Nurs Econ*. 2005;23(2):72-77, 55. Retrieved April 2010 from Health Module database.
2. Batcheller J. Maximize your impact with leadership domains. *Nurs Manage*. 2007;38(8):52-53. Retrieved April 2010 from Research Library Core database.
3. Erlen JA, Jones M The patient no one liked. *Orthop Nurs*. 1999;18(4):76-79. Retrieved April 2010 from Health Module database.
4. Erlen JA. When the family asks, 'what happened?'. *Orthop Nurs*. 2000;19(6): 68-71. Retrieved November 23, 2008 from Health Module database.
5. Fallowfield L, Jenkins V. Communicating sad, bad, and difficult news in medicine. *Lancet*. 2004;363(9405):312-319. Retrieved April 2010 from Research Library Core database.
6. Faulkner A. ABC of palliative care: Communication with patients, families, and other professionals. *BMJ*. 1998;316(7125):130-132. Retrieved April 2010 from Health Module database.
7. Fix your professional image-stat! *RN*. 2007;70(12):25. Retrieved April 2010 from Research Library Core database.
8. Fuimano J. Let's target and achieve standards of excellence. *Nurs Manage*. 2004;35(3):10-11. Retrieved November 7, 2008 from Research Library Core database.
9. Garman AN, Fitz KD, Fraser MM. Communication and Relationship Management. *J Healthc Manag*. 2006;51(5):291-294. Retrieved April 2010 from Business Module database.
10. Mannahan CA. One unit's journey from hostility to respect. *Nurs Manage*. 2007;38(11):8-9. Retrieved November 7, 2008 from Research Library Core database.
11. Moss MS, Moss SZ, Rubinstein RL, Black HK. The metaphor of "family" in staff communication about dying and death. *J Gerontol B Psychol Sci SocSci*. 2003;58B(5):S290-296. Retrieved April 2010 from Research Library Core database.
12. Newby C. *HIPAA for Allied Health Careers*. New York: McGraw-Hill; 2009.
13. Roberts L, Bucksey SJ. Communicating With Patients: What Happens in Practice? *Phys Ther*. 2007;87(5):586-594. Retrieved April 2010 from Health Module database.
14. Saying what"s on your mind...tactfully. *Work & Family Life*. 2008;22(4):6. Retrieved May 2010 from General Interest Module database.
15. Simms C. Stopping the word war. *Nurs Manage*. 2000;31(9):65?-71. Retrieved April 2010 from Research Library Core database.

16. Truemper CM. Using scoring rubrics to facilitate assessment and evaluation of graduate-level nursing students. *J Nurs Educ*. 2004;43(12):562-564. Retrieved April 2010 from Education Module database.
17. Whitaker C. Dealing with difficult behavior. *Nursing*. 2000;30(6):82-83. Retrieved April 2010 from Health Module database.

5

상담 기술
(INTERVIEWING TECHNIQUES)

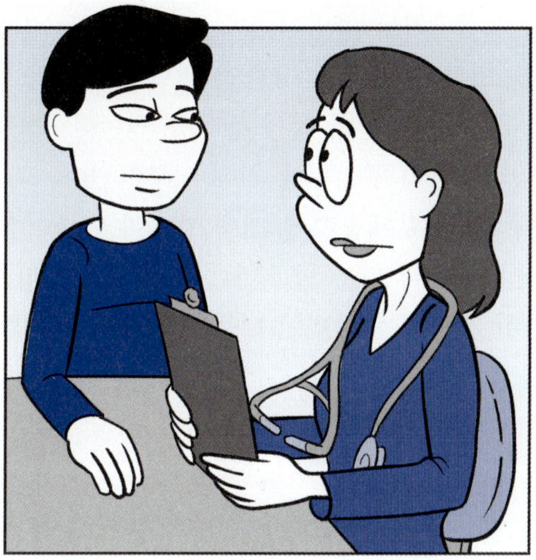

학습목표

- 건강을 관리하는 의료전문가와 환자 간 서로 다른 관계에 대해 이해하고자 한다.
- 보건의료전문가가 상담하는 동안 환자를 배려하는 방법에 대해 알아본다.
- 누가 주어진 환자에게 의학적 정보를 제공하기 위해 상담을 해야 하는지 결정한다.
- 환자 본인이 직접 상담하는 경우와 전화를 통해 상담하는 경우 차이점에 대해 설명하고자 한다.
- 폐쇄형 질문과 개방형 질문, 간접적인 질문 간의 차이를 구별하고자 한다.
- 건강을 관리하는 의료전문가를 중심으로 한 상담과 환자를 중심으로 한 상담을 비교하고 대조하고자 한다.
- 환자를 상담하는 지침을 이해하고 실행하고자 한다.
- 최고의 불편사항을 정확히 찾아내는 기술을 발전시키고자 한다.
- 환자를 상담하는데 있어서 법적인 제한점과 윤리적인 항목을 설명하고자 한다.

의학적 치료방법의 가장 중요하고 기본이 되는 단계는 환자 상담이다. 환자의 상태를 적절하게 진단하고 적절한 치료 계획을 발전시키기 위해 보건의료전문가는 환자로부터 철저하고 정확한 병력을 알아낼 필요가 있다.

의학적 상담은 세 가지 중요한 역할을 한다:

- 정보수집

- 관계형성
- 환자교육

이러한 기능은 상담을 하는 동안 일정범위 안에서 일어난다. 그들 중 첫째는 직접 방문 상담하는 경우 더 유리하게 일어난다. 그러나 세 가지 기능 모두 필수적이고 서로에 대해 의존적으로 일어난다. 정보를 잘 모으고 관계를 잘 형성하기 위한 전략들은 이번 장에서 소개하고자 한다. 환자에게 의학적인 정보를 제공하는 전략은 7장 '환자 교육'에서 논의하겠다.

환자 상담에는 일반적으로 두 가지 방법이 있다. 일차 의료 제공자만 접근하는 방법과 의료팀이 접근하는 방법이 있다. 첫째는 의료인이 직접 환자를 상담하는 방법이다. 이러한 경우에 환자는 그들의 의학적 병력을 한번 질문받는다. 의료팀이 상담하는 경우에 환자는 한번 이상 질문을 받는다. 첫 번째 질문은 간호사나 보조 의료진과 같은 의료팀의 구성원에 의해 이루어진다. 그 이후에 내과의사나 의사보조, 간호사와 같은 의료 제공자에 의해 상담이 이루어진다. 일반적으로 두 번째 상담은 주요 불편사항이나 다른 중요한 정보에 집중된다. 비록 시간이 조금 더 걸릴지라도 의료팀이 접근하는 방법이 더욱 철저하고 완벽한 의학적 기록을 남길 수 있다. 다음은 보건의료전문가가 환자 상담을 수행하는데 있어 적용할 수 있다.

기술이 좋은 의료인은 환자 상담에 초점을 맞추고 이끄는 데 능숙하다. 의료인으로서 당신은 본인과 환자 사이의 의사 소통법을 알아야 한다. 이러한 상담은 특별방문을 통해 이루어지는 보건의료전문가와 환자 간의 첫 번째 만남이다. 그러므로 상담은 의료인과 환자간의 관계형성, 즉 환자의 건강에 대한 공통의 관심사에 기본을 둔 관계형성에 중요한 역할을 한다.

의료인과 환자 간의 관계는 종종 동등하지 않은 관계이다. 의료전문가들은 실전에서의 그들 분야에 대한 상당한 지식을 가지고 있으며 환자는 그러한 전문지식에 의존적이다. 그러므로 당신은 가능한 한 이러한 관계를 동등하게 하는 것이 유리하다. 당신은 자신감 있는 태도와 전문지식, 신뢰와 비밀을 유지하면서 의사소통하여야 한다. 최적의 상황은 환자가 잠재적으로 민감한 주제에 대해 진솔하게 위험에 대해 충분히 편안함을 느끼게 하는 것이다. 환자로 하여금 걱정거리를 표현하는데 있어서 더 쉽게 할 수 있다. 얼굴에서 나타나는 친절함, 정직함, 진실된 태도, 그리고 공감은 환자의 걱정과 무력함을 줄일 수 있다.

상담받는 사람(The Interviewee)

환자는 일반적으로 의학적 정보를 제공하는 주요 정보원이다. 이러한 이유로 의료인은 환자를 직접적으로 상담한다. 그러나 환자가 그들의 병력을 직접적으로 제공하지 못하는 경우도 있다. 중한 환자나 의식이 없는 환자, 또는 정신적으로 온전치 못한 환자, 매우 어린 환자의 경우는 효과적으로 의사소통하기 어렵다. 이러한 경우에는 의학적 병력을 제공해 줄 다른 사람이 필요하다. 어린아이를 가진 부모나, 질병이 있거나 정신이 온전치 않은 부모를 가진 성인 자녀, 배우자나 다른 중요한 가족들이 지금 인터뷰를 받는 사람이 될 수 있다. 마지막으로 의료전문가 구성원들과 의학적 기록들은 문제가 있는 환자를 고려한 정확한 의학적 지식의 특별한 원천이 된다.

여러 가지 이유로 가족 상담은 더 자세한 논의를 할 수 있게 해준다:

- 가족구성원들은 종종 부모님을 모시고 병원을 방문해 중요한 역할을 할 수 있다.
- 가족들이 건강문제와 질병을 일으키는 주원인이 되기도 한다.
- 가족들은 환자의 건강과 질병에 가장 큰 영향력을 미치기도 하며, 건강에 대한 신념과 행동(예: 식이, 운동, 흡연, 알코올 섭취나 약물 남용)은 가족 내에서 발전시키기도 하고 유지되기도 한다.

가족 구성원들은 종종 의사의 진료실이나 응급실, 또는 상담실에 환자를 모시고 온다. 비록 일부 가족들은 대기실에서 기다리기도 하지만 많은 가족들은 진료실에 함께 온다. 환자의 나이가 13세보다 어리거나 노인의 경우 가장 빈번하다. 더 아픈 환자의 경우 상담 시 더욱 가족들을 동반하기를 원한다. 흥미롭게도 다른 가족들과 함께 방문하는 경우 혼자 방문하는 경우보다 조금 더 오래 상담이 진행된다.

상담 시 다른 가족 구성원들의 존재는 의학적 상담을 할 때 많은 장점들이 있다. 예를 들어 상담은 더욱 효율적으로 진행되며 비용 절감의 효과도 있다. 왜냐하면 가족 구성원들은 환자의 건강문제에 대한 중요한 정보를 제공할 수 있기 때문이다. 더더욱 가족 구성원들은 다음과 같은 도움을 줄 수 있다:

- 환자의 고민을 보건의료전문가에게 의사소통하는 것을 도와준다.
- 환자의 문제에 대한 의료인의 이해를 도와준다.
- 진단과 치료방법에 대한 환자의 이해를 쉽게 해준다.
- 환자가 의학적 정보와 권고사항들을 잘 기억하도록 도와준다.
- 환자에 대한 걱정거리를 표현해준다.
- 환자의 의사결정을 도와준다.

이러한 각각의 기능들은 의사소통을 더욱 잘 할 수 있도록 하며, 의료인과 환자 사이의 이해를 더욱 잘 할 수 있게 해준다.

환경(The Setting)

보건의료전문인과 환자간의 상담은 병원이나 클리닉, 또는 의사 진료실에서 얼굴을 마주보고 진행되기도 한다. 또한 환자 상담이 전화로 이루어지기도 한다. 이러한 다른 상황은 상담을 진행하는 방법에 큰 영향을 미친다. 환자가 병원에 도착하여 의사에게 오는 경우, 환자를 잘 안내하여 사적이고 편안한 장소 즉 진료실로 안내되어야 한다. 이러한 경우에 환자는 비밀성이 유지되어야 한다. 얼굴을 마주보고 상담하는 경우, 환자가 보여주는 말이 아닌 행동(2장에서 논의한 내용)들을 잘 관찰하여야 한다. 자세나 눈을 맞추려는 의지 그리고 신체적, 정신적 고통들은 환자를 가까이에서 관찰 시 알 수 있다. 이러한 관찰들은 환자를 진단하고 치료계획을 세우는데 도움이 될 수 있으므로 환자 차트에 기록하여야 한다.

전화로 상담하는 경우, 보건의료전문인은 환자와 상담자가 얼굴을 보는 대신에 등을 맞대고 있다고 생각하는 것도 도움이 된다. 이러한 경우는 보건의료전문인이 환자의 얼굴 표정을 볼 수 없어 환자와 눈을 맞출 수 없어 다른 눈으로 보이는 제스처와 같은 반응들을 알 수 없다. 대신에 환자의 상태나 자세를 이해할 수 있는 목소리 톤이나 말하는 속도, 단어선택을 통해 환자상담이 이루어진다. 이러한 것들을 바탕으로 환자도 또한 상담에 대한 결론을 이끌 수 있다는 것을 알아야 한다. 상담과 치료는 어떤 종류의 오해도 일어나지 않아야 한다. 차갑게 대하거나 냉담하거나 지나치게 형식적인 전화 목소리는 환자로 하여금 변명을 하거나 의료진을 귀찮게 한다고 느낄 수 있다. 온화하고 환영하는 전화 목소리는 환자로 하여금 상담과정이 더욱 쉽고 편안함을 느낄 수 있게 해준다.

마지막으로 의료인이 말하는 데 집중하고, 주의 깊게 발음하며, 그들의 단어가 환자가 이해하기 쉬운 언어를 사용할 때 더욱 순조롭게 진행된다. 만약 그들이 다음과 같은 말들을 반복하여 질문하거나 말할 때 환자들은 실망하게 될 것이다.

"뭐라고요?" 또는
"다시 말해주시겠어요?" 또는
"이해가 잘 안되네요."

질문지의 유형들(Types of Questions)

보건의료전문가는 환자를 상담하는 질문지는 두 가지 형태가 있다. 폐쇄형 질문지와 개방형 질문지가 있다. 폐쇄형 질문지는 짧은 대답을 유도하게 만들어졌으며 단순히 예, 또는 아니오와 같은 곳에 초점을 맞추고 있다. 이러한 질문지들은 환자로부터 정보를 얻는데 한계가 있다. 그러나 환자의 병력을 조사하는 의료 양식 질문지는 표 5-1과 같은 형식으로 주로 이루어진다.

"류마티즘 열로 아픈 적이 있나요?"
"황달 혹은 간염을 앓은 적이 있나요?"
"흡연을 하신가요?"

폐쇄형 질문의 다른 예로 의료전문가는 상담 중에 환자에게 다음과 같이 질문할 수 있다.

"지시대로 약을 복용하고 있나요?"
"지금 기분이 많이 나쁘신가요?
"어디를 다치셨나요?"
"오늘 아침에 열이 있었나요?"

별지 번호:

의무기록	병력 보고서	검사일

주의: 이 정보는 공용의 진료 극비 사항이므로 인가받지 않은 사람에게 공개되지 않습니다.

1. 부모 성명			2. 주민등록번호	3. 학년
4a. 자택 주소			5. 검사기관	
4b. 시	4c. 도	4d. 우편번호		
6. 검사목적				

7. 부모의 현재 건강 상태와 현재 받고 있는 약물치료(필요하다면 별도의 페이지를 사용해도 좋다)

a. 부모의 건강		b. 현재 약물치료	정기적 또는 간헐적
c. 알레르기(벌레 물림/쏘임 그리고 일반 음식 포함)			
		d. 신장	e. 체중
8. 부모의 직업		9. 해당되는 곳에 표시한다. ☐ 오른손잡이 ☐ 왼손잡이	

10. 과거/현재 병력

각 항목에 표시	예	아니오	모르겠다	각 항목에 표시	예	아니오	모르겠다	각 항목에 표시	예	아니오	모르겠다
결핵에 걸린 사람과 가까운 접촉				숨 가쁨				뼈, 관절, 기타 기형			
				가슴의 통증, 뻐근함				손가락이나 발가락 손실			
결핵, 양성 결핵검사				만성기침				어깨나 팔꿈치 통증, "경직"			
가래나 기침할 때 피				심계항진증, 빈맥							
				심장질환				재발성 요통, 허리부상			
손상이나 치과 치료 후 과도한 출혈				고혈압, 저혈압							
				다리경련				"경직성", 잠긴(자물쇠) 무릎			
자살 기도, 계획				잦은 소화불량				발 질환			
몽유병				위장 장애				신경 손상			
교정렌즈 착용				담낭질환, 담석				마비(소아마비 포함)			
시력교정을 위한 눈 수술								간질, 발작			
한쪽 눈의 시력 저하				황달, 간염				자동차, 기차, 배, 비행기 멀미			
보청기 착용				골절				잦은 수면장애			
말더듬				약물 부작용				우울증, 과도한 걱정			
보호대, 허리보호대 착용				피부병				건망증, 기억상실			
성홍열				종양, 낭종, 암				신경 질환			
류마티스성 열				탈장				무의식 기간			
관절 종창, 통증				치질, 직장질환				당뇨나, 암, 뇌졸중, 심장질환 병력의 부모/형제자매			
잦은 두통, 심한 두통				빈뇨, 동통성 배뇨							
현기증, 실신				12살 이후 야뇨증				X선이나 다른 방사선 치료			
안과 질환				신장결석, 혈뇨				화학요법			
난청				요당, 단백뇨				석면이나 독성 화학물질 노출			
재발성 이염				성매개성 질환							
만성 감기, 잦은 감기				최근의 체중 감소나 증가				뼈 속에 판이나 핀, 막대			
심한 치아, 잇몸질환				식이장애(거식증, 폭식증 등)				쉽게 피로감을 느낀다.			
부비강염(축농증)								알코올 때문에 술을 끊으라는 말을 듣거나 비난을 받는다.			
건초열, 알레르기성 비염				관절염, 류머티즘, 점액낭염							
머리 부상								불법 물질 사용			
천식				갑상성 질환, 갑상선종				흡연자			

NSN 7540-00-181-8638
이전 판본 사용불가능

표준서식 93(REV.6/96)(EG)
ICMB/GAS 규정
FIRMR(41 CFR) 201-9-202-1
Perform Pro, WHS/DIOR, Apr 97을 이용한 디자인

그림 5-1 구체적인 병력 조사 설문지.

11. 여성만 작성한다.

각 항목에 표시	예	아니오	모르겠다	마지막 월경일	마지막 자궁 경부 세포진 검사일	마지막 유방X선 촬영일
여성질환 치료						
월경상태 변화						

각 항목에 표시한다. "예"라면 오른쪽 빈칸에 자세히 설명한다. 항목 번호별로 설명을 열거한다.

항목	예	아니오	
12. 다음의 이유 때문에 고용이 거부되거나 직업을 지속하거나 학교를 그만 둔 적이 있다:			
a. 화학물질, 먼지, 햇빛 민감성			
b. 특정한 운동을 수행할 수 없음			
c. 특정한 직위를 맡을 수 없음			
d. 기타 의료적 이유(있다면 이유를 설명한다.)			
13. 정신질환 때문에 치료를 받은 적이 있는가? (있다면 언제인지와 장소를 상술하고, 세부사항을 설명한다.)			
14. 생명보험이 거부된 적이 있는가? (있다면 이유를 말하고 세부사항을 설명한다.)			
15. 수술을 권유받은 적이 있는가? (있다면 설명하고 그 때의 나이를 적는다.)			
16. 병원에 입원한 적이 있는가? (있다면 언제인지와 장소, 이유, 의사 성명, 병원의 주소를 적는다.)			
17. 경미한 질병 이외의 이유 때문에 진료소나 의사, 치료자의 진찰이나 치료를 받은 적이 있는가? (있다면 언제인지 그리고 의사나 병원, 진료소의 주소를 적고 상술한다.)			
18. 신체나 정신, 기타 이유 때문에 군대에서 거부된 적이 있는가? (있다면 거부 날짜와 이유를 적는다.)			
19. 신체나 정신, 기타 이유 때문에 군대에서 제대한 적이 있는가? (있다면 제대 날짜, 이유, 유형을 적는다: 명예, 불명예, 부적절, 부적합)			
20. 기존의 장애 때문에 연금이나 보상을 받았거나, 심리 중이거나, 신청한 적이 있는가? (있다면 종류와 수여자, 액수, 언제와 이유를 적는다.)			
21. 경미한 교통위반 외에 체포되거나 유죄판결을 받은 적이 있는가? (있다면 세부사항을 적는다.)			
22. 학습장애를 진단받는 적이 있는가? (있다면 유형과 장소, 진단 방법을 적는다.)			

23. 지금까지 받은 예방접종을 모두 적는다.

나는 나에게 제공된 전술한 정보를 모두 검토했고, 내가 아는 한 모두 사실임을 증명한다. 나는 위에 언급된 의사나 병원, 진료소에게 이 고용이나 서비스에 대한 나의 신청을 처리할 목적으로 나의 의무기록의 사본을 정부에게 제공할 권한을 위임한다. 나는 정부 양식에서 허위 진술은 벌금형이나 징역형에 처해질 수 있음을 알고 있다.

24a. 피검자 성명	24b. 서명	24c. 날짜

주의: 의사나 간호사에게 전달한다. 우편으로 보내는 경우 봉투에 "의료담당자 친전"이라고 표시한다.

25. 모든 해당사항에 대한 의사의 요약이나 구체적 진술(의사는 7~11번 문항에 긍정적으로 답한다. 의사는 면접을 통해서 중요하다고 생각되는 추가의 병력을 밝힐 수 있고 중대한 조사결과는 여기에 기록한다.)

26a. 의사나 검사자의 성명	26b. 서명	26c. 날짜

표준서식 93(REV.6–96)(EG) **뒷면**

그림 5-1 구체적인 병력 조사 설문지. (계속)

"지난 3년간 고혈압이 있다고 말씀하셨는데 맞나요?"
"목요일에 초음파 검사할 수 있나요?"

폐쇄형 질문지는 환자에 대한 많은 양의 객관적인 정보를 빨리 제공해준다. 의료전문가는 환자와의 상담시간이 15분 정도 주어질 때 이러한 질문들은 가장 효율적인 의사소통의 도구가 될 수 있다.

반대로 현재 환자의 신체적, 감정적인 상태를 나타내는 객관적이고 주관적인 매우 중요한 정보들은 개방형 질문지를 통해서만이 얻을 수 있다. 이러한 질문들은 누가, 무엇을, 어디에서, 언제, 어떻게, 왜로 시작된다. 개방형 질문들은 단순히 답하기 어렵고 주어진 건강문제에 대해 더 많은 설명이 필요하다. 이러한 질문들은 치료과정의 의사소통을 도와주며, 환자와 의료전문가 사이의 관계형성에도 도움을 준다. 환자는 이러한 질문에 대해 답할 때 더 많은 설명을 해야 한다. 더더욱 의료전문가는 환자의 반응에 따라 다른 방법을 제시하기도 하고, 환자와 공감하기도 한다.

개방형 질문은 종종 어떻게, 무엇으로 시작하기도 한다. 이러한 질문의 예는 다음과 같다.

"직장에서 당신의 스트레스 정도는 어떤가요?"
"새로운 약이 당신의 수면에 어떤 영향을 미쳤나요?"
"이번 통증은 어떤 느낌인가요?"
"의사가 이번 약물치료에 대해 뭐라고 말했나요?"

개방형 응답은 또한 도움이 된다.

"이번 일이 발생했을 당시를 말해보세요."
"예를 들어 보세요."

왜로 시작하는 질문은 조심스럽게 사용되어야 한다.

"너는 약을 먹는게 어떻겠니?"
"왜 그런 일을 한거니?"

환자의 동기부여가 복잡할 때는 왜라는 질문에 대한 진실된 답은 없다. 게다가 이러한 질문들은 반발을 일으킬 수 있다. 환자가 그들 스스로를 보호해야 한다고 느낀다면 이것은 더더욱 의사소통을 막고 의료인과 환자 사이의 관계를 손상시킬 수 있다.

반면에 "왜"라는 질문이 유용한 경우도 있다. 예를 들어 함께 협력하여 올바른 결정해야 할 때 의료전문가는 환자의 동기부여가 되는 것이 무엇인지 알아야 한다. 전의료 전문가는 어떤 요인이 치료법을 잘 실천하는데 영향을 미치는지 환자에게 물어야 한다. 다음의 질문들을 생각해 보자.

"왜 당신은 이 약을 복용하는 것에 대해 우려하고 있습니까?"
"당신은 이번 식이요법을 시작하는 것에 대해 왜 걱정하고 있습니까?"
"그것이 왜 그렇다고 생각하나요?"

이러한 상황에서 그 질문들은 환자가 주어진 주제에 대해 어떻게 느끼는지 의료인이 이해할 수 있도록 도와준다. 환자와 의료인 간의 더 나은 이해는 환자로 하여금 환자의 준수사항을 더 잘 지키고 향상된 건강상태를 가져올 것이다.

다음과 같은 내용의 질문이 있는 설문지의 사용과 발표는 피해야 한다.

"당신은 심장두근거림 증상이 없는데 그렇죠?"
"내가 보기에 당신은 호흡곤란이 있는 것 같네요."

이러한 형태의 질문이나 언급들은 환자로 하여금 그들이 인지하는 대로 대답하는 것이 바람직한 대답인 것으로 답하는 것을 자극하는 것이다. 만약 환자가 질문의 내용을 충분히 이해하지 못한다면, 그들은 의견이 다르다는 것을 표현하지 못하고 단순히 의료인의 의견에 따르도록 강요될 수 있다. 이러한 응답들은 사실 의학적 상담에 부정확하고 부정적인 영향을 미친다.

환자를 상담하는 동안에는 간접적인 언어 사용을 포함한 다른 기술이 사용되어야 한다. 개방형 질문에서의 이러한 유형의 언어사용은 의료인과 환자 사이의 관계와 치료상의 의사소통을 잘 하도록 도와준다. 그러한 용어사용의 부가적인 장점은 환자가 심문받는 것과 같은 느낌없이 환자로부터 정보를 얻을 수 있다는 것이다. 간접적인 언어사용의 예는 다음과 같다.

"지금 당신이 하고 있는 식이요법에 대해서 말해보세요."
"그것이 당신에게 조금 어렵지 않나요?"
"새로운 직장은 어떤지 말해보세요."
"나는 당신이 겪고 있는 두통 증상에 대해 조금 더 알고 싶네요."

부가적으로 "예, 아니요"로 대답하는 질문들은 구체적인 병력 조사 설문지에 포함되는 부분이다. 이러한 질문들은 다음과 같다.

"예전에 병원에 입원한 적이 있나요? (만약 그렇다면 언제, 어디서, 왜, 의사의 이름과 병원 주소를 적으시오.)"
"예전에 생명보험을 거절당한 적이 있나요? (만약 그렇다면 이유와 구체적인 내용을 적으시오.)"

마지막으로 모든 관련된 데이터는 병력 조사 보고서에 요약하고 구체화하여 기록이 된다. 그림 5-1의 25구역에 의료전문가는 상담을 통해 중요하다고 생각되는 추가적인 병력사항을 알아내기도 하고 다른 중요한 발견사항들을 이곳에 기록하기도 한다.

치과의원에서의 인간관계—성공적인 직원 간의 인간관계를 위한 출발점

- 서로가 맡은 업무에 대해 책임을 진다.
- 서로에 대해서 배려를 한다.
- 약속을 지킨다.
- 불만이나 문제점들은 적극적으로 풀어 나간다.

- 치과에서의 성공적인 인간관계는 올바른 업무의 수행, 원만한 커뮤니케이션 없이 생각할 수 없다.
- 항상 전체 속에서 자신의 역할을 생각하고 원활한 팀워크를 만들어 나가기 위해 노력한다.
- 지시를 받을 때에는 지시를 하는 내용의 핵심을 잘 파악하고 지시를 잘 수행하기 위해서 필요한 부분을 정확하게 인식하는 것이 필요하다.
- 불분명한 점은 확인하고 다시 핵심을 반복하면 지시 내용을 정확히 파악할 수 있다.
- 보고–듣는 사람의 입장에 서서 핵심적인 내용을 정확히 알려줘야 하는 것이 원칙.
- 보고를 하는 가장 큰 이유 – 그 다음 업무를 진행시켜 나가기 위한 것이다. 따라서 하나의 업무를 마치면 곧바로 지시한 사람에게 보고해야 한다.
- 따라서 정확하게 지시를 받고 또 실시한 업무를 곧바로 보고하여 원활한 커뮤니케이션을 만들어 나가도록 해야 한다.
- 스태프 미팅의 목적: 환자에 대한 직원 업무의 향상을 위한 의견의 교류.
- 주제는 일방적으로 주어지는 것이 아니라 바로 직원들의 다양한 제안 속에서 채택 되고 보다 절실하고 현실성 있는 주제부터 정해 나간다.
- 적극적인 마음가짐으로 미팅에 참가하고 다른 사람의 의견을 참고 하면서 더 나은 의견을 간결하게 제안하는 것이 중요하다.

치과 환자의 상담

- 환자의 대화 시 호칭을 부른다.
- 상담 시 적절한 비유를 많이 들어서 설명을 환자의 눈높이에 맞춘다.
- 치료는 가장 시급한 것부터 먼저 할 수 있도록 하라.
- 지금 치료 방법보다는 치료를 방치할 경우를 더 강조해서 설명한다.
- 환자가 정말 내 가족이라고 생각하고 진실된 마음으로 대화한다.
- 처음부터 끝까지 듣고 설명해 준다.
- 잘못 알고 있는 치과상식에 대해 너무 지나치게 훈계를 삼간다.
- 환자의 의사표시가 충분히 되도록 들어준다.
- 환자의 고통과 요구에 의해 함께 공감하며 들어준다.
- 성의 있고 친절하게 말하며 들어준다.
- 상대를 무시하거나 강요하는 언행을 삼가며 들어준다.
- 상대의 요구와 호소를 다시 확인 또는 언급하면서 대화한다.
- 가끔씩 상대방에게 말할 기회를 허락한다.
- 성의를 갖고 친절하게 대화를 나눈다.
- 웃는 얼굴로 밝고 상냥하게 대화를 진행한다.

- 말을 하는 것보다는 주로 듣도록 노력한다.
- 억압적인 말투보다는 동의를 구하여 상대의사를 존중한다.
- 치료나 치료과정에 필요한 풍부한 상식을 막힘없이 설명할 수 있어야 한다.
- 환자의 개인적 특성(연령, 신분, 경제력 등)을 존중한다.
- 신뢰도가 떨어졌을 때 상담은 실패한다.
- 어려운 표현을 썼을 때 상담은 실패한다.
- 환자의 욕구를 파악하지 못했을 때 상담은 실패한다.
- 선입견을 갖고 환자를 무시했을 때 상담은 실패한다.
- 논쟁하듯이 환자와 상담할 때 상담은 실패한다.
- 환자의 재정적인 문제를 파악하지 못했을 때 상담은 실패한다.
- 의료진은 진료비를 자신감 있게 얘기할 수 있어야 한다.
- 환자가 진료비를 지불할 때 만족하고 가야 불만이 없다.
- 진료비 결재는 명확하게 설명하고 영수증 등도 준비해 둔다.
- 진료비는 서면으로 기록하고 환자에게도 보여준다.
- 환자는 많은 비용을 지불하면 많은 서비스를 기대하므로 대화 시 각별히 주의한다.
- 일부 진료가 끝난 환자는 지속적으로 전화나 편지로 나머지 치아도 치료 받을 수 있도록 한다.
- 모든 진료가 다 끝난 환자도 정기검진 체크를 해야 한다.
- 전화상담 일지를 작성한다.

응급 환자 상담

- 예약환자의 양해를 구하고 응급처치를 먼저한다.
- 환자의 손상부위를 정확하게 관찰하고 기록한다.
- 환자의 의식 유무와 전신적 상태를 관찰하고 기록한다.
- 해당 진료기관에서 진료가 불가능한 경우는 응급처치 후 전문병원으로 이송 조치하고 환자의 현재 상태를 작성한 서류도 함께 보낸다.
- 응급처치가 끝나면 처치내용과 현재 상태, 그리고 치료계획에 대해 상세히 설명하고 동의를 구한다.

불평하는 환자 상담

- 환자의 불평내용을 선입견 없이 들어준다.
- 불평, 불만의 핵심내용을 파악하여 해결책을 모색한다.
- 불가능한 경우 성의 있게 설명과 납득을 시켜 불만을 줄인다.
- 내용 처리 후 예후를 관찰하고 기록한다.

- 환자의 불평에 자신의 일처럼 이해하고 관심을 가져 준다.
- 의료기관의 잘못이 인정되면 적극적으로 배상 및 처리를 주도해 나간다.
- 극한상황은 되도록 피하며 환자와 병원간의 자존심이 상하지 않도록 대화를 유도해 나간다.

어린이 환자 상담

- 어른보다 더 끈기 있고 세심한 배려가 필요하고 사랑으로 대한다.
- 거짓말을 하지 않고 치료에 대해서 사실대로 알기 쉽게 눈높이에 맞게 설명한다.
- 치료 중에는 과정을 설명해 주고 집중할 수 있도록 눈을 응시하거나 손을 잡아주어서 심리적 안정감을 준다.
- 어린이 환자는 끊임없이 격려해 준다.

노인 환자 상담

- 노인환자가 들을 수 있도록 크게 천천히 이야기하며 편안하게 유도한다.
- 설문지 작성 등 혼자할 수 없을 경우에는 친절히 도와 드린다.
- 다른 환자의 양해를 구하고 먼저 진료를 받을 수 있도록 배려한다.
- 나이가 많아서 안 된다든지, 시기가 지났다는 등의 말보다는 현상을 유지하는 것이 훨씬 안정적이라는 식의 긍정적인 말을 한다.
- 죽음을 연상시키는 말은 피한다.

전화 상담

- 항상 메모할 준비를 해 둔다.
- 벨이 3번 이상 울리기 전에 받도록 한다.
- 치과의원의 이름을 대고 자신을 소개한다.
- 상대를 확인한 후 용건은 메모하고 다시 한번 상대방에게 확인시킨다.
- 자신의 업무와 직접 관계가 없는 것이나 판단하기 어려운 것은 원장과 상의 후 결정한다.
- 통화가 끝나면 적절한 인사를 한다.
- 목소리는 정확한 발음으로 밝고 상냥하게 이야기한다.
- 언어는 이해하기 쉽고 바른 언어를 선택하여 사용한다.
- 용건을 간단명료하게 정리하여 6하 원칙에 따라 이야기한다.
- 대화가 끝나면 상대방이 수화기를 내려놓은 후 수화기를 조심스럽게 내려놓는다.
- “여보세요” 또는 “네”로 첫 인사를 하지 않는다.
- 수화기를 턱과 어깨에 걸치고 통화하지 말아야 한다.
- 내 전화만 잘 받으려 하지 않는다.

- 작은 목소리로 성의 없는 응대를 하지 않는다.
- 개인적인 일로 전화를 길게 하지 않는다.
- 메모 대신 기억력을 신뢰하지 않는다.
- 고객의 말을 끊거나 고객과 말다툼을 하지 않는다.
- 상대보다 먼저 전화를 끊지 않는다.

치과병력(Dental History) 상담

1. 현재 치아통증이나 구강에 불편한 부위가 있습니까?

① 예 ② 아니오

치과 진료기록부

환자 이름 :______________ 이름 및 학번 : ______________( )

II																
I																
	18	17	16	15	14	13	12	11	21	22	23	24	25	26	27	28

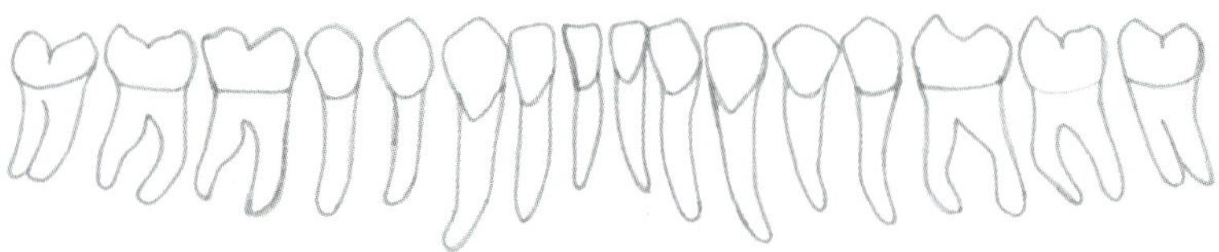

	18	17	16	15	14	13	12	11	21	22	23	24	25	26	27	28
I																
II																

평가일 I : 200 / /

Bleeding rate(출혈률)
= (%)

$\frac{(\quad)}{(\quad \times 2)} \times 100$

☐ Gen.(전반적)
☐ Loc.(국소적)

☐ Slt. (경도)
☐ Mod. (중등도)
☐ Hvy. (심함)

가장 심한 출혈부위 :

____

II																
I																
	48	47	46	45	44	43	42	41	31	32	33	34	35	36	37	38

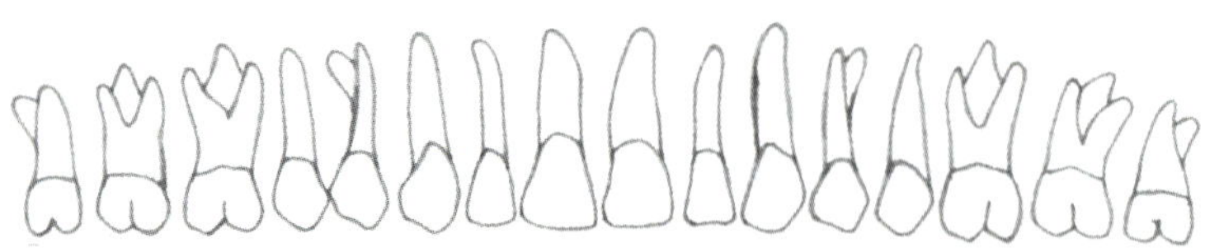

II	48	47	46	45	44	43	42	41	31	32	33	34	35	36	37	38
I																

평가일 II : 200 / /

Bleeding rate(출혈률)
= (%)

$\frac{(\quad)}{(\quad \times 2)} \times 100$

☐ Gen.(전반적)
☐ Loc.(국소적)

☐ Slt. (경도)
☐ Mod. (중등도)
☐ Hvy. (심함)

가장 심한 출혈부위 :

____

2. 최근 1년 안에 치과치료를 받은 적이 있습니까?
① 예 ② 아니오
3. 최근 1년 안에 스켈링을 받았습니까?
① 예 ② 아니오
4. 과거에 치주수술을 받은 적이 있습니까?
① 예 ② 아니오
5. 잇솔질은 언제하십니까?
① 아침 식사 전 ② 매 식후 ③ 취침 전
6. 잇솔질은 하루에 몇 번 하십니까?
① 하루에 1번 ②하루에 2번 ③ 하루에 3번 ④ 하루에 4번
7. 치솔의 교환시기를 알고 계십니까?
① 2~3주 ② 2~3개월 ③ 6개월
8. 구강보조용품인 치실을 사용한 적이 있습니까?
① 예 ② 아니오 ③ 이쑤시개 사용
9. 잇솔질, 치실질을 할 때 잇몸에서 피가 납니까?
① 예 ② 아니오
10. 담배를 피우십니까?
① 예 ② 아니오
11. 과거에 치과치료 중 불쾌한 기억이 있습니까?
① 예 ② 아니오

보건의료전문가 중심의 상담과 환자 중심의 상담

보건의료전문가와 환자 사이의 다음과 같은 상담을 생각해보자.

보건의료전문가: 오늘 무슨 일로 여기 오셨습니까?
환자: 가슴 통증이 있어서요.
보건의료전문가: 얼마나 심각하신가요? 언제부터 시작되었나요? 통증을 완화시키기 위해 어떻게 하셨나요?

이것은 보건의료전문가가 대화를 조절하는 전문가 중심의 상담의 예이다. 환자의 처음 불편사항에 반응하는 질문들의 흐름은 사실상 환자를 방해 할 수 있다. 처음 불편사항에 대한 환자를 방해하는 것은 중요한 불편사항에 필요치 않으며 환자로 하여금 환자가 그들의 걱정거리를 모두 표현하는 것을 방해할 수 있다.

다음의 상담은 이전의 상담대화와 비교해 보세요.

보건의료전문가: 오늘 무슨 일로 오셨습니까?
환자: 가슴에 통증이 있습니다.

병력 보고서

이름: ______________________ 날짜: ____________

주소: ______________________ 전화번호: ____________

연령: ______ 성별: ______ 결혼상태: ____________ 직업: ____________

1차 진료의: ______________________ 전화번호: ____________

증상: ____

병력: ____

활력징후

맥박: ________ 체온: ________ 호흡: ________ 혈압: ________

내진 소견: ____

검사: ____

진단: ____

치료: ____

비고: ____

그림 5-2 기본적인 병력 설문 형식.

보건의료전문가: 또 다른 사항은요?

환자: 잠자기가 어렵습니다.

보건의료전문가: 그 밖에 다른 불편사항이 있나요?

환자: 글쎄요. 직장문제 때문에 매우 걱정이 됩니다. 직장을 그만두게 될까봐 걱정입니다.

이것은 보건의료전문가가 상담을, 지속시키는 역할을 하는 환자 중심의 예이다. 상담의 시작에 그들의 걱정거리를 모두 드러내고 표현하도록 한다. 보건의료전문가는 환자가 그들의 이야기를 말할 수 있도록 하며, 개방형 질문들과 간접적인 언어사용과 특별한 폐쇄형 질문들을 사용하여 중요한 상세내용을 제공하도록 유도한다.

상담을 유지시켜 나가는 사람으로서의 역할은 보건의료전문가와 환자 사이의 그들의 상호작용을 시작으로 관계를 발전시키는데 도움을 준다. 예를 들어 보건의료전문가는 "당신이 매우 걱정스럽네요."나 "당신이 매우 힘들어 보이네요."와 같은 공감하는 표현을 할 수 있다. 이것은 환자의 감정상태를 이해하고 환자로 하여금 더 많은 정보를 말할 수 있게 한다.

마지막으로 환자중심의 접근법은 보건의료전문가가 환자가 말하지 않고 행동으로 표현하는 메시지에 더 관심을 가지도록 해준다. 2장에서 언급했듯이 환자의 말로 하지 않고 행동으로 나타내는 행동들 눈맞춤, 자세, 얼굴표정들은 환자 그들의 신체적이고 감정적인 상태와 같은 중요한 정보들을 제공해 주기도 한다.

게다가 미국 의사협회와 환자들은 환자중심의 상담을 하는 동안 PEARLS 사용을 제시하였다. 그것은 의학상담 측면에서 관계형성에 이바지하였다.

파트너십: 전문가와 환자가 함께 하는 것.

공감: 환자를 이해하고 염려함을 표현한다.

사과: 보건의료전문가가 환자들이 기다려야만 하고, 절차는 고통스러우며, 실험을 처리하는 데에 며칠이 소요되는 것 등등에 대한 유감을 표시한 것에 대해 인정한다.

존중: 환자들의 고통, 열망, 두려움 등을 존중한다.

정당화: 환자가 화가 날 수 있고, 좌절할 수 있고, 실망할 수 있는 것 등에 대한 인정한다.

지원: 보건의료전문가는 환자들을 결코 포기하지 않고, 그 자리에 있을 뜻을 전달한다.

면접 지침서

편안하고 효과적인 상담을 진행하기 위하여 보건보건의료전문가가 사용하는 몇몇 중요한 지침, 전략, 기술들은 이번 장에서 서술될 것이다. 적절한 곳에, 주어진 전략 뒤에 있는 원리, 제공된 전략을 실행하기 위한 사례들이 제공된다. 의학적 병력 보고서의 사례들은 그림 5-1과 5-2에서 알아볼 수 있다.

1. 환자를 이름을 불러라. 이것은 의도된 환자를 상담하고 있다는 것을 확인해줄 뿐 아니라, 환자와 당신 사이의 관계를 설계하기 시작할 것이다. 환자를 공적으로 언급하라. 즉, "선생님", "님" 또는 "씨"를 사용해라. 이름은 환자의 허락을 받은 후에 부르는 것이 좋다.

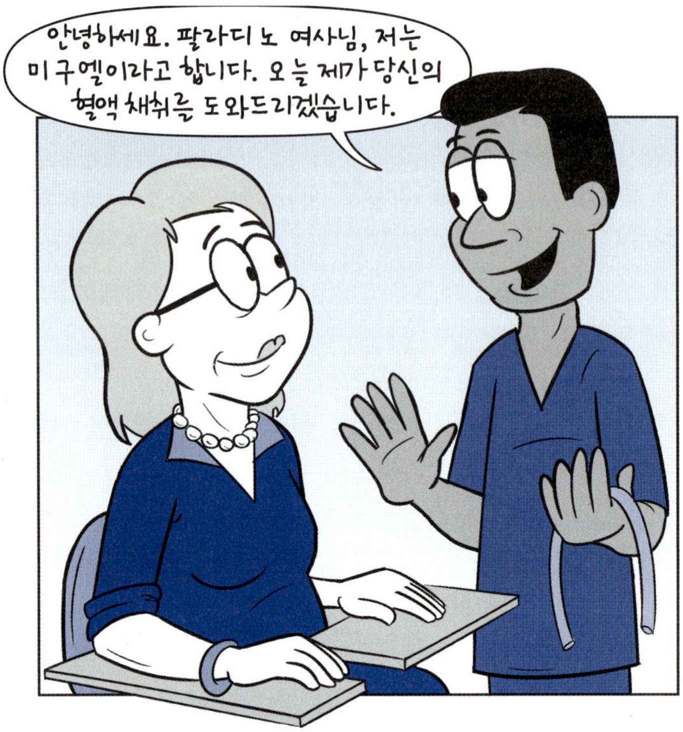
안녕하세요. 팔라디노 여사님, 저는
미구엘이라고 합니다. 오늘 제가 당신의
혈액 채취를 도와드리겠습니다.

그림 5-3 환자에게 인사하고 네 자신을 소개해라.

2. **당신을 소개하라.** 환자에게 이 상황에서의 당신의 역할에 대해 설명하고, 상담을 하는 이유를 명확히 알려주어라. 환자에게 절차(예: 일상적인 검진, 초음파 검사, 심전도, 폐기능 검사, 혈압 검사)와 그것의 목적에 대해서 설명해주어야 한다.
3. **환자에 대한 배려를 보여라.** 따뜻하고 배려있는 얼굴 표정; 정직(솔직)하고, 진심어린 반응; 감정 이입(공감)은 상담하는 동안 환자가 편안함을 느끼도록 돕는다. 환자가 편안함을 더 느낄수록, 그들은 당신의 더욱 기꺼이 대답할 것이다.
4. **능숙하고 전문적인 태도를 전달하라.** 적절한 복장뿐만 아니라, 적절한 태도는 환자를 편안하게 하고, 의료전문가로서의 당신에 대한 환자의 신뢰를 형성할 수 있다.
5. **환자의 맞은 편에 앉아라.** 상담을 하는 사람은 대략 환자와 팔 하나 길이 정도의 거리에 앉아서, 차분하고 주의를 기울이는 자세를 유지하는 것이 좋다. 이러한 준비는 환자와의 눈맞춤을 가능하게 하고, 의학 기록의 수치를 눈으로 관찰할 수 있도록 한다. 눈맞춤은 상담하는 사람 간의 관계를 형성하는 데에 긍정적인 측면을 가지고 있다.
6. **먼저 주요 증상에 대해서 물어라.** 이는 환자가 치료를 받길 원하는 이유에 대한 지침을 제공해준다(환자가 치료받기를 원하는 이유를 알려준다).

"지난 번 방문 후 지금까지는 좀 어땠습니까?"
"문제가 무엇인 것 같으세요?"
"무엇이 당신을 오늘 의사선생님에게 데려다 주었습니까?"("제 차요"라는 대답에 미리 대비하라.)

환자의 응답은 말 그대로 기록되어야 한다.

"뭔가 먹을 때마다 메스꺼움을 느껴요"
"한 일주일 동안 허리 통증을 느끼고 있습니다."

사실, 사무실 방문이나 관련 절차는 아마도 연례 건강검진이나 유방검진처럼 일상적인 것일지 모른다. 만약 환자가 아무런 증상도 겪고 있지 않고, "괜찮습니다" 라고 말한다면, 보건의료전문가는 이 또한 기록해야 한다.

7. 환자에 대해 시각적인 평가를 하라. 다음의 어떤 관찰사항이라도 기록하라.

- 환자의 육체적이나 심리적인 고통
- 말로 할 수 없는 신호나 자세
- 차림새
- 표현의 일관성이나 명확성

신체 언어는 종종 그것만의 메시지를 전달한다. 예를 들어 신체적으로나 정신적으로 어려움이 있는 환자는 아마도 당신과 눈맞춤을 하지 못하거나, 팔짱을 꽉 끼고 앉을 것이다. 환자의 비언어적 표현과 언어적 표현이 모순되는 때가

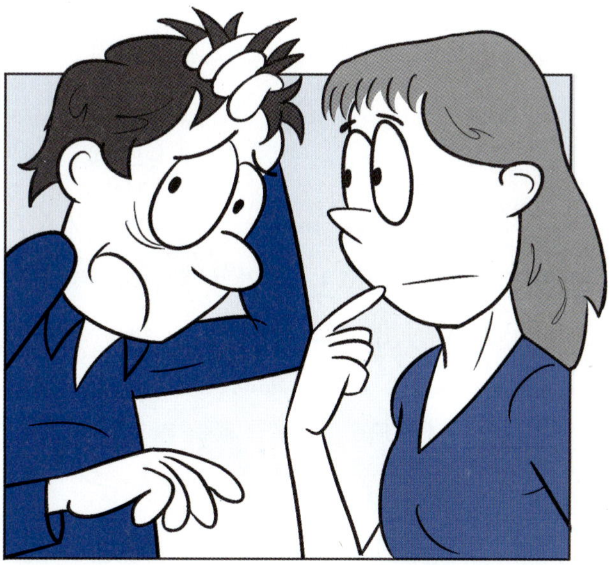

그림 5-4 시각적인 평가를 해라. 환자에 대한 시각적 평가는 보건의료전문가로 하여금 환자의 신체적이고 정신적인 고통을 언어적인 의사소통 없이도 알수 있게 해준다.

있을지도 모른다. 이러한 경우에는, 환자에 대한 조사를 길게 끌려고 노력하는 것과, 그들이 더욱 솔직할 수 있도록 격려하는 것이 도움이 될 수 있다.

8. 일방적인 판단은 하지 말라. 환자들의 건강관리에 대한 버릇과 신념에 대하여 결코 판단을 내리거나 비난하지 말라. 환자의 진술에 대한 부정적인 피드백은 더 이상 그들이 솔직해지지 못하도록 한다. 지금 시점에서 환자는 다른 중요한 정보나 관련있는 정보를 잘 드러내려고 하지 않는 경향이 있다. 긍정적인 피드백은 환자가 긴장을 풀고, 주어진 질문이나 주요 증상과 관련없는 가까운 주제에 대해서도 이야기 나눌 수 있도록 한다.

9. 질문은 짧게 하라. 천천히, 또렷하고 분명하게 말하라. 직설적인 질문을 함으로써 환자의 애매모호한 반응과 혼란을 피할 수 있다. 직설적인 질문은 직설적인 대답을 유도하는 경향이 있다.

"얼마나 자주 증상이 나타나나요?"
"어디가 아픈지 가리킬 수 있겠습니까?"
"살이 빠지고 있다는 것을 언제 알아채셨나요?"

10. 환자가 이해할 수 있도록 질문과 발언은 간단히 하라. 보건의료전문가는 동료들뿐만아니라 환자들과도 효과적으로, 전문적으로 소통해야만 한다. 동료들과 이야기할 때는, 그들이 보다 정확하고 용어에 대한 지식을 갖고 있기에, 의학용어를 사용하는 것이 적절하다. 그러나 대부분의 환자들은 의학 용어들과 의학 전문가들이 사용하는 언어에 친숙하지 않다는 것을 기억해야 한다. 상담을 하는 동안 당신은 환자들이 이해할 수 있는 용어를 사용하는 것이 좋다. 환자들은 자신이 이해할 수 없는 질문들에 대하여 정확한 응답을 하지 못한다.

예: 당신이 겪고 있는 위장통의 종류를 묘사해보세요.

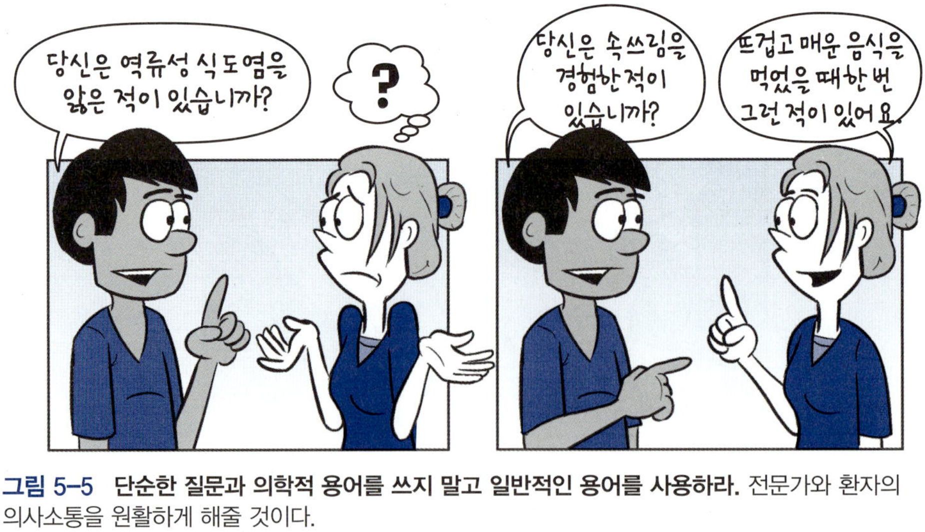
당신은 역류성 식도염을 앓은 적이 있습니까?
?
당신은 속쓰림을 경험한 적이 있습니까?
뜨겁고 매운 음식을 먹었을 때 한 번 그런 적이 있어요.

그림 5-5 단순한 질문과 의학적 용어를 쓰지 말고 일반적인 용어를 사용하라. 전문가와 환자의 의사소통을 원활하게 해줄 것이다.

역할 연기

간단한 질문과 용어를 사용하기

파트너와 함께, 환자에게 전달할 아래의 메시지들을 더 쉽게 표현할 수 있는 방법을 찾아보라.

a. 인슐린은 고혈당을 피할 수 있게 해준다.
b. 누웠다가 빠르게 일어날 때 어지러움을 겪은 적이 있나요?
c. 이 이뇨제는 당신의 고혈압을 치료할 겁니다.
d. 골다공증은 나이 든 여성에게 더 일반적입니다.
e. 당신이 겪는 호흡 곤란의 원인은 폐색전 때문입니다.
f. 당신의 아버지는 뇌혈관 장애를 앓고 있습니다.
g. 당신의 아기가 양쪽 이염을 다시 앓고 있습니다.
h. 인두염을 앓은 지는 얼마나 되었습니까?
i. 소변을 볼 때 느끼는 열증은 신장염 때문일 겁니다.
j. 이 항암치료는 탈모를 초래할 수 있습니다.

나은 표현: 메스껍거나 구토 증세가 있거나 설사를 하나요?

예: 얼마나 오래 전부터 무월경을 겪고 있으신가요?
나은 표현: 마지막 월경은 언제였나요?

11. 다음 질문을 계속하기 전에 환자에게 대답할 시간을 충분히 줘라. 많은 사람들은 생각나는 대로 말한다. 환자는 질문을 충분히 이해한 후에 진정으로 원하는 대답을 결정할 필요가 있다. 질문에 대한 진실한 대답은 응답의 과정을 통해 바꿀 수 있다. 의사는 언제나 능률적이어야 한다. 그러나 환자는 절대 급할 필요가 없다.

12. 주의깊게 듣고 흥미를 가지고 응답하라. 이는 효과적인 의사소통에서 가장 중요한 측면일 것이다. 듣는 것은 단순히 단어를 듣는 것이 아니다. 듣는 것은 환자가 말하는 단어 하나에도 유념하는 것을 포함한다. 즉, 의료전문가는 단어의 이면에 있는 근원적인 느낌을 이해하려는 노력을 아끼지 않아야 한다.

듣는 것의 또 다른 중요한 측면은 환자가 그들의 응답에서 누락한 사항을 인지하는 것이다. 이 또한 환자의 느낌을 고려하는 데에 중요한 정보를 제공해줄 것이다. 의료전문가는 완전히 환자에게 집중해야 하고, 모든 응답을 주의 깊게 들어야 한다. 이런 식으로 상담 진행자는 모든 정확한 사실과 정보를 기록할 수 있다. 가끔씩 있는 잠깐 동안의 침묵은 상담의 속도를 느리게 만들 수 있지만, 건강기록에 표기할 수 있고, 환자들이 더 자세히 대답할 수 있도록 한다.

관심은 격려가 되는 말이나 지체없는 반응을 보임으로써 나타난다.

"그것 참 흥미롭군요"
"조금 더 자세히 얘기해주시겠어요?"

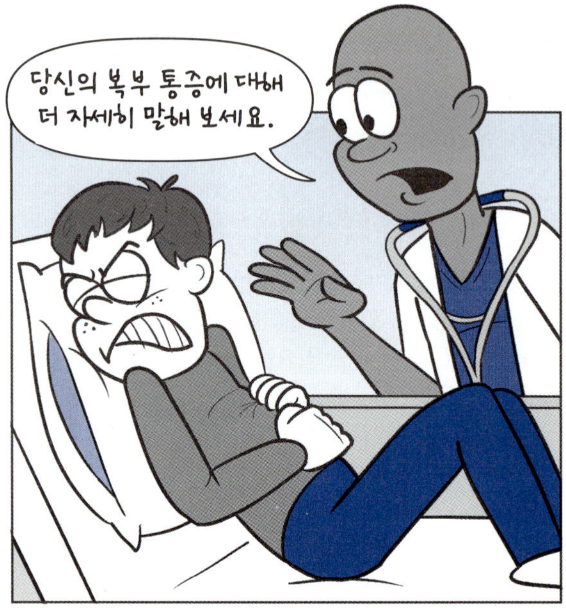

그림 5-6 **관심을 보여라.** 환자의 메시지에 관심을 표현하는 것은 환자의 언어적 반응을 극대화하고, 환자의 느낌을 완벽히 이해하는 데에 도움이 된다.

"그리고 나서는 어떻게 됐습니까?"

이런 식으로 당신은 환자의 언어적인 대답을 극대화할 수 있다.

13. 계속적인 표현을 사용하라. 상담의 구성은 종종 훌륭히 제작되었고 효율적이다. 그렇기에 환자는 대답을 가능한 한 간단하고 간결하게 할 것을 강요받는 듯한 느낌을 받는다. 그러나 이러한 대답들은 환자들의 상태를 이해하는데 충분한 정보를 제공해주지 못한다. 전에 논의되었던 대로, 계속적인 표현을 쓰는 것은 환자가 자신의 상태를 자세히 말하도록 격려하는 데 도움이 된다. 계속적인 표현의 예는 다음과 같다.

"다른 것은요?"
"그 밖에는요?"

이러한 표현들은 환자가 자기 안의 생각과 고민을 모두 말할 수 있도록 한다. 이 표현들은 또한 환자들이 그들의 주된 증상을 상담의 초반에 말할 수 있도록 한다.

14. 중요한 표현을 다른 말로 표현해라. 환자와의 대담 중에 기록된 정보는 가능한 한 명확하고 정확해야 한다. 기록된 정보를 되짚어봄으로써 정보는 더욱 정확해진다.

환자: 집에서 계단을 오를 때마다 가슴에 통증이 있습니다.

보건의료전문가: 당신이 힘을 쓸 때나 운동을 할 때마다 통증이 있는 게 맞습니까?

환자: 저는 많은 스트레스를 받고 그럴 때마다 항상 머리가 아픕니다.
보건의료전문가: 이번 주 내내 두통이 있었던 게 맞습니까?

환언하는 것은(혹은 다르게 표현하는 것은) 보건의료전문가가 환자의 말 뜻을 정확히 확인할 수 있도록 한다. 그것은 또한 환자들이 그들이 하는 말이 어떻게 들리는지를 알 수 있게 한다. 결과적으로, 환자들은 그들의 말을 더 정확하게 표현하고 싶어질 것이다. 이는 또한 상담하는 당사자들끼리의(의사와 환자 사이의) 친밀한 관계를 수립하는 데에도 도움이 된다. 이는 환자가 말하는 바를 의사가 정확히 듣고 있다는 것을 확인시켜 준다. 환언은 환자에 대한 집중을 유지시킨다. 결국 그것은 환자가 계속해서 말을 하도록 하며, 더욱 자세히 말할 수 있도록 격려한다. 그러나 이 기술은 환자의 짜증을 유발할 수 있으므로 남용되어서는 안 된다는 것에 주의해야 한다.

15. 설명을 구해라. 이는 종종 의료전문가가 환자에게 정중하게 물을 때나, 환자들에게 좀 더 많은 정보를 제공하도록 할 때 유용하다.

"무슨 뜻인지 잘 모르겠습니다."
"당신의 말을 완전히 이해하지 못하겠습니다."

사실, 가끔은 환자의 말을 중단할 필요도 있다. 이는 당신이 중요한 포인트를 명확히 짚어내고, 관련된 정보가 정확하게 가늠되고 기록될 수 있도록 대화의 속도를 늦추는 데에 도움이 된다.

"얼마나 자주 증상이 일어납니까??"

역할 연기

환언과 설명 구하기

파트너와 함께 —한 명은 환자가 되고, 한 명은 의료전문가가 되어— 다음의 일련 상황에 대해, 환자는 증세를 표현하고, 보건의료전문가는 그걸 환원시키는 역할을 해보라. 만약 환자가 애매모호하다면, 보건의료전문가는 설명을 구하라.

a. 83세의 헨리는 그의 아내인 마가렛에게 자신의 심각한 가슴 통증을 호소했다. 매우 걱정이 된 그의 아내는 앰뷸런스를 불렀다. 헨리의 집에 도착한 즉시, 응급 구조원은 헨리 씨의 증세에 대해 간단한 대담을 시행했다.

b. 애니는 근처 건강센터의 영양사이다. 그날 그녀의 첫 환자는 고등학교 2학년인 비만 남학생이었다. 방문의 목적은 그의 식습관에 대한 진단을 받는 것이었다.

이러한 테크닉들이 환자와 보건의료전문가 간의 의사소통을 향상시키는지 토의해보자. 결과적으로 어떤 자세한 설명과 추가 정보를 얻을 수 있었는가?

"증상을 조금 더 구체적으로 말씀해 주시겠습니까?"
"아픈 부위가 어디입니까?"

환언과 마찬가지로, 이 언어적인 피드백은 당신이 환자의 말을 집중해서 듣고 있다는 것을 인식시켜 주어, 환자를 안심시킨다.

16. 함축된 것을 말로 표현하라. 환자들은 항상 그들을 직접적으로 표현하지는 않는다. 이런 경우에, 의료전문가는 환자들의 말이 진정으로 뜻하는 바를 추론하거나 이끌어내야 한다. 혹시 있을지도 모르는 환자의 발언에 대한 부정확한 해석을 방지하기 위하여, 당신은 환자에게 다음의 발언 또는 질문을 함으로써, 환자가 더욱 구체적으로 말하도록 격려해야 한다.

환자: 내 고혈압은 아마 새로운 직장 상사 때문일 겁니다.
보건의료전문가: 왜 당신의 새로운 상사 때문입니까?

환자: 저는 운동을 해 본 적이 없습니다.
보건의료전문가: 왜 그러셨는지 설명해 주시겠습니까? 운동이 당신의 천식에 어떻게 영향을 끼쳤나요?

17. 주제에서의 일탈을 피하라. 대화는 환자와 그들의 의학적인 정보에만 집중되어야 한다. 다른 주제들로 논점이 벗어나는 것은 부적절하고, 비전문적이며, 소

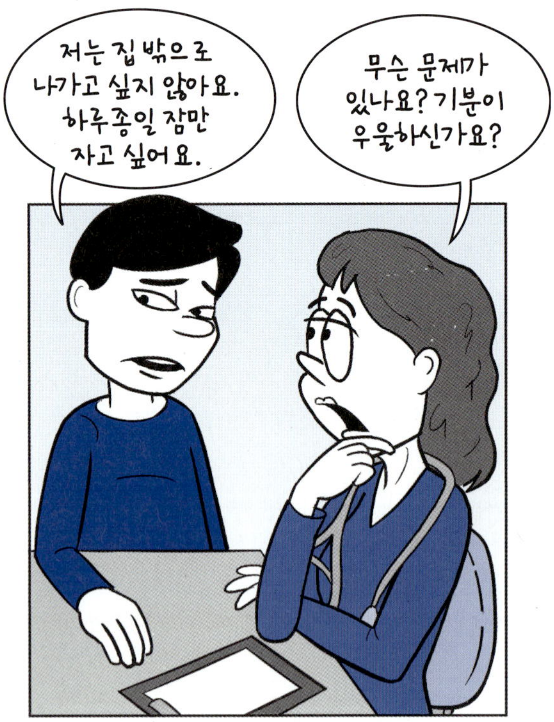
저는 집 밖으로 나가고 싶지 않아요. 하루종일 잠만 자고 싶어요.
무슨 문제가 있나요? 기분이 우울하신가요?

그림 5-7 함축된 것을 말로 표현하라. 환자가 직접적으로 말하지 않을 수 있다. 이런 경우에 보건의료전문가는 환자의 말이 의미하는 결론을 이끌어내거나 추론해야 한다.

중한 시간을 낭비하는 것이다. 그러나 환자들이 분통을 터뜨리거나 그들의 감정을 표현해야만 하는 상황도 있을 수 있다.

18. 추가적인 질문들을 제공하라. HIV나 B형 간염 같은 질병의 존재는은 보건의료 전문가가 환자에게 그들의 불법 정맥 약품 사용 이력이나 성 생활 습관에 대해 추가적인 질문을 했을 때 파악될 수 있다. 모든 세심한 주제들은 가장 높은 수준의 재치와 세심함으로 다루어져야 한다. 다시 한번, 당신은 섣부른 판단을 피해야 하고, 언제나 프로다운 자세를 유지해야 한다.

19. 의학적 병력 설문지의 코멘트에 관한 섹션을 활용하라. 이 양식들은 종종 추가적인 코멘트에 관한 내용을 싣고 있다(그림 5-1과 5-2). 이 영역은 보건의료전문가가 어떤 다른 중요한 정보를 기록하는 데에 활용될 수 있다(예: 인종, 연령, 사랑했던 이와의 이별, 기타 스트레스를 동반하는 사건들). 특정 인종, 연

표 5-1

상담 지침내용을 요약하면 다음과 같다.

- 환자를 이름으로 불러라.
- 당신을 소개하라.
- 환자에 대한 염려를 보여주어라.
- 능숙하고 전문적인 모습을 보여라.
- 환자의 맞은 편에 앉아라.
- 먼저 주요 증상에 대해 물어라.
- 환자에 대해 시각적인 평가를 하라.
- 일방적인 판단은 삼가라.
- 질문은 짧게 하라.
- 환자가 이해할 수 있도록 질문과 발언은 간단히 하라.
- 다음 질문을 하기 전에 환자에게 충분한 시간을 줘라.
- 주의 깊게 듣고 흥미를 가지고 대답하라.
- 계속적인 표현을 사용하라.
- 중요한 표현들을 환언하라.
- 설명을 구하라.
- 함축된 것들을 표현하라.
- 주제 일탈을 피하라.
- 추가적인 질문을 제공하라.
- 의학적 병력 설문지에 있는 코멘트 섹션을 활용하라.
- 즉시 정보를 기록하라.
- 요약하라.
- 환자에게 감사하라.

령, 그리고 성별은 특정 질병이나 장애가 일어날 높은 개연성을 있다. 예를 들면, 고혈압은 6세 이상의 유아보다 6~20개월의 유아에게 더 자주 나타난다. 빈혈, 골다공증, 요로 감염증은 남성보다 여성에게서 더 자주 발생한다. 결국, 환자들은 아마도 개인 정보가 밀접한 관련이 있다는 것을 모른다. 그리고 부가적인 설명들이 여기에 기록되어 있다.

20. 즉시 정보를 기록하라. 의료전문가는 인터뷰 동안 얻는 환자의 정보를 즉시 기록해야 한다. 이는 정확성도 보장하고 의료 기록의 완성과 당신이 기억에 의존하게 하는 것을 제기해준다.

21. 요약하라. 인터뷰 끝에 용약하는 것은 의료전문가가 정확함을 확인하고 의료 기록을 완성하도록 한다.

22. 환자에게 감사하라. 인터뷰가 끝났을 때, 의료전문가는 환자에게 질문할 기회를 주어야 한다. 이는 조사와 절차에서 다음 단계의 설명에 따른다. 마지막으로 환자에게 고맙다는 인사를 하라.

주요 호소증상 정확히 지적하기 또는 현재의 질병

대화의 주요 목적은 환자의 주요 호소증상을 알아내기 위함이다. 환자와의 상담하는 동안 집중하는 것은, 정확히 알아내고, 증상을 특정하고, 주요한 의학 정보를 알아내어 정확한 진단을 쉽게 할 수 있도록 해준다. 이것은 모호하고 일반적인 진술을 분명하고 정확한 진술로 전환하는 것에 의해 완성된다. 의료전문가는 환자들이 명확하고 정확하도록 격려하는 것이 필요하다. 정량화된 서술과 진술은 제한된 것들보다 더 유용하다.

예: 내 무릎은 영원히 아플 것이다.
정확한 표현: 지난 두 달 동안 내 무릎에 약한 통증이 있었다.

예: 나는 항상 두통이 있다.
정확한 표현: 난 이번 주 약 세 번의 두통이 있었다.

역할 **연기**

정확한 표현하기

파트너와 함께 각각의 앞선 예에 대해 환자들이 그들의 불평을 정확하게 하는지 질문과 진술을 확인하라.

당신의 파트너와 함께 환자와 보건의료전문가의 역할을 돌아가며 연습을 계속하라.

환자는 그들의 건강 문제에 대해 모호한 진술을 하고 의료전문가는 그 문제를 정확하게 지적해라.

예: 내 위는 항상 좋지 않다.
정확한 표현: 우유를 마시고 난 뒤 메스꺼움을 느낀다.

환자들에게 그들의 증상을 정확하게 설명하게 하는 것은 당신이 문제에 대한 본질과 괴로움에 대해 이해하는 것을 크게 돕는다.

아이들과 청년 상담

성인 환자들의 상담과 아이들, 청년들의 상담 사이에는 많은 유사점이 있다. 예를 들어, 의학 역사의 기본적 구성과 상담에 대한 전문적인 가이드라인이 같다. 분명히, 공감과 존중을 표시해야 하는 것은 모든 환자들에게 똑같이 중요하다. 그러나 성인 환자와 아이들, 청년들의 상담 사이에는 또한 많은 차이점도 있다. 이러한 차이점들은 그들이 아기에서 유아, 학생 그리고 마침내 청년으로 성장함에 따라 발달하는 신체적, 정신적, 정서적 상태에 근거한다. 이러한 과정들을 통해 환자는 그들 자신의 스토리에 기여하는 능력을 향상시킨다.

- 영아와 유아: 그들은 보통 환자가 아니다. 그들의 부모 혹은 보호인이 대화 중에 정보의 대부분을 제공한다. 그러나 그것은 아이들이 현재 갖고 있는 상태를 부모들이 생각하게 하는 데에 도움을 준다.
- 취학기 아동: 대부분의 아이들은 5~6살까지 대체로 대화를 할 수 있다. 그러나

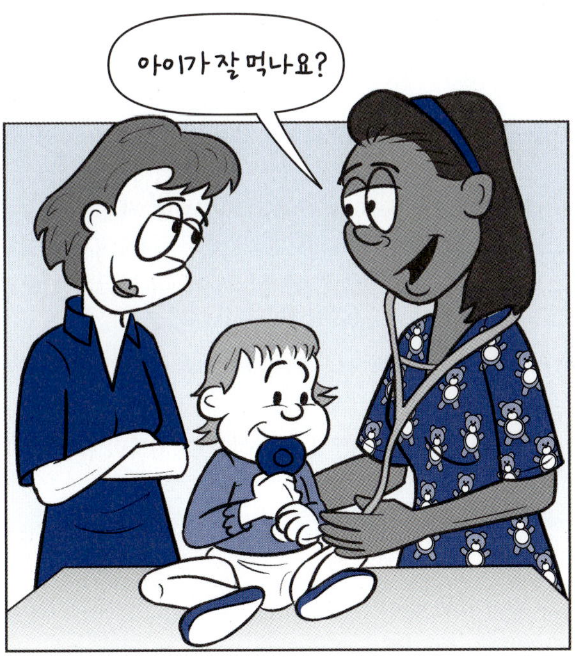

그림 5-8 영아와 유아. 아주 어린 환자에게 대화의 초점이 맞춰져 있다 하더라도, 그들은 보통 참여자가 아니다. 환자의 부모 또는 보호자가 보통 대화 중 대부분의 정보를 제공한다.

아이의 부모나 보호자를 통해 그러한 정보들의 정확성을 증명하는 것이 중요하다.

- 청년들: 소년 시기를 통해 발전한 환자로서, 그들의 부모의 역할이 줄어드는 동안, 자신의 건강과 헬스케어에 대한 본인의 책임을 증가시킨다. 이러한 역할 변화는 환자, 그들의 부모를 곤란하게 할 것이다. 청년들은 자신의 말에 확신이 있다는 것을 확실히 하라. 약물, 술, 성행위, 행동과 감정에 관한 문제에 대한 정보들은 청년들로부터 정확하게 얻어내야 한다. 마침내, 그것은 질문이 없게 하는 것을 피하게 하고, 그들에게 아마도 간단한 대답 혹은 작은 부분이라도 이끌어낼 수 있다.

법적 제한과 윤리적 문제

가장 중요한 문제는 의학 정보를 정확하게 얻는 것과 기록하는 것을 포함한 환자의 프라이버시이다. 얼굴을 맞대고 하는 상담은 항상 개인적인 공간에서 수행되어야 한다. 전화 상담은 최대한 정중하게 수행되어야 한다. 이러한 상담에서 의학 정보를 얻는 것은 개방된 장소 같은 곳에서 가족, 친구, 다른 환자들과 함께 수행되어서는 안 된다. 비밀성의 위배는 환자와 의료전문가 사이의 신뢰에 해를 끼친다. 더구나 이러한 위반으로 소송당할 수도 있다. HIPPA는 건강 기록의 보안과 프라이버시에 대해 언급했다. HIPPA의 규정에 따르면, 병원, 의사, 모든 의료전문가들은 환자의 개인적인 건강 정보의 오용을 막고, 그러한 종보들이 공유되지 않도록 막아야 한다.

가족, 친구, 고용주와 같은 이들이 환자에 대해 알기 위해 회사 혹은 병원에 전

역할 연기

환자 비밀성

뉴잉글랜드에서 10월 오후에 있었던 일이다. 보스턴에 있는 병원의 응급실에서 직원들은 NewYork Jets와의 미식 축구 경기 소식을 들었다. 3쿼터에 선수 중 한 명이 거친 태클로 부상을 당했다. 그는 땅에 떨어졌고 움직일 수 없었다. 그는 그라운드에서 이송되어 병원에 가게 되었다. 척수부상을 두려워하는 응급의료담당자는 환자의 칼라옷깃과 뒤쪽을 카트에 고정시켰다. 현장에서 들려져 병원으로 돌진했다. 앰뷸런스가 응급실 입구에 도달하기도 전에 방송 관계자와 기자들이 응급실에 모였고 질문을 하기 시작했다.

작은 그룹으로 환자 비밀성에 대해 일어날 수 있는 다음 시나리오를 수행하라. 제시카는 응급 부서의 대표이다. 롭은 그 선수의 MRI 촬영을 하는 방사선 기술자이다.

1. 마이크는 MRI 세부사항을 알기를 원하는 보스턴 신문의 기자이다. 제시카와 롭은 마이크에게 어떤 대답을 해야 하는가?
2. 경기 후 병원에 도착한 젯의 코치가 MRI에 대하여 알기를 원한다. 롭은 코치에게 어떤 대답을 해야 하는가?
3. 그날 저녁, 선수의 부인이 뉴욕에 왔고, 제시카와 이야기한다. 제시카는 그녀에게 무슨 말을 해야 하는가?

위의 사항에 대해 개인적인 의견을 말하고 토론하라. 더 자세한 정보는 4장의 HIPAA에 있다.

화를 할 수도 있다. 종종 그러한 질문들은 도움을 주기 위한 진심어린 관심과 열망을 넘어서 해를 끼칠 수도 있다. 그러나, 권한이 없는 사람들에게 환자에 대해 말하는 것은 환자의 프라이버시 위반이고, 윤리적, 법적 문제가 발생할 수도 있다.

환자의 건강상태, 치료, 금전상태에 대한 물음을 받았을 때도, 환자의 프라이버시 권리는 항상 존중받아야 한다. 전화를 받을 때 의료전문가들은 다른 사람들이 엿들을 수 있는 장소에서 전화를 받아서는 안된다. 의료전문가는 환자들과만 이야기해야 한다. 가족들이 아닌.

복습 질문

객관적 질문

1. 상담을 하는 의료인은 환자와 팔이 닿을 수 있는 정도의 거리에 앉아 있어야 한다. (참/거짓?)
2. 상담을 하는 의료인은 기록상의 실수를 없애기 위해 환자와의 눈맞춤을 피하고, 의료기록서에만 집중해야 한다. (참/거짓?)
3. 환자의 대답은 말 그대로 기록되어야 한다. (참/거짓?)
4. 인터뷰 담당자는 주요 호소 증상에 대해 처음으로 물어봐야 한다. (참/거짓?)
5. 환자를 이해시키는 인터뷰 동안 복잡한 의학 용어 사용이 추천된다. (참/거짓?)
6. 만약 환자가 집에 없다면, 의료전문가는 세부적인 전화 메세지를 단지 가족에게만 남겨야 한다. (참/거짓?)
7. 최고의 개방형 질문은 왜? 와 함께 시작한다. (참/거짓?)

간단한 질의 응답

1. 의학적 상담의 주요한 세 가지 기능은?
2. 환자 인터뷰에서 개인적 접근과 팀 접근을 하는 주요 상담제공자를 구별하라.
3. 환자와 의사의 관계를 좋게 하는 요소는 무엇인가?
4. 환자 이상의 다른 잠재적인 의학적 소스들의 목록
5. 가족들과 의료전문가와 그들의 환자들 사이에 의사소통을 향상시킬 수 있는 방법을 설명하라.
6. 전화 상담과 얼굴을 맞대고 하는 상담의 차이점을 설명하라.
7. 55세의 남자가 가슴 통증이 다시 발생한 것에 대해 응급실에 호소하러 왔다. 닫

힌 질문, 개방형 질문, 그리고 환자의 인터뷰에서 병의 진단을 결정하는 요소가 될 수 있는 간접적인 진술들의 예를 설명하여라.

8. 앞의 질문에서 환자가 가슴 통증에 대해 언급했다. 의료 기록서에 어떤 형태의 관찰이 기록되어야 하는가?
9. 환자에 의해 제공된 주요 진술들을 환언하는 것에 대한 이점을 설명하라.
10. 정확히 찾아내는 것이 무엇인가? 어떻게 그것은 성취되는가?
11. 그림 5-1의 의학적 병력 설문지를 사용하여 환자로부터 의료 기록을 얻어내라.

임상적 응용

1. 87세의 남자가 정기검진을 위해 방문했다. 환자 상담을 수행하면서 그는 그의 재혼한 부인과 4명의 손자에 대한 이야기를 시작했다. 각각의 질문에서 당신은 다른 이야기를 끌어낼 수 있는 것을 요청한다. 당신이 상담을 인도하고, 환자들이 편안하게 집중하도록 도움을 주는 기술들을 묘사하라.
2. 5세의 아이가 복부의 고통을 호소하며 응급실에 왔다. 그러나 아이는 말을 잘 하지 않고 당신의 질문에 단지 한두 단어로만 대답을 한다. 당신이 그 아이의 마음을 열고 당신이 필요한 정보를 얻을 수 있는 기술을 설명하라. 만약 이러한 기술들이 성공적이지 못하다면, 이 환자에 대한 적절한 정보를 얻는 데 도움이 되는 다른 방법은 무엇인가?

참고 문헌

1. Abou-Auda HS. Communication Skills. Retrieved April 2010 from http://faculty.ksu.edu.sa/hisham/Documents/PHCL455/Communication_Skills_Hisham.pdf.
2. Adams CH, Jones PD. *Interpersonal Communication Skills for Health Professionals*. 2nd ed. Glencoe McGraw-Hill: New York; 2000.
3. Barrier PA, Li JTC, Jensen NM. Two words to improve physician-patient communication: what else? *Mayo Clin Proc*. 2003;78:211-214.
4. Beck RS, Daughtridge R, Sloane PD. Physician-patient communication in the primary care office: a systematic review. *J Am Board Fam Pract*. 2002;15: 25-38.
5. Beckman HB, Frankel RM. The effect of physician behavior on the collection of data. *Ann Intern Med*. 1984;101:692-696.
6. Campbell TL. The family's impact on health: a critical review and annotated bibliography. *Fam Syst Med*. 1986;4(2 & 3):135-328.
7. Campbell TL, Patterson JM. The effectiveness of family interventions in the treatment of physical illness. *J Marital Fam Ther*. 1995;21(4):545-583.

8. Campbell TL, McDaniel SH, Cole-Kelly K, et al. Family interviewing: a review of the literature in primary care. *Fam Med.* 2002;34(5):312-318.
9. Cole-Kelly K, Yanoshik MK, Campbell J, et al. Integrating the family into routine patient care: a qualitative study. *J Fam Pract.* 1998;47(6):440-445.
10. Coulehan JL, Block ML. *The Medical Interview, Mastering Skills for Clinical Practice.* 5th ed. Philadelphia: FA Davis Co; 2006.
11. Doherty WA, Campbell TL. *Families and Health.* Beverly Hills, CA: Sage Press; 1988.
12. Everitt K. Good Patient Communication May Prevent Medical Errors. 2007. Retrieved April 2010 from www.sfc-acs.org/information/GoodPatientCommunicationMay-PreventMedicalErrors.doc.
13. Freeman R. Communicating effectively: some practical suggestions. *Br Dent J.* 1999;187(5).
14. Frew MA. *Comprehensive Medical Assisting: Competencies for Administrative and Clinical Practice*, 3rd ed. Philadelphia: FA Davis Co; 1995.
15. House JS, Landis KR, Umberson D. Social relationships and health. *Sci.* 1988; 241(4865):540-545.
16. http://www.brooksidepress.org/Products/OperationalMedicine/DATA/operation-almed/Forms/sf0093.pdf. Retrieved April 2010.
17. Keir L, Wise BA, Krebs C. *Medical Assisting, Administrative and Clinical Competencies*, 5th ed. Clifton Park, NY: Thomson Delmar Learning; 2003.
18. Lazare A, Putnam SM, Lipkin M. Three Functions of the Medical Interview. In: Lipkin M, Putnam SM, Lazare A, eds. *The Medical Interview: Clinical Care Education and Research.* New York: Springer-Verlag; 1995.
19. Lindh WQ, Pooler MS, Tamparo CD, et al. *Comprehensive Medical Assisting, Administrative and Clinical Competencies.* 4th ed. Clifton Park, NY: Thomson Delmar Learning; 2009.
20. Lussier MT, Richard C. Doctor-patient communication, the medical interview. *Can Fam Physician.* 2004. Retrieved April 2010 from http://www.cfpc.ca/cfp/2004/Jan/vol50-jan-clinical-4.asp.
21. Marvel MK, Morphew PK. Levels of family involvement by resident and attending physicians. *Fam Med.* 1993;25(1):26-30.
22. Medalie JH, Zyzanski SJ, Langa D, et al. The family in family practice: is it a reality? *J Fam Pract.* 1998;46(5):390-396.
23. Scatena L, Schilling L, Lin C, et al. Companions Accompanying Patients to Internal Medicine Ambulatory Visits: Characteristics and Rationales. Presented at the 1999 Society of General Internal Medicine Annual Conference in Washington, D.C.

6

의사소통을 환자의 이해 능력에 맞추기

ADAPTING COMMUICATION TO A PATIENT'S ABILITY TO UNDERSTAND

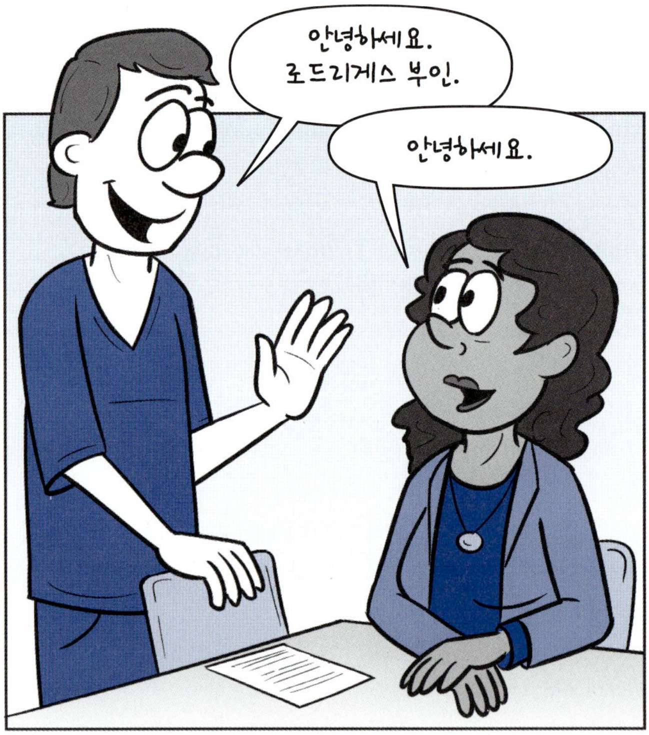

학습목표

- 건강 이해도가(health literacy) 환자의 건강에 어떻게 영향을 미치는가에 대해서 설명한다.
- 보건의료전문가와 낮은 건강 이해도를 가진 환자 사이의 의사소통을 촉진시킬 여러 전략들을 설명한다.
- 언어 장벽이 보건의료전문가와 환자들 사이의 의사소통에 어떻게 영향을 미치는가에 대해서 설명한다.
- 보건의료전문가와 다른 언어를 쓰는 환자 사이의 의사소통을 촉진시킬 여러 전략들을 설명한다.
- 보건의료전문가와 시각장애가 있는 환자 사이의 의사소통을 촉진시킬 여러 전략들을 설명한다.

- 보건의료전문가와 청각 장애가 있거나 귀가 들리지 않는 환자 사이의 의사소통을 촉진시킬 여러 전략들을 설명한다.
- 고령이 보건의료전문가와 환자 사이의 의사소통에 어떻게 영향을 미칠 것인지를 설명한다.
- 보건의료전문가와 노인 환자 사이의 의사소통을 촉진시킬 여러 전략들을 설명한다.
- 정신착란과 치매 사이에 구분을 한다.
- 보건의료전문가와 인지 능력이 손상된 환자 사이의 의사소통을 촉진시킬 여러 전략들을 설명한다.

앞 장에서 논의된 것처럼 고통, 두려움, 그리고 불안은 모든 환자와의 의사소통에 부정적으로 영향을 미칠 수 있다. 또한 낮은 건강 이해도, 언어의 다름, 시각 손상, 청각 상실, 고령 혹은 정신 혼란 등도 또한 일부 환자들의 의사소통을 손상시킬 수 있다. 따라서 보건의료전문가들은 자신들의 메시지를 전달할 때에 효과적이기 위하여 이들 환자에 대한 의사소통을 조절하는 방법을 반드시 배워야만 한다. 본 장은 보건의료전문가가 이러한 특수한 상황에서 환자들과의 의사소통을 향상시키는 것을 가능하게 해줄 그러한 전략들을 논의한다. 이들 추가의 통찰력과 기술들은 모든 환자들에게 적용 가능함을 깨닫는 것이 중요하다.

건강 이해도(Health Literacy)

"*Healthy People 2010*" 보고서에서, 미국 보건복지부는 건강 이해도를 "개인들이 적절한 건강 결정을 내리는데 필요한 기본적인 건강 정보와 서비스들을 얻고, 처리하고, 이해할 수 있는 능력을 가지고 있는 그 수준" 으로서 정의한다. 건강 이해도에는 처방전 없이 살 수 있는 약과 처방된 약이 적힌 설명서, 진료 예약지, 병원 교육책자, 의사의 지시사항, 동의서 등을 이해할 수 있는 능력, 그리고 복잡한 보건의료시스템을 돌아다닐 수 있는(navigate) 능력도 또한 포함된다. 대부분의 동의서 양식, 보험 양식, 그리고 약 봉지에 끼워진 것들은 고등학교나 그 이상의 리딩 수준으로 작성되어 있다. 하지만 시간이 지나면서 대부분의 개인들의 리딩 능력은 최종 학력에서 3~5 단계 밑으로 떨어지게 된다. 따라서 고등학교를 졸업한 사람들은 중1에서 중2 정도의 리딩 수준에 이르게 되는 것이다. 건강 이해도는 또한 기본적인 계산 능력도 포함하고 있다. 예를 들면, 확률과 리스크를 이해하는 것, 혈당 수준을 계산하는 것, 약의 적당량을 재는 것, 그리고 영양 분석표를 이해하는 것 등 이러한 모든 것들은 수학 능력을 필요로 한다.

건강 이해도(health literacy)는 기본적인 식자 능력(literacy skill) 외에도 건강 및 의학적 이슈들에 대한 지식을 필요로 한다. 제한된 건강 이해도를 가진 사람들은 종종 지식이 부족하거나, 혹은 인체나 질병의 원인과 성격에 대해서 잘못된 정보를 가지고 있기도 한다. 이처럼, 이 사람들은 식단, 운동, 다양한 건강 결과들 같은 그러한 라이프 스타일의 요인들 사이의 관계를 이해하지 못할 수도 있다. 또한 셀프케어나 만성 질환 관리를 하는 그들의 능력은 손상될 수도 있다.

성인의 12% 정도만이 능숙한 건강 이해도를 가지고 있는 것으로 추정된다. 다시 말하면, 10명의 성인 중에서 거의 9명이 건강을 적절하게 관리하고 질병을 예방하는데 필요한 기술들이 결여되어 있다는 것이다. 낮은 건강 이해도를 가지고 있는 집단들에는 노인들, 소수 인종들, 고등학교 졸업장이나 GED(대입검정 자격)가 없는 사람들, 저소득의 사람들, 영어가 모국어가 아닌 사람들, 그리고 만성 질환을 가진 사람들이 포함된다.

왜 당신 환자의 건강 이해도가 보건의료전문가로서의 당신의 역할에서 당신에게 중요한가? 낮은 건강 이해도를 가진 사람들은 다음과 같을 가능성이 높다.

- 유방 엑스선촬영, 자궁경부암 검사, 결장경 검사, 전립선 검사, 독감예방 주사 같은 그러한 중요한 예방 조치들을 간과한다.
- 만성 질환이 있으며, 효율적으로 케어를 관리할 능력이 떨어지며, 필요한 헬스케어를 받을 가능성이 더 낮다.
- 몸이 더 아프게 될 때에 병원에 간다.
- 응급실에 가서 입원을 하게 된다.
- 건강 보험이 없다.
- 자신들의 능력에 대해 수치심을 가지고 있으며, 자신들의 체면을 유지하기 위해 자신들의 힘든 점을 숨긴다.
- 의사의 지시에 따르지 않으며, 약에 대한 실수를 한다.
- 보다 안 좋은 건강 결과를 가지고 있으며, 보다 많은 건강관리 비용이 든다.

보건의료전문가는 낮은 건강 이해도를 가지고 있는 환자들과 가장 효과적으로 의사소통하고 상호작용하기 위하여 다음의 것들을 포함하여 다양한 전략들을 이용할 수 있다.

1. 정보나 지시사항을 소개하기 이전, 소개하는 동안, 그리고 소개한 이후에, 환자의 이해도를 평가한다. 환자에게 자신들의 말로 그 정보를 당신에게 다시 설명해보라고 요구하거나, 혹은 당신이 그들에게 가르쳐 줬던 기술들을 시범보이라고 요구한다.
2. 어느 한 시기에 한 환자에게 주어지는 메시지의 개수를 제한한다. 매번의 방문 동안에 환자에게 제공된 정보의 절반 이하가 남아 있게 된다.
3. "분명한 언어(plain language)"를 이용한다. 분명한 언어는 환자가 처음에 그 말을 듣거나 읽을 때, 이해할 수 있는, 그러한 의사소통이다. 이러한 의사소통 방법은 다음의 특징들이 있다:
   - 정보가 잘 구성되어 있어서 가장 중요한 요점들이 먼저 전달된다.
   - 정보가 이해할 수 있는 작은 덩어리들로 나뉠 수 있다.

- 명확하게 정의된 의학 용어들과 함께 언어가 간단하다.
- 적극적인 목소리의 이용

하나의 환자나 환자그룹에게 분명한 언어가 다른 사람들에게는 분명한 것이 아닐 수도 있음을 유념하라. 당신의 환자 그룹(audience)의 속성을 알아야 한다. 예를 들면, 노인들은 어떤 언어들에 대해서는 젊은 사람들과는 다르게 반응할 수도 있다. 이것은 또한 다른 문화나 인종 그룹들에게도 마찬가지일 것이다.

4. **그림으로 하는 보충 교육.** 간단한 라인 그리기는 환자들이 복잡하거나 추상적인 의학 개념들을 이해하는 것을 도울 수 있다. 이미지들은 반드시 배경에 설정되어 있어야 한다. 즉, 인체 내부 기관들을 예시할 때에 인체의 외관을 포함시키시오.
5. **환자의 일상생활에 맞는 약 복용 스케줄을 짜라.** 상기시켜주는 역할을 하는 일상적인 사건들(예: 식사) 혹은 일들은(예: 양치질), 환자의 순응(compliance)을 향상시켜 줄 수 있다.
6. **5~6학년 정도의 리딩 수준, 그리고 읽기에 쉬워 보이는 형식으로 서면 의사소통 양식들을 준비하라.** 이 리딩 수준은 대부분의 환자들에게 이해될 것이며, 모든 건강 교육 정보에 권장된다. 적어도 12포인트의 글씨 크기를 이용하라. 모두가 대문자이거나, 이탤릭체이거나, 혹은 아주 수사적인 문체를 이용하는 것을 피하라. 텍스트를 나누기 위해 headings(작은 제목)과 bullets(동그란 굵은 점을 찍은 다음 하위 내용을 열거하는 것)을 이용하라. 항목들 사이에 공간을 넣고, 텍스트 주변에 넓은 여백을 유지하라.
7. **읽는 사람에게 양식이나 서면 정보를 제공하거나 혹은 읽어주라.** 가족이 또한 이 역할을 수행할 수 있으며, 집에서 환자를 계속해서 도울 수 있을 것이다.

언어 장벽

환자와 보건의료전문가가 같은 언어를 쓰지 않을 때, 관계를 발전시키는 기회가 줄어든다. 이러한 경우에 환자로부터 적절한 정보를 얻고 정서적으로 환자와 교감하기 위한 "사소한 이야기(small talk)"의 이용은 제한된다. 서로 직접적으로 의사소통을 하는 대신에 환자와 보건의료전문가는 자신들의 메시지를 전달하기 위해 반드시 의료 통역에게 맡겨야 한다. 또한 환자와 보건의료전문가가 서로의 언어를 이해하지 못할 때 환자는 자신의 불만이나 근심을 효과적으로 전달할 가능성이 더 낮을 뿐만 아니라, 또한 보건의료전문가도 자신의 진단이나 권고사항들을 효과적으로 전달할 가능성이 더 낮아질 것이다. 최근의 연구들은 보건의료전문가와 소아과 환자 그리고 그 가족 사이의 언어 장벽이 응급실의 진단 테스트 이용을 증가시킬 뿐만 아니라 또한 입원율도 증가시킴을 보여주고 있다. 이렇게 입원한 환자들에게 있어서 병원에서의 안 좋은 사건들이 보다 흔한 것이 되고 있다. 따라서 자격 있는 의료

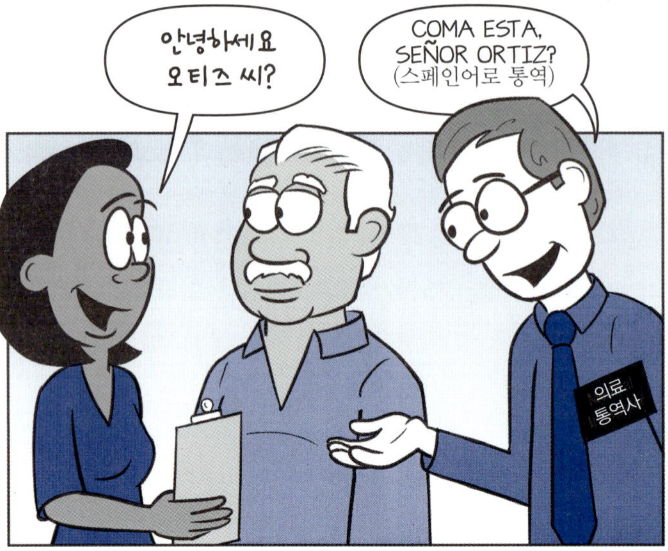

안녕하세요
오티즈 씨?
COMA ESTA,
SEÑOR ORTIZ?
(스페인어로 통역)
의료
통역사

그림 6-1 언어 장벽. 환자와 보건의료전문가가 같은 언어를 쓰지 않을 때 그들은 자신들의 메시지를 전달하기 위해 반드시 의료 통역에 의존해야 한다.

통역을 효과적으로 이용하는 것이 가장 중요함은 명백한 사실이다. 특히, 전문가가 아닌 통역을 이용하는 것은 반드시 피해야 한다. 의료 통역으로서 친구나 가족들을 이용하는 것은 상당히 불리한 점들이 있다. 이러한 개인들은 종종 복잡한 의학 정보에 대해 익숙하지 않다. 그 결과, 전문가가 아닌 통역은 보건의료전문가로부터 환자에게로 말이나 문구들을 부정확하게 통역할 가능성이 훨씬 더 높다. 두 번째 단점은 환자의 사생활 보호가 상실된다는 점이다. 환자는 자녀들, 부모나 친구들이 있는 상태에서 솔직히 말하는 것에 대해 불편함을 느낄 수도 있다. 따라서 환자들은 자신들의 몸 상태에 대해 잠재적으로 중요한 세부사항들을 말하지 않을 수도 있다.

보건의료전문가는 의료 통역과 보다 효율적으로 일하기 위해 다음의 것들을 포함하여 다양한 전략들을 이용할 수 있다.

1. 환자를 똑바로 쳐다보고 이야기하라. 환자와 보건의료전문가 사이의 보다 직접적인 상호작용을 촉진시키기 위해 통역은 환자 쪽에서 약간 뒤쪽에 서 있어야 한다. 이것은 보건의료전문가가 통역을 부르는 것을 피할 수 있게 해 줄 것이다. ("Mrs. Martinez에게 말해주세요"... 혹은 "Mr. Ngyuen에게 물어 주세요") 그 대신, 보건의료전문가는 환자를 직접 부르는 것을 더 잘 할 수 있게 될 것이다. ("Mrs. Martinez, 저는 지금 당신을 위해 혈압 약을 처방해 드리고 있습니다."... 혹은 "Mr. Ngyuen, 통증이 정확히 어느 곳인지 저에게 말씀해 주시겠습니까?")
2. 짧은 문장을 이용하라. 관련된 긴 문장이나 문구를 이용하는 것은 해석을 하는

표 6-1

의료 통역을 통한 환자와의 의사소통 전략에 대한 요약
• 환자를 똑바로 쳐다보고 말하라. • 짧은 문장을 이용하라. • 비형식적이거나 전문적이지 않은 어휘를 이용하는 것을 피하라. • 인내심을 가지고 이해하려 하라. • 환자의 비언어적인 메시지들을 관찰하라. • 중요한 정보를 반복해서 말하라. • 환자에게 중요한 지시사항이나 정보를 환자의 말로 반복해서 말해줄 것인지를 물어라. • 임시 통역을 이용하는 것을 피하라.

동안 실수할 가능성을 높이게 될 것이다.

3. 비형식적이거나 전문적이지 않은 어휘를 이용하는 것을 피하라. 여기에는 속어, 직유, 은유, 말의 모양 등이 포함된다. 그 대신, 형식적이지만 간단한 말이나 어휘를 이용하라.

예: "That new doctor *rocks*"

더 나은 말: "That new doctor is *excellent*." (저 의사는 아주 훌륭합니다)

예: "He is as *healthy* as a horse." 혹은 "She is *sick as a dog*."

더 나은 말: "He is really health."(그는 정말로 건강합니다) 혹은 "She is *quite sick*." (그녀는 아주 아파요)

예: "Have you been *blue lately*?"

더 나은 말: "Have you been feeling sad?" (최근에 슬픈 기분을 느꼈나요?)

예: "Don't worry that the medication was not effective. There is more than one way to *skin a cat*."

더 나은 말: "Don't worry that the medication was not effective. There are *other options for your treatment*." (그 약이 효과가 없다고 걱정하지 마세요. 당신의 치료를 위한 다른 옵션들이 있습니다)

4. 인내심을 가지고 이해하려 하라. 통역을 통한 환자와의 상호작용은 시간이 더 많이 걸린다. 모든 말들이 모든 언어로 다 있는 것은 아니다. 따라서 통역은 같은 의미를 하나의 단어나 어구로 표현하기 위해 많은 단어들을 이용할 필요가 있다. 또한 통역은 메시지를 가장 정확하게 통역하기 위해 보다 깊은 설명이나 명확화에 대해 보건의료전문가에게 묻기 위해 가끔 잠시 중단할 필요가 있다.

5. 환자의 비언어적 메시지들을 관찰하라. 2장에서 논의된 것처럼 환자는 많은 양의 정보를 비언어적인 방법으로 전달할 수 있다. 이것은 환자의 기분, 그리고 아마도 그들의 메시지를 명확히 하는 것을 도울 것이다.

6. 중요한 정보를 반복해서 말하라. 7장의 환자교육에서 논의된 것처럼 정보를 반복해서 말해주는 것은 메시지를 강화시키는데 도움이 된다. 이것은 또한 환자가 이 중요한 정보에 대해 질문을 할 수 있는 추가의 기회들을 제공해 줄 것이다.

역할 연기

언어장벽

파트너와 함께 임상 환경에서 메시지를 전달하는 형식적인 방법 그리고 비형식적인 방법이 있는 그러한 다른 경우들을 확인해 보라. 각각의 한 쌍의 메시지에서 영어가 자신의 모국어가 아닌 환자가 어떻게 비형식적인 메시지를 잘못 이해할 수 있는지를 토론하라.

7. "되 가르치다(*teach back*)"를 이용하라. 다시 말하면, 환자에게 자신들의 말로 중요한 지시사항이나 정보를 반복해서 말해보도록 요구하라. 이것은 환자가 보건의료전문가가 전달한 메시지를 정확하게 해석하고 이해했음을 확인해 줄 것이다.

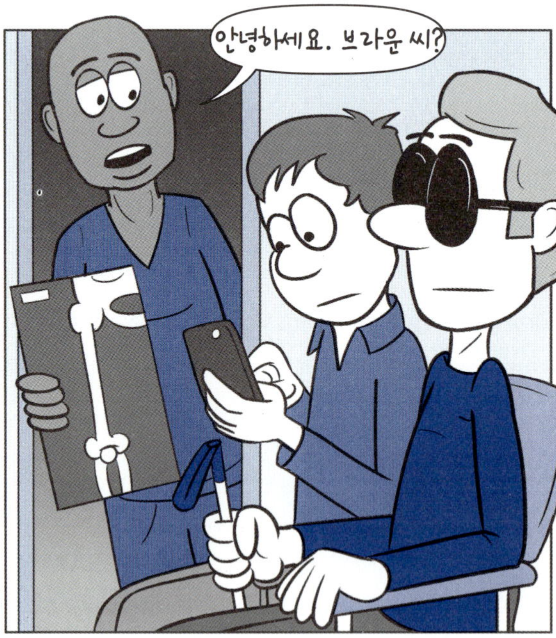

그림 6-2 시각장애. 시력 상실을 제외하고는 시각적으로 손상된 환자들은 일반 정상인들과 같으며, 그와 같이 대우 받아야 한다.

시각장애

시력 상실(vision loss)은 심지어 교정용 렌즈(안경 혹은 콘택트렌즈)를 썼을 때조차도 보는 데에 어려움이 있는 것 그리고 완전히 앞이 안 보이는 것 등을 말한다. 2,500만 명 이상의 미국인들이 심각한 시력 상실을 겪고 있는 것으로 보고되기 때문에 이것은 미국에서는 중대한 문제이다. 그러나 그들의 시각장애를 제외하고는 이들 환자는 일반인들과 같으며, 그들은 그와 같이 대우 받아야 한다. 언어 장벽에서처럼 시각장애가 반드시 손상된 의사소통으로 이끄는 것은 아니다.

보건의료전문가는 시각장애가 있는 환자들과 가장 효율적으로 의사소통하고 상호작용하기 위하여 다양한 전략들을 이용할 수 있다. 품위, 존중, 상식 등에 주로 기초하고 있는 이러한 전략들에는 다음의 것들이 포함된다.

1. 환자에게 인사하라. 당신이 환자에게 접근하거나 혹은 임상 지역에 들어설 때에 환자에게 인사를 하고, 당신이 누구인지 분명히 확인시켜주고, 일반적인 목소리 톤으로 말하라. 환자와 악수를 하되, 단 환자들이 손을 내밀 경우에만 그리하라.
2. 환자에게 직접 말을 하라. 당신이 대화를 하는 동안에(즉, 얼굴을 맞대고) 환자와 직접 대면해서 말을 하고, 환자의 이름을 불러서 당신이 그들을 부르고 있음을 환자들이 알 수 있게끔 하라. 일반적인 자세를 취하라. (즉, 필요에 따라서 앉거나 서 있는 것) 만약 그 대화에 참여하는 가족이나 다른 보건의료전

표 6-2

시각장애 환자와의 의사소통 전략들에 대한 요약

- 환자에게 인사하라.
- 환자들이 손을 내미는 경우에만 환자와 악수하라.
- 환자에게 직접 대면하여 말하라.
- 당신이 환자를 만지기 이전에 당신이 그렇게 할 것임을 환자에게 미리 말하라.
- 당신이 환자에게 무엇을 하고 있는지를 환자에게 설명하라.
- 구두 상으로 설명을 하라.
- 일반적으로 "look"(보세요) 이나 "see" 라는 말을 이용하라.
- 당신이 그 구역을 언제 떠나는지를 환자에게 말하라.
- 먼저 묻지 않고서 환자를 이끌려고 하지 마라.
- 환자의 안내견을 만지거나 주의력을 산만하게 하지 마라.
- 당신과 안내견 사이에 환자를 두고서 걸으라.
- 인내심을 가지고 자상하게 대하고 시간의 여유를 가져라.
- 적절한 숙식을 제공하라.

문가 같은 그러한 다른 개인들이 있다면 당신이 누구를 부르고 있는지를 명확히 하라.

3. 당신이 환자를 만지기 이전에, 당신이 그렇게 할 것임을 환자에게 미리 말하라. 주사바늘, 차가운 청진기, 혹은 다른 의료 물품이나 장비들로 시각장애의 환자를 놀라게 하지 마라. 모든 환자들처럼 당신이 어떤 일을 할 때에 당신이 무엇을 하고 있는지를 설명하라.
4. 구두상으로 설명을 하라. 지시사항을 말해줄 때 정상 시력을 가진 환자들에게 시각적으로 분명한 그러한 정보를 전달하는 것처럼 설명을 해 주라. "이것이 환자들에게 아무런 가치가 없다", 라는 그러한 말을 하거나 제스처를 하지 마라.
5. 일반적으로 "*look*" 혹은 "*see*"라는 말들을 이용하라. 시각장애의 환자들은 앞이 보이는 사람들이 쓰는 말과 같은 어휘를 가지고 있으며, 이러한 말들은 대화의 자연스러운 일부분이다. 그러한 말들을 피하는 것은 어색하거나 불편한 상황을 만들어낼 수도 있다.
6. 당신이 그 구역을 언제 떠날 것인지를 환자에게 말해주라. 다른 개인들이 그 구역에 남아 있을 것인지, 혹은 환자가 혼자 있게 될 것인지를 환자에게 알려주라. 마찬가지로 당신이 언제 되돌아오는지를 환자에게 알려주라.
7. 먼저 묻지 않고서 환자를 이끌려고 하지 마라. 만약 환자가 도움을 원한다면 환자가 동작을 조절하기 위하여 당신의 팔꿈치 윗부분을 잡거나 혹은 당신의 어깨 위에 그들이 손을 얹도록 하라.
8. 환자의 안내견을 절대로 만지거나 주의력을 산만하게 하지 마라. 안내견이 마구(harness)를 차고 있을 때에는 그 안내견은 일을 하고 있는 중이며, 개의 주

역할 연기

시각장애 환자와의 상호작용하기

3~4개의 그룹으로 —한 그룹은 앞이 안 보이는 환자, 다른 그룹은 보건의료전문가, 1~2개의 관찰자 그룹— 교대로 환자와 보건의료전문가의 역할을 맡아서, 다음의 시나리오들에 대한 역할 놀이를 해 보라.

1. 한 병원 보조원이 대기실에서 환자에게 인사를 하고 그 환자를 진료실로 데려간 다음에 떠난다.
2. 한 간호사가 진료실에 들어와서 환자의 오른 쪽 팔에서 맥박을 잰다. 그 다음 간호사는 환자의 체중을 잰다.
3. 방사선 기술자가 환자에게 엑스레이를 찍기 위해 앙와위(손바닥을 위로 하는 자세)에 이어서 복위(손바닥을 뒤 엎은 자세)로 왼쪽 팔을 놓으라고 지시한다.

각각의 역할 놀이 시나리오를 따라 한 후에 환자와 보건의료전문가 사이의 상호작용을 토론하라. 상호작용을 촉진시키는데 있어서 무엇이 효과적이었는가? 무엇이 상호작용에 부정적인 영향을 미쳤는가? 보건의료전문가 측의 부적절한 행동이 환자가 어떤 기분이 들게끔 만들었는가?

인이 아닌 다른 누군가가 만지거나 주의력을 산만하게 해서는 안 된다. 만약 환자의 안내견이 휴식을 취하고 있다면 개를 만지기 이전에 환자의 허락을 받으라.

9. 당신과 안내견 사이에 환자를 두고서 걸으라. 만약 안내견이 있는 환자가 당신의 추가적인 도움을 필요로 한다면 환자의 다른 쪽으로 접근해서 걸으라. 다시 말하면, 당신과 안내견 사이에 환자를 두고서 걸으라. 안내견은 자신이 여전히 책임을 맡고 있으며 자기 주인에 대해서 책임을 맡고 있는 것으로 훈련되어 있다.

10. 적절한 숙식을 제공하라. 기본적으로 혹은 전체적으로 앞이 보이지 않는 환자들은 오디오 테이프나 브레일 점자 형식으로 준비된 의학 정보를 필요로 한다. 낮은 시력을 가진 환자들은 페이지 여백이 사방으로 적어도 1인치, 라인들 사이에 적어도 1.5 스페이스, 그리고 활자와 배경 사이에 상당한 대조가 되어 있으며(즉, 흰 종이 위의 검은색 활자), 14, 16, 혹은 18 포인트 크기의 폰트로 인쇄된 서면 자료들을 필요로 할 것이다.

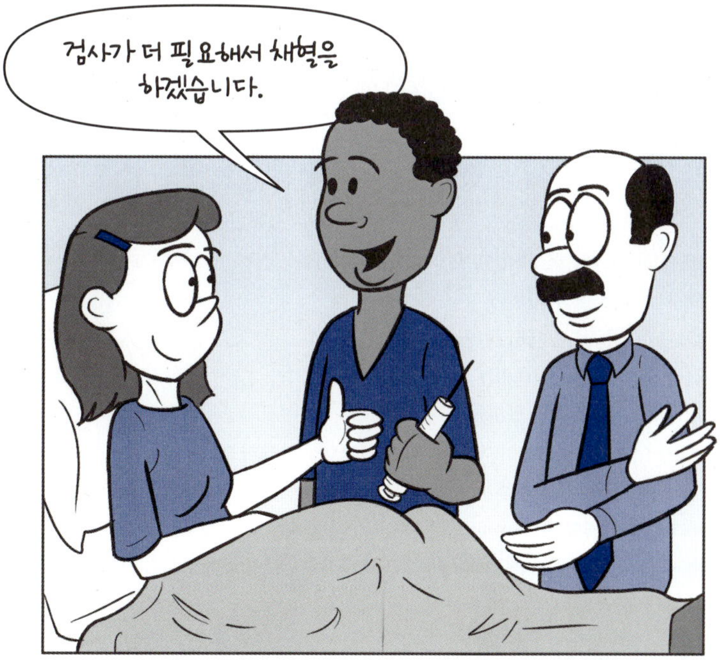

그림 6-3 청각장애(deafness) 혹은 청각 상실. 많은 청각장애인이나 듣는데 어려움이 있는 환자들은 상대의 말을 잘 읽는다. 많은 이들이 ASL/미국 수화(American Sign Language)를 통해서 의사소통하는 것을 선호한다. 따라서 임상 환경에서 ASL 전문 통역을 이용하는 것이 필수적일 것이다.

청각장애(Deafness) 및 청각 상실(Hearing Loss)

"deaf" 라는 말은 자신의 청각에 의존하거나 정보를 처리하는 하나의 수단으로서 청각을 이용하기에 충분할 정도로 잘 들을 수 없는 그러한 환자들을 지칭한다. (소문자 deaf는, 청각학적인 상태를 말할 때 이용된다. 대문자 Deaf는 언어, ASL, 문화를 공유하는 어느 특정의 청각 장애 그룹을 지칭할 때에 이용된다) "hard on hearing"(듣는데 어려움이 있음) 이라는 말은 약간의 청력은 가지고 있으며, 의사소통 목적을 위해 약간의 청력을 이용할 수 있는 그러한 환자들을 지칭한다. 이들 환자들은 미약한 청각 상실부터 중간 정도의 청각상실이 있는 것으로 설명된다.

시각 상실처럼 청각 상실 또한 미국에서 커다란 문제이다. 2,800만 명 이상의 미국인들이 청각 장애이거나 듣는데 어려움이 있다. 이들 대부분이 65세 이상이기 때

표 6-3

Deaf 혹은 Hard on Hearing의 환자들과의 의사소통 전략에 대한 요약

- 환자와 직접 상호작용하라.
- 환자가 선호하는 의사소통 방식을 기록하고 존중해 주어라.
- 환자 앞에 당신을 위치시켜라.
- 환자가 당신이 다가오는 것을 볼 수 있도록 하라.
- 당신이 말하기 전에 환자의 관심을 끌어라.
- 일반적인 목소리 톤으로, 약간 더 크게, 그리고 보통의 속도로, 명료하게 말하라.
- 어구들 사이에서 잠시 쉬어라.
- 당신 입안에서 말이 맴돌게 하는 것을 피하라.
- 환자가 당신이 하는 말을 읽을 수 있도록 주변 상황을 최적화하라.
- 의학 용어 사용을 최소화하라.
- 환자와의 시선 접촉을 유지하라.
- 짧고 간단한 문장들을 이용하라.
- 비언어적인 의사소통을 이용하는 것을 포함시켜라.
- 환자의 비언어적 행동을 관찰하라.
- 당신의 어깨 너머로 혹은 보이지 않는 지역으로부터 말하지 마라.
- 가능한 한 최대한 주변 소음을 최소화하라.
- 메시지를 바꾸어서 말하라.
- 메시지를 글로 쓰라.
- 전문 통역을 이용하라.
- 주제 변화를 나타내라.
- 시각 보조물들로 대화를 보강하라.
- 환자에게 정보를 다시 말해보라고 요구하라.
- 인내심을 가지고 환자에게 자상하게 대하라.

문에 청각 장애이거나 청각에 어려움이 있는 환자들의 숫자가 전체 인구가 나이가 들어가면서 앞으로 상당히 증가할 것으로 예상된다. 따라서 보건의료전문가들은 이러한 점차 증가하고 있는 환자 집단과 효과적으로 의사소통하는 방법을 반드시 배워야만 한다. 시각 상실 환자들과 마찬가지로 청각 장애이거나 듣는데 어려움이 있는 환자들 또한 일반인과 같으며, 그와 같은 대우를 받아야 한다.

보건의료전문가와 청각 장애 혹은 청각에 어려움이 있는 환자들 사이의 비효율적인 의사소통은 잠재적인 환자의 당혹감, 불안, 두려움뿐만 아니라 진단 오류나 약물 치료 실수 등으로도 이끌 수가 있다. 미국 장애인법(American Disabilities Act)은 임상 의사들이 청각장애나 청각에 어려움이 있는 사람들 및 그 가족들과 효과적으로 의사소통을 할 수 있도록 보조의 혹은 보완 프로토콜(규약)을 제공할 것을 요구하고 있다. 예를 들면, 임상 환경에서 미국 수화(ASL)를 하는 전문 통역을 이용하는 것이 필수적일 것이다. 양쪽 귀가 들리지 않은 채로(bilaterally deaf) 태어난 환자들은 미국 수화로 의사소통할 가능성이 높으며, 이것은 영어에 기초하고 있지 않으며, 다른 문장 구조와 문법을 이용한다. 또한, 영어 소리들의 30%만이 입술에서 보이며, 이것은 아마도 입모양 읽기를 어렵게 만들 것이다. 실제로, 보건의료전문가와 환자 사이의 의사소통을 촉진시키는데 있어서 통역이 필수적인 경우들이 있을 것이다. 예를 들면, 복잡한 외과 수술 절차의 세부적인 것들과 같은 그러한 의사소통의 주제는 대단히 중요할 것이며, 시간 제약은 느리거나 깊은 생각을 요하는 의사소통에 대한 여지를 남겨 놓지 않을 것이다. 의료 통역을 이용하는 경우에서처럼 만약 환자가 수화 통역을 이용한다면, 통역이 아니라 직접 환자를 보고서 이야기하라.

보건의료전문가는 인내심을 가지고 환자에게 자상하게 대하는 것을 반드시 명심해야 한다. 모든 사람들 특히 듣는데 어려움이 있는 환자들은 그들이 피곤하거나, 아프거나, 통증이 있을 때, 듣고 이해하는 것을 더 잘하지 못할 것임을 유념하라. 그들이 긴 시간 동안 집중한 상태로 있을 때 그것은 이 환자들에게는 상당한 부담이 될 수 있다. 만약 어느 시점에서 환자가 당신의 말을 이해하지 못한다면, "그것은 중요하지 않아요"라고 절대로 말하지 말아라. 그 이유는, 이 말이 그 환자에게는 거만하고 무시하는 말투가 되기 때문이다.

보건의료전문가는 청각장애이거나 듣는데 어려움이 있는 환자들과 가장 효과적으로 의사소통을 하고 상호작용을 하기 위해 다양한 전략들을 이용할 수 있다. 시각장애의 환자들에서 제안된 전략들처럼 이들 전략들은 품위, 존중, 상식에 기초하고 있다.

1. 환자가 당신이 다가오는 것을 보게끔 확실히 하라. 이것은 그들이 깜짝 놀라게 만드는 것을 피할 수 있게 해 줄 것이다.
2. 환자와 직접 상호작용을 하라. 환자들을 따라올 수도 있는 친구나 가족들에 반

대되는 것으로서 당신의 환자에 집중하라. 이 환자는 자신의 개성, 품위, 혹은 지능이 아니라 자신의 들을 수 있는 능력을 상실한 것이다. 가능하다면 있는 그대로의 그들 수준에 같이 맞추라. 환자를 똑바로 쳐다보라. 의료 기록을 검토하거나 기록하는 동안에 아니면 여러 일을 동시에 하고 있는 동안에 환자들에게 이야기 하는 것을 피하라. 마지막으로, 가능한 한 최대한 주변 소음을 최소화하라. 청각에 어려움이 있는 대부분의 환자들은 외부로부터의 소음 혹은 같이 나는 소음이 있을 때 말을 이해하는데 더 큰 어려움이 있다.

3. 환자가 선호하는 의사소통 방법을 기록하고 존중해 주라.
4. 만약 당신의 환자가 어느 한 쪽 귀로 더 잘 듣는다면, 이것을 환자 기록에 표시해 두고 그에 맞춰서 당신의 위치를 잡어라.
5. 당신이 말하기 이전에 환자의 관심을 끌어라. 환자의 이름을 말하거나, 혹은 손을 들거나 환자의 팔을 만지는 등의 작은 제스처를 취하라. 이것은 환자가 자신의 주의력을 집중할 수 있게 해주며, 대화의 시작 시에 말을 빠뜨리는 것을 피할 수 있게 해준다. 청각에 어려움이 있는 환자는 장비 간섭 때문에 청각 보조기구를 껴야만 하는 그러한 특수한 상황도 있음을 유념하라. 이러한 경우에 보건의료전문가는 반드시 환자의 관심을 끌거나, 혹은 그 과정 동안에 그들에게 무엇이 요구되는지를 설명해야만 한다.
6. 일반적인 목소리 톤으로, 약간 더 크게, 그리고 적절한 속도로, 명확하게 말하라. 어구들 사이에서 잠시 쉬라. 소리치거나, 혹은 당신의 입 움직임을 과장하지 말아라. 소리치는 것은 말의 소리를 왜곡시키며, 청취를 보다 어렵게 만들 것이다. 또한 시끄러운 말은, 청각 보조기구를 차고 있는 환자에게는 고통스러울 것이며, 아주 심하게 청각 장애인 환자에게는 도움이 전혀 안 될 것이다. 마지막으로, 소리치기는 그 환자의 사생활 상실의 결과에 이를 것이다. 어구들 사이에서 잠시 쉬는 것은 환자에게 당신이 말 한 것을 처리할 수 있는 시간을 제공해 줄 것이다.
7. Speech reading을 위한 여건을 최적화하라. 청각장애나 청각에 어려움이 있는 많은 환자들은 입 모양을 잘 읽을 수 있다(good speech reader). 조명이 환자 뒤에 있도록 그리고 그들의 눈에 반사되지 않도록 하라. 조명이 그들 뒤에 있게 되면 그들은 당신의 얼굴과 입술 모양을 명확히 보게 될 것이다. 당신의 손이나 수술용 마스크 같은 그러한 장애물들을 당신 얼굴 앞에 놓는 것을 피하라. 그 이유는 이것이 당신의 얼굴이나 입술을 가릴 것이기 때문이다. 또한 당신 입속에 어떤 것을 넣고 있는 것을 피하라. 껌이나 캔디, 펜과 같은 것들은 당신의 말을 이해하는 것을 더욱 어렵게 만들 것이다. 당신의 어깨 너머로 혹은 보이지 않는 곳으로부터 이야기하지 마라. 예를 들면, 방사선 기술자는 일반적으로 보호막 뒤에서 "숨을 참으세요"라고 말할 것이다. 한 가지 대안의 방법은 요구되는 행동을 위한 신호로서 조명을 이용하는 것이다.

8. **의학 용어 사용을 최소화하라.** 보건의료전문가는 의학 용어가 청각 장애이거나 청각에 어려움이 있는 환자들에게는 특수한 문제를 제기할 수도 있음을 반드시 유념해야 한다. Speech reader들은 일반적으로 어휘나 여러 주제들에 대한 과거의 경험에 의존한다. 엄청난 양의 새로운 의학 용어들은 환자가 보건의료전문가의 말을 따라가고 이해하는 것을 어렵게 만들 수 있다.
9. **환자와의 시선 접촉을 유지하라.** 환자는 다른 누군가가 그 방에 들어 왔는지 혹은 어떤 일이 그 방의 다른 곳에서 발생하고 있는지를 예상하면서 방을 둘러보며 당신의 시선을 따라갈 가능성이 높다. 혹은, 환자는 당신의 임의적인 눈동자 움직임을 자신들에 대한 무관심이나 불편함으로 잘못 해석할 수도 있다.
10. **비언어적인 의사소통을 이용하고 관찰하는 것을 포함시켜라.** 당신의 구두 메시지를 보완하기 위해 적절할 때에 얼굴 표정이나 제스처 같은 비언어적 형태의 의사소통을 이용하라. 또한, 환자의 비언어적 행위를 관찰하라. 만약 어떤 혼란, 상처, 혹은 오해의 기미가 보인다면, 즉시 그리고 기민하게 환자에게 그들이 당신의 말을 이해했는지를 물으라. 당신은 또한 당신의 메시지가 정확히 해석되었는지의 여부를 알기 위하여 환자에게 유도 질문을 할 수도 있다.
11. **메시지를 고쳐서 말하거나 글로 쓰라.** 만약 환자가 당신의 메시지를 이해하는데 어려움이 있다면, 같은 것을 다른 방식으로 말하는 것을 찾으라. 같은 말을 계속해서 반복하지 말아라. 예를 들면, 당신이 "이 주사는 따끔할 수도 있습니다"라고 말할 때 환자가 그 말을 이해 못한다면, 그 말을 다시 한 번 반복하라. 만약 이것이 성공적이지 못하면, 당신의 말을 "이 주사는 아플 수도 있습니다"라고 바꾸어 말하라. 만약 메시지를 바꾸어 말하는 것이 효과가 없다면, 환자에게 전체 메시지의 일부를 글로 적어주라. 읽기 쉽게 적으라. 하지만 글로 쓰는 것의 이점은 한계가 있을 것이다. 글로 쓰는 것은 느리며, 성가신 일이다. 또한 제한된 구두 능력을 가지고 있는 환자들은 글로 쓰인 형식을 이용하여 자신들을 표현하는데 있어서 어려움이 있을 수도 있다.
12. **주제 변경을 표시하라.** 대화를 하는 동안에 주제를 변경할 때에 환자가 새로운 주제가 무엇인지를 알 수 있게끔 만들라. 갑작스런 주제 변경은 아주 혼란스러운 것이 될 수 있으며, 효과적인 의사소통의 붕괴로 이끌 수 있다.
13. **시각 보조물들로 대화를 보강하라.** 시각 보조물들을 이용하는 것은 의시소통의 효율성을 상당히 향상시킬 수 있다. 모든 시각 보조물은 똑바로 선 자세로 있어야 하며, 당신의 얼굴을 가리지 않고서 가능한 한 최대한 당신에게 가깝게 있어야 한다. 이것은 환자가 당신과 시각 보조물을 동시에 관찰하는 것을 가능하게 해주며, 당신과 보조물 사이에서 앞뒤로 쳐다보아야만 하는 것을 피할 수 있게 해 줄 것이다. TV에 나오는 기상학자나 기상 캐스터를 생각해 보라. 그들은 카메라를 똑바로 쳐다보고 말을 하면서도 자기들 뒤에 있는 기상 지도

를 향해서 제스처를 할 수가 있다. 연습을 하면 보건의료전문가도 또한, 자세를 바꾸거나 환자와의 시선을 피하지 않고서도 환자와 직접 쳐다보며 말을 하는 동안에 시각 보조물을 향해서 제스처를 취할 수 있게 될 것이다.

14. 되 가르치는 것(*teach back*)을 이용하라. 다른 언어를 쓰는 환자에서처럼 환자에게 정보를 반복해서 말해보도록 요구하라. 청각에 어려움이 있는 환자에게 예약 시간이나 약에 대한 상세한 내용(예: 약 복용량, 하루에 몇 번 먹어야 되는가 등) 같은 그러한 특정의 정보를 제공할 때에 환자가 당신에게 구체적인 것들을 다시 반복해서 말하도록 시켜라. 많은 숫자들이나 말들은 비슷하게 들린다.

고령(Advanced Age)

미국의 노인 인구의 크기는 현저히 증가하고 있다. 미군 병사들이 제2차 세계대전 이후에 고향으로 돌아왔을 때, 미국은 출생률에 있어서 심각하면서도 장기간의 급격한 증가를 겪었다. 1946년에서 1964년 사이에 태어난 사람들은 현재 "베이비부머"라고 불린다. 2010년에 7,600만 명의 베이비부머들이 있는 것으로 추정되고 있

역할 연기

청각장애 환자와 의사소통하기

3~4개의 그룹에서 —하나는 청각장애 그룹, 하나는 보건의료전문가 그룹, 그리고 하나 혹은 둘은 관찰자 그룹— 교대로 환자와 보건의료전문가의 역할을 맡아서 해보고, 환자의 의료 기록에서 다음의 내용들을 기록해 본다(그림 5-2 참조).

1. 교정용 렌즈를 착용합니까?
2. 빈번한 혹은 심각한 두통이 있습니까?
3. 폐렴을 앓은 적이 있습니까?
4. 열이나 알레르기성 비염이 있습니까?
5. 천식이 있습니까?
6. 흉부에 어떤 통증이나 압박감이 있습니까?
7. 뼈가 부러진 적이 있습니까?
8. 빈번한 소화불량이 있습니까?
9. 수면에 문제가 있습니까?
10. 화학 요법을 받은 적이 있습니까?
11. 우울하거나 과도하게 걱정을 많이 합니까?
12. 담배를 이용합니까?

환자와의 의사소통을 촉진시키는데 있어서 어떤 전략이나 기법들이 효과적이었는지를 토론하라. 무엇이 의사소통에 장애를 일으켰는가? 보건의료전문가측의 부적절한 행동이 환자의 기분을 어떻게 만들었는가?

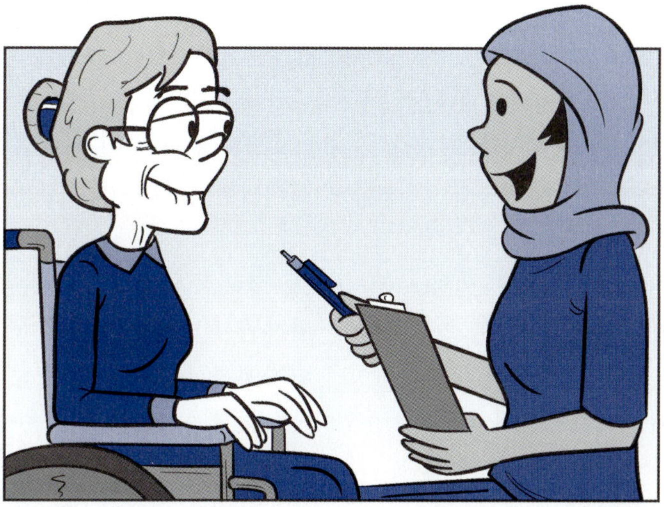

그림 6-4 고령. 노인들과 보건의료전문가들 사이의 의사소통은 시각 상실 및 청각상실, 기억력 감퇴, 그리고 더 느려지는 정보 처리 등을 포함하여 여러 요인들에 의해서 손상될 수 있다.

다. 이들 중에서 가장 나이가 많은 사람들은 2006년에 60세가 되었다. 이 그룹이 계속해서 고령화되면서 전체 미국 인구의 성격이 급격히 변화할 것이다. 미국 인구조사 통계국은 2030년경이면 5,800만 명 이상이 65세 이상이 될 것으로 추정하였다.

노인들의 쇠퇴하는 건강 및 복합 질병 관리는 매년 병원 의사들이나 헬스 케어 제공자들에 대한 여러 번의 방문으로 이어지고 있다. 불행히도 이들 노인 환자들과 보건의료전문가들 사이의 의사소통은 감각상실(예: 본 장의 앞에서 논의된, 시각 상실과 청각 상실), 기억력 감퇴, 그리고 더 느려지는 정보 처리 등을 포함하여 여러 요인들에 의해서 손상될 수 있다. 이처럼, 헬스 케어 제공자들은 보다 나이가 많은 환자들에게 가장 효과적인 사람이 되기 위해 자신들의 의사소통을 반드시 조절해야만 한다.

보건의료전문가는 고령의 환자들과 가장 효과적으로 의사소통하고 상호작용하기 위하여 다음을 포함하여 여러 가지 다양한 전략들을 이용할 수 있다.

1. 하루 중에서 이른 시간에 노인환자들의 스케줄을 잡고 추가의 시간을 할당하라. 노인들은 하루 중에서 늦은 시간에는 피곤해지는 경향이 있다. 또한 이른 시간의 진료 예약은 당신이 제 시간에 일할 가능성이 높기 때문에 당신이 이들 환자들에게 추가의 시간을 쓰는 것을 가능하게 해 줄 것이다. 노인들의 쇠퇴하는 건강으로 인해 이들 환자에게는 보다 많은 의학 정보가 전달될 필요가 있다. 앞서 언급된 것처럼, 이들 환자 중의 일부는 젊은 환자들에 비해 보다 느리게 정보를 처리할 것이다. 이러한 두 가지 요인 모두 보건의료전문가가 노인 환

자들에게 더 많은 시간을 쓸 것을 요구할 것이다.

2. **천천히, 명확하게, 그리고 크게 말하라.** 보다 느린 속도는 환자가 자신들에게 전달된 정보를 처리하고 그것을 기억 속에 저장하는 것을 가능하게 해 줄 것이다. 또한 간단한 단어들과 짧은 문장들을 이용하는 것이 최고다. 환자에게 친숙한 단어들을 선택하라. 간소화된 지시사항은 환자가 따르기에 더욱 쉬울 것이다.
3. **중요한 정보를 반복해서 말하고, 지시사항을 글로 적어라.** 환자에게 중요한 정보를 여러 번 반복해서 말하고 요약하라. 환자들이 병원 진료실을 떠날 때 정보를 잊어버린다면 글로 적은 지시사항은 환자에게 참조를 제공해 준다.
4. **한 번에 하나의 주제에 집중하고 주의력 산만을 최소화하라.** 이것은 환자 측의 혼란의 가능성을 줄여줄 것이다.
5. **환자와 대면하고, 시선접촉을 유지하라.** 얼굴을 마주 대하고 앉는 것은 시각 상실이나 청각 상실을 겪고 있는 환자들과의 의사소통을 촉진시킬 것이다. 이것은 또한 이들 환자의 주의력 산만을 최소화하고, 그들이 보건의료전문가에게 집중하도록 도움을 줄 것이다.
6. **시각 보조물들을 이용하라.** 차트, 모형, 그리고 도형들은, 당신의 메시지를 보강해 줄 것이고, 시각 학습자들에게 도움이 될 것이다. 다른 환자들에서처럼 환자들이 질문할 수 있는 기회를 제공하라. 이것은 그들이 정보에 대해 이해했다는 것을 확인해 줄 것이다.

표 6-4

고령의 환자들과의 의사소통 전략에 대한 요약

- 하루 중 이른 시간에 고령의 환자들의 스케줄을 잡아라.
- 추가의 시간을 할당하라.
- 천천히, 명료하게, 그리고 크게 말하라.
- 간단한 단어와 짧은 문장을 이용하라.
- 중요한 정보를 반복해서 말하라.
- 지시사항을 글로 적어라.
- 한 번에 하나의 주제에 집중하라.
- 주의력 산만을 최소화하라.
- 환자와 대면하여 시선 접촉을 유지하라.
- 시각 보조물을 이용하라.
- 환자가 질문할 수 있는 기회를 제공하라.

정신 착란 및 치매

노인들의 신체 건강의 쇠퇴 외에도 일부 노인 환자들은 또한 인지 능력도 감퇴되어 있다. 다시 말하면, 그들은 혼란을 겪을 가능성이 높은 것이다. 두 가지 형태의 혼란(*confusion*)이 있다. 정신 착란으로도 알려진 급성 혼란(*acute confusion*)은 환자가 일시적 혹은 되돌릴 수 있는 지남력상실, 환각, 혹은 망상의 시기를 겪을 때 발생한다. 이러한 일들이 발생할 때에 환자는 주의력을 모으고, 휴식을 취하거나, 수면을 취하는 것이 어려움을 알게 될 것이다. 심각한 혼란은 일반적으로 갑작스럽게 시작되는데, 이것은 특정의 리스크 요인이나 원인 등과 관련되어 있다. 예를 들면, 노인들은 종종 젊은 환자들과는 달리 전신 마취를 시키는데, 이것은 어느 일정 기간 동안의 심각한 정신 착란의 결과에 이를 수 있다. 이러한 사건들은 몇 시간 혹은 며칠 동안 지속될 수도 있다.

치매(*dementia*)로서도 알려진 만성 혼란(*chronic confusion*)은 환자가 점진적이고, 돌이킬 수 없는 정신 기능의 쇠퇴를 겪을 때 발생하며, 기억력 손상, 추론, 판단, 추상적 사고, 이해, 학습, 임무 수행 그리고 언어 사용 등을 하지 못하는 것 등을 그 특징으로 한다. 퇴행 과정을 포함하고 있는 만성 혼란은 일반적으로 수개월 혹은 수년에 걸쳐서 발생하는 은밀하게 시작되는 것이다.

역할 연기

시각 보조물의 이용

파트너와 함께 — 한 명은 노인, 한 명은 보건의료전문가 — 교대로 환자와 보건의료전문가의 역할을 맡아서 해보고, 다음의 시나리오의 각각의 내용을 따라해 본다.

1. 뼈 모형을 이용하여 방사선 기술자는 환자에게 그들의 파열된 추간 연골의 위치를 지적해 준다.
2. 해부학 차트를 이용하여 간호사는 위식도 역류가 어디서 발생하는지 그리고 왜 그것이 "심장이 타는 것" 같이 느껴지는지를 설명해 준다.
3. 해부학 차트를 이용하여 임상 보조사는 환자가 무거운 상자를 들다가 어느 근육을 삐었는지를 지적해 준다.

환자와의 의사소통을 촉진시키는데 있어서 무엇이 효과적이었는지 토론하라. 무엇이 의사소통에 장애를 일으켰는가?

인구 고령화는 미국의 치매 확산의 현저한 증가를 수반하였다. 65세 이상 노인 환자들의 약 10% 그리고 85세 이상 노인 환자들의 거의 절반이 일종의 치매를 가지고 있다. 이것들 중에서 가장 흔한 것이 알츠하이머병인데, 이것은 치매의 65%를 차지하고 있다. 알츠하이머 협회는 500만 명의 미국인들이 이 질병을 가지고 있으며, 이 수치의 두 배 이상이 향후 30년 이내에 걸리게 될 것으로 보고하고 있다.

인지적으로 손상된 환자들, 특히 치매에 걸린 환자들과 효과적으로 의사소통하

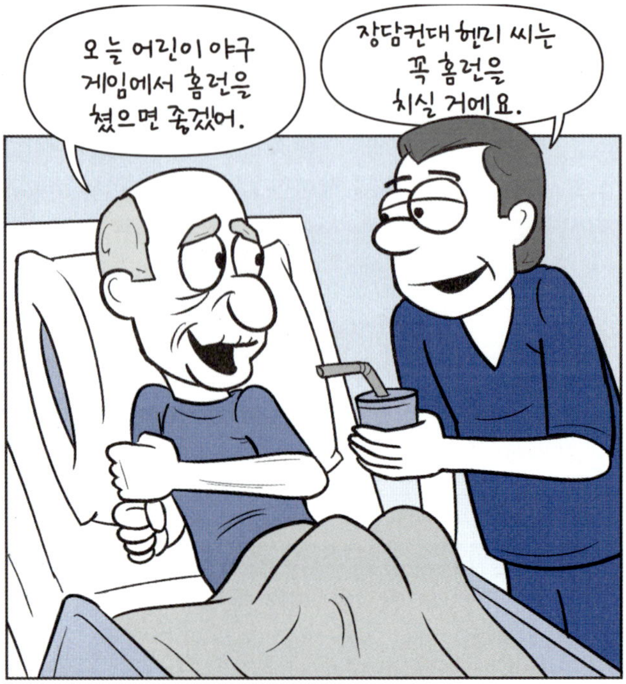
오늘 어린이 야구 게임에서 홈런을 쳤으면 좋겠어.
장담컨대 헨리 씨는 꼭 홈런을 치실 거예요.

그림 6–5 치매. 만성 혼란 혹은 치매는 점진적이고 돌이킬 수 없는 정신 기능의 쇠퇴를 그 특징으로 하며, 기억력 손상, 그리고 추론, 판단, 추상적 사고, 이해 및 학습을 하지 못하는 것 등을 포함하고 있다.

는 것은 헬스 케어 제공자들에게는 특히 힘든 일이다. 보건의료전문가는 이들 환자들과 가장 효과적으로 의사소통하고 상호작용하기 위해 다음을 포함하여 다양한 전략들을 이용할 수 있다.

1. 잠에서 깨거나 해가 진 이후에 환자로부터의 정신 혼란이 증가하는 것을 예상하라. 치매가 있는 많은 환자들은 하루 중의 늦은 시간에 증가된 정신 혼란을 겪으며, 따라서 "sundowning" 이라는 용어를 쓴다.
2. 정면에서 환자에게 접근을 하고 환자의 이름을 불러라. 만약 환자들이 예기치 않게 몸을 터치 당하거나, 혹은 뒤에서 접근을 당하면, 환자들은 깜짝 놀랄 것이다.
3. 환자의 개인 공간을 존중해 주고 당신이 보다 가까이 다가가면서 그들의 반응을 관찰하라. 환자로부터 약 팔 길이 정도에 자신을 위치시키고서 시작하라.
4. 환자를 깜짝 놀라게 하거나 초조하게 만드는 갑작스런 움직임을 피하라. 친근한 얼굴 표정을 유지하라. 침착하고 안심시키는 태도를 취하라. 관심을 나타내고, 시선 접촉을 유지하라. 이 환자들은 불안, 자긍심의 상실, 초조함 혹은 우울증 등과 싸우고 있을 수도 있음을 항상 유념하라.
5. 낮은 톤의 목소리로 천천히 그리고 분명하게 말하라. 간단한 단어나 문장을 이용

표 6-5

정신 착란 혹은 치매가 있는 환자들과의 의사소통 전략에 대한 요약
• 환자가 잠에서 깰 때 그리고 해가 졌을 때, 정신 혼란이 증가하는 것을 예상하라. • 정면에서 환자에게 접근하고, 환자의 이름을 불러라. • 환자의 개인 공간을 존중해 주고, 당신이 보다 가까이 다가가면서, 그들의 반응을 관찰하라. • 환자를 깜짝 놀라게 하거나 초조하게 만드는 갑작스런 움직임을 피하라. • 낮은 톤의 목소리로 천천히 그리고 분명하게 말하라. • 한 번에 하나씩 질문하라. • 한 단계의 방향이나 지시사항들을 전달하라. • 당신의 비언어적 메시지들을 항상 유념하라. • 환자와 의견을 달리하거나 다투지 말아라.

하라. 모호하거나 혼란스러운 표현을 피하라. 예를 들면, "Here you go."(자, 여기 있어요) 대신에, "Your hat is on the table."(당신의 모자가 테이블 위에 있어요) 라고 말하라.

6. **한 번에 하나씩 질문하라.** 이것은 혼란을 최소화하는데 도움이 될 것이다. 환자가 반응할 적절한 시간을 허용하라. 만약 환자가 질문을 이해하는데 어려움이 있고, 잘못된 말을 사용하거나 혹은 그들의 응답으로 올바른 말을 찾을 수 없으면, 당신의 질문을 환자가 원하는 응답을 제공해줄 그러한 문장의 형태로 바꾸어 말하라.
7. **한 단계의 방향이나 지시사항들을 전달하라.** 한번에 너무 많은 단계들 혹은 방향들은 너무나 빨리 환자를 압도하게 될 것이고, 그리하여 혼란에 빠질 것이다. 환자가 그 행동을 수행할 수 있는 적절한 시간을 허용해 주어라.
8. **당신의 비언어적 메시지들을 항상 유념하라.** 치매가 있는 환자들은 특히 당신의 바디 랭귀지와 기분에 민감할 것이다. 환자에게 침착한 메시지를 전달하기 위하여 비언어적 의사소통을 이용하라. 예를 들면, 환자에게 미소 짓고 고개를 끄덕여라. 비언어적 제스처와 손가락으로 가리키는 것 또한, 당신의 구두 메시지를 보강하기 위해 이용될 수 있다.
9. **환자와 의견을 달리하거나 다투지 말아라.** 치매가 있는 환자들은 망상이나 착란 등이 있다. 그들의 이야기에 의해 전달되는 감정에 대해 응답해 주어라. 이 환자들에 대해 달래주고 지지하는 태도를 유지하라.

역할 연기

치매가 있는 환자와의 상호작용하기

3~4개의 그룹에서 — 한 그룹은 환자, 한 그룹은 환자 케어 테크니션(PCT), 그리고 한 두 그룹은 관찰자 — 다음의 시나리오에 따라서 행동해 보라.

87세의 한 노인이 요양원에 살고 있다. 지난 몇 개월이 지나면서, 이 노인은 점차 정신이 혼미해지고, 특히 아침에 잠에서 깰 때 그리고 저녁에 더욱 더 그러하다. 한 PCT(환자 케어 전문가)가 이 노인에게 저녁 식사를 준비해 주게 된다. 이 PCT는 노인이 머리를 빗고 목욕 가운을 입는 것을 도와주려 한다. 그들이 상호작용을 하는 동안에, 노인은 언제 자기 어머니가 식료품 가게에서 돌아올 것인지를 묻는다. 노인은 자신의 애완견 맥스가 배고프지 않을까 걱정하고 있다.

환자와의 상호작용을 촉진시키는데 있어서 무엇이 효과적이었는지를 토론하라. 무엇이 이 상호작용에 부정적인 영향을 미쳤는가? PCT 측의 부적절한 행동이 환자에게 어떻게 영향을 미쳤는가?

복습 질문

객관적 질문

1. 10명 중 9명의 성인이 능숙한 건강 이해도를 가지고 있다. (참/거짓?)
2. 낮은 건강 이해도를 가진 개인들이 보다 빈약한 건강 결과와 보다 높은 헬스 케어 비용을 가진다. (참/거짓?)
3. 가족들은 그들이 환자를 잘 알기 때문에 다른 언어를 쓰는 환자들에 대한 의료 통역으로서 더 선호된다. (참/거짓?)
4. 먼저 물어보지 않고서 시각장애 환자의 안내견을 결코 만지거나 쓰다듬지 않는 것이 최고로 좋다. (참/거짓?)
5. 소리치는 것은 말의 소리를 왜곡시키고, 스피치 리딩을 더 어렵게 만들 것이다. (참/거짓?)
6. 노인들이 이 시간대에 보다 깨어 있기 때문에 노인들을 하루 중 늦은 시간대에 스케줄 잡는 것이 더 좋다. (참/거짓?)
7. 시각 보조물들은 대부분의 당신 환자들과의 의사소통을 보강하는데 있어서 유용하다. (참/거짓?)
8. 심각한 정신 혼란은 치매로서 알려져 있다. (참/거짓?)
9. 망상이 있는 환자들이 실제로 일어나고 있는 일에 대해 올바로 알고 정보를 제공 받는 것이 권장된다. (참/거짓?)

간단한 질의 응답

1. 낮은 건강 이해도를 가진 환자와의 의사소통을 촉진시킬 적어도 3개의 전략을 논하라. 이들 전략이 왜 도움이 되는지 설명하라.
2. 다른 언어를 쓰는 환자와의 의사소통을 촉진시킬 적어도 3개의 전략을 논하라. 이들 전략이 왜 도움이 되는지 설명하라.
3. 시각장애이거나 시각이 손상된 환자와의 의사소통을 촉진시킬 적어도 3개의 전략을 논하라. 이들 전략이 왜 도움이 되는지 설명하라.
4. 청각장애이거나 듣는데 어려움이 있는 환자와의 의사소통을 촉진시킬 적어도 3개의 전략을 논하라. 이들 전략이 왜 도움이 되는지 설명하라.
5. 노인 환자와의 의사소통을 촉진시킬 적어도 3개의 전략을 논하라. 이들 전략이 왜 도움이 되는지 설명하라.
6. 정신 착란과 치매 사이에 구분을 하라.
7. 치매인 환자와의 의사소통을 촉진시킬 적어도 3개의 전략을 논하라. 이들 전략이 왜 도움이 되는지 설명하라.

임상적 응용

1. TV로부터 시선을 다른 곳으로 돌린 상태에서 당신이 좋아하는 의학 드라마 한 편을 지켜보라. 당신은 헬스 케어 제공자를 볼 수 없다는 사실을 유념하고, 그 드라마에 나오는 환자의 역할을 맡으라. 환자로서의 당신과 헬스 케어 제공자 사이의 상호작용을 논하라. 당신은 헬스 케어 제공자의 모든 말들을 완전히 이해할 수 있는가? 실제로 헬스 케어 제공자를 보지 못함으로써, 당신은 어떤 비언어적 메시지들을 놓치고 있다고, 당신은 생각하는가? 실제로 헬스 케어 제공자가 시각장애의 환자와 상호작용을 하고 있다면, 당신은 그 만남 동안에 의사소통을 촉진시키고 환자를 더 편안하게 만들어줄 그러한 어떤 변화들을 권장하겠는가?
2. 유방암 검사에서 방사선 기술자는 청각장애의 환자에 대한 유방암 검사를 수행해야 한다. 그 과정 동안에 환자와 상호작용하고 환자에게 지시하는데 이용될 행위들을 논하라.
3. 노인들에게서 흔히 발생하는 질병(예: 심장질환, 골다공증)에 대한 한 페이지짜리 소책자를 만들어 보라. 증상과 치료 옵션들을 포함시켜라. 환자가 어느 정도의 시각 상실이 있다는 가정을 하고서, 이 소책자를 준비하라. 이 특수한 환자에게 적절한 것이 될 당신이 만드는 소책자의 특징들을 확인하라.
4. 한 간호사가 92세 노인 여성 환자의 가슴 답답한 증상을 듣고 캡슐 형태의 약을

주기 위해 새벽 2시에 이 환자를 깨워야만 한다. 환자를 침착하게 만들고 안심을 시키면서, 이러한 일들을 완수하는데 이용될 수 있는 그러한 행동들을 논하라.

참고 문헌

1. Alzbrain.org. Communication tips when interacting with dementia patients. Retrieved April 2010 from www.alzbrain.org/pdf/handouts/2059.%20communicATION%20 TIPS20FOR%20DEMENTIA%20 PATIENTS.
2. American Foundation for the Blind. Facts and figures on Americans with vision loss. Retrieved April 2010 from http://www.afb.org/Section.asp? SectionID=15&TopicID=413&DocumentID=4900.
3. Baby Boomer Headquarters. The boomer stats. Retrieved April 2010 from http://www.bbhq.com/bomrstat.htm.
4. Breen LM. What should I do if my patient does not speak English? *JAMA*. 1999;282:819.
5. Brown WS. Communicating with hearing-impaired patients, *West J Med*. 1977; 127(2):164-168.
6. Center for Health Care Strategies. Health Literacy Fact Sheets. Retrieved April 2010 from www.chcs.org/publications3960/publications_show.htm?doc_id291711.
7. Centers for Disease Control and Prevention, Division of Health Communication and Marketing. What we know about health literacy. Retrieved April 2010 from http://www.cdc.gov/healthmarketing/resources.htm.
8. Chen A. Doctoring across the language divide. *Health Affairs*. 2006; 25(3):808-813.
9. Cohen AL, Rivara F, Marcuse EK, et al. Are language barriers associated with serious medical events in hospitalized pediatric patients? *Pediatrics*. 2005;116(3):575-579.
10. ElderCare Online. Communicating with impaired elderly persons. Retrieved April 2010 from http://www.ec-online.net/Knowledge/Articles/communication.html.
11. Glassman P. Health literacy. http://nnlm.gov/outreach/consumer/hlthlit.html.
12. Gregg J, Saha S. Communicative competence: a framework for understanding language barriers in health care. *J Gen Intern Med*. 2007; 22 (Suppl2):368-370.
13. Hearing Loss Web. Tips for the hearing person. Retrieved April 2010 from http://www.hearinglossweb.com/Issues/OralCommunications/tips1.htm.
14. Hampers LC, Cha S, Gutglass DJ, et al. Language barriers and resource utilization in a pediatric emergency department. *Pediatrics*. 1999; 103:1253-1256.
15. Hampers LC, McNulty JE. Professional interpreters and bilingual physicians in a pediatric emergency department: effect on resource utilization. *Arch Pediatr Adolesce*

Med. 2002;156:1108-1113.

16. Hilgers J. Comforting a confused patient. *Nursing*. 2003;33(1):48-50.
17. Iezzoni LI, O''Day BL, Killeen M, et al. Communicating about health care: observations from persons who are deaf or hard of hearing, *Ann Intern Med*. 2004;140:356-362.
18. Kallail KJ. Communicating with patients at risk for low health literacy. *Kans J Med*. 2007, 22-26.
19. Kelly CK. Learning to communicate with *all* your patients, hiring interpreters – and other tips – to work with patients who are deaf or don't speak English, *Amer Coll Phys Observer*. November, 1997. Retrieved April 2010 from http://www.acpinternist.org/archives/1997/11/learncom.htm.
20. Kricos PB. Communication strategies: it takes two to tango! – part one. Retrieved April 2010 from http://www.hearinglossweb.com/Issues/Oral Communications/Strategies/strat.htm.
21. Kricos PB. Communication strategies: it takes two to tango! – part two. Retrieved April 2010 from http://www.hearinglossweb.com/Issues/Oral Communications/Strategies/stratb.htm.
22. National Association of the Deaf. Community and culture – Frequently asked questions. Retrieved April 2010 from http://www.nad.org/issues/american-sign-language/community-and-culture-faq.
23. National Association of the Deaf. Resource Summary Page. Retrieved April 2010 from http://www.icdri.org/dhhi/national_association_of_the_deaf.htm.
24. Osborne H. In other words . . . when vision is an issue . . . communicating with patients who are visually impaired. Retrieved April 2010 from http://www.health-literacy.com/article.asp?PageID=3774.
25. Parker SO. Increasing physician-patient communication in the elderly. *HealthMad*. September 2008. Retrieved April 2010 from http://www.healthmad.com/Senior-Health/Increasing-Physician-Patient-Communicationin-the-Elderly.254003.
26. Partida Y. Language barriers and the patient encounter. *Virtual Mentor*. 2007; 9(8):566-571. Retrieved April 2010 from http://virtualmentor.ama-assn.org/2007/08/msoc1-0708.html.
27. Quick Guide to Health Literacy. Health literacy basics. Retrieved April 2010 from http://www.health.gov/communication/literacy/quickguide/factsbasic.htm.
28. Quick Guide to Health Literacy. Health literacy and health outcomes. Retrieved April 2010 from http://www.health.gov/communication/literacy/quickguide/factsliteracy.htm.
29. Quick Guide to Health Literacy. Improve the usability of health information. Retrieved April 2010 from http://www.health.gov/communication/literacy/quickguide/healthinfo.htm.
30. Quick Guide to Health Literacy. Improve the usability of health services. Retrieved

April 2010 from http://www.health.gov/communication/literacy/quickguide/services.htm.

31. Quick Guide to Health Literacy. Advocate for health literacy in your organization. Retrieved April 2010 from http://www.health.gov/communication/literacy/quickguide/advocate.htm.

32. Raynor DK, Yerassimou N. Medicines information?-leaving blind people behind? *Br J Med*. 1997;315:268.

33. Robinson TE, White GL, Houchins JC. Improving communication with older patients: tips from the literature. American Academy of Family Physicians. *Fam Pract Manage*. September 2006. Retrieved April 2010 from http://www.aafp.org/fpm/2006/0900/p73.html.

34. Shank SL, Ratchford J. Confused about confusion? *National Center of Continuing Education*. Retrieved April 2010 from http://www.nursece.com/onlinecourses/3178.html.

35. Stevens S. Assisting the blind and visually impaired: guidelines for eye health workers and other helpers. *Commun Eye Health*. 2003;16(45):7-9.

36. *Taber's Cyclopedia Medical Dictionary*, 20th ed. Philadelphia: F. A. Davis Co; 2005.

37. University of Michigan Medical School. Cultural Competence for Clinicians, How to work with a foreign language interpreter. Retrieved April 2010 from http://www.med.umich.edu/pteducation/cultcomp.htm.

38. U.S. Census Bureau. Oldest baby boomers turn 60! Retrieved April 2010 from http://www.census.gov/Press-Release/www/releases/archives/facts_for_features_special_editions/006105.html.

39. U.S. Department of Labor, Office of Disability Employment Policy. Communicating with and about people with disabilities. Retrieved April 2010 from http://www.dol.gov/odep/pubs/fact/comucate.htm.

40. Wagenaar DB. Communicating with the elderly. *Dial and Diag*. April, 2007. Retrieved April 2010 from https://www.do-online.org/pdf/pub_dd0407wagenaar.pdf.

7

환자 교육 (PATIENT EDUCATION)

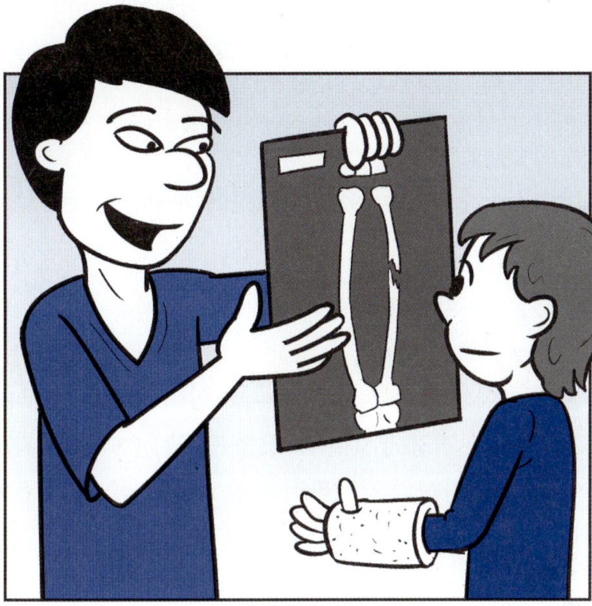

학습목표

- 환자 교육의 이점을 안다.
- 교육 방법을 결정하는 요소에 대하여 설명한다.
- 교육에 대한 환자의 반응에 영향을 줄 수 있는 요소에 대하여 설명한다.
- 행동변화의 목표를 세우고, 포함되어야 할 교육내용을 결정한다. 또한 교육 시 분명한 의사소통을 할 수 있도록 하는 요소에 관하여 논의한다.
- 세 가지 학습 유형을 구분한다.
- 교육을 할 때에 어떻게 환자와 상호작용을 하고, 양방향의 의사소통을 하는 것이 바람직한지 설명한다.
- 효과적인 환자 교육을 위한 전략에 대하여 토론한다.
- 시각적인 자료와 문서로 된 자료를 사용하는 교육의 장점에 대하여 설명하고, 잠재적인 한계점을 확인한다.

서론

환자 교육의 이점(Benefit)

보건의료전문가는 건강과 질병, 질병의 진단과정 및 치료방법에 관하여 많은 것을 알고 있으며, 특히 본인의 전문분야에 대해서는 더 많은 지식을 가지고 있다. 그러나 대부분의 환자들은 건강에 관한 이러한 내용에 친숙하지 않으며, 잘 알지 못한다. 따라서 환자들은 자신의 건강에 관하여 올바른 판단을 하지 못하게 되고, 그 결과 건강 상태가 좋지 않게 될 수 있다. 따라서 보건의료전문가는 환자를 치료하는 것 이외에 환자를 교육하는 중요한 역할을 담당해야 한다. 환자 교육은 건강을 관리하는 데에 긍정적인 효과가 있으며, 이의 중요한 세 가지 목적은 다음과 같다.

- 건강행동의 변화
- 건강상태의 개선
- (의사의 지시에 대한) 환자의 수용정도의 개선

환자 교육의 중요한 목표는 환자의 건강 행동을 변화시키는 것이다. 예를 들어, 보건의료전문가는 환자에게 피임기구의 올바른 사용법과 좋은 영양상태, 흡연과 음주의 유해, 또는 규칙적인 운동의 효과에 대하여 알려줄 수 있다. 이러한 교육을 통하여 환자들은 자신의 건강을 관리하는 데 있어 중요한 역할을 할 수 있게 된다. 실제로 스스로 자신의 건강에 좋은 영향을 줄 수 있다고 생각하는 환자들은 그렇지 않은 사람에 비하여 자신의 건강관리를 잘 한다는 근거도 있다.

두 번째 환자 교육의 목표는 환자의 건강상태를 개선시키는 것이다. 예를 들어, 자외선차단제 사용에 관한 교육은 피부암 발생의 위험을 감소시킬 수 있다. 정기적인 유방 검사에 대한 지침을 주어 유방암을 조기 발견할 수 있으며 이에 따라 치료의 예후를 현저하게 개선시킬 수 있다.

마지막으로 환자 교육은 치료계획을 환자들이 보다 잘 수용할 수 있도록 하여준다. 예를 들어 고혈압 환자는 겉으로 나타나는 증상이 없는 상태에서 신체 내부기관에 깊은 손상을 주는 경우가 종종 있다. 증상 없이 진행되기 때문에 일부 환자들은 의료진의 치료 권고사항을 가볍게 생각한다. 교육을 잘 받은 환자들은 혈압을 낮추기 위하여 식이습관을 바꾸고, 규칙적인 운동을 하려고 하며, 약을 잘 복용하려고 노력한다. 환자들이 교육을 받아 의사의 지시를 수용하는 것이 왜 중요한지 이해하고 나면 이를 더욱 잘 수용하고자 하며, 이로 인해 더욱더 만족하게 된다. 그러므로 모든 보건의료전문가들이 가지는 궁극적인 목표는 환자들과 함께 정보를 공유하고, 건강에 관하여 환자들이 올바른 결정을 할 수 있도록 만드는 것이다.

환자교육은 정보의 전달 이상을 포함한다

환자 교육에서 중요하게 생각해야 하는 것은 건강에 관한 지식 전달이 필요하지만,

지식을 전달하는 것이 건강관련 행동에 영향을 주기에는 충분하지 않다는 점이다. 지식만으로도 충분하다면 흡연과 음주, 비만, 무계획적 임신, 성적으로 전염되는 질병의 발병률이 감소해야 하며, 환자들은 콜레스테롤 감소와 심장질환, 비만, 골다공증이 생기지 않기 위하여 잘 먹고, 운동을 더 많이 해야 한다.

그러나 보건의료전문가가 권하는 건강관련 권고사항에 순응하지 않는 환자는 약 50~90% 정도이다. 이전 장에서 언급하였듯이 어떤 환자들은 자신의 건강상태에 대하여 최소한의 지식만을 가지고 있다. 그러나 건강과 질병의 발생이 점점 복잡해지고 있어서 모든 것은 상황에 따라 달라질 수 있다. 결과적으로 환자가 보건의료전문가가 주는 건강에 관한 권고에 순응하지 않는 것은 충분한 지식이 없고, 자신의 건강상의 문제점과 치료에 대한 이해가 부족하고, 위험한 건강관련 행동을 고치는 것이 스스로 불가능하다고 생각하기 때문이다. 따라서 보건의료전문가는 환자와 대화하고 교육하는 능력을 키우기 위해 계속 노력을 해야 한다. 또한 환자를 격려하고, 환자에게 단호하게 이야기하며, 감정을 실어 이야기 할 때 환자의 반응을 항상 염두에 두어야 한다. 효과적으로 환자를 교육하기 위한 다양한 전략이 이번 장에 제시되어 있다.

환자 교육의 접근방법

환자 교육을 하기 위해서는 다음의 세 가지 단계를 거친다.

- 환자 상태의 사정
- 교육 설계
- 교육의 전략과 사용할 자원 선택

환자 상태의 사정(Assessment)

환자에게 개별적으로 필요한 교육의 종류를 결정하기 위하여 다음 네 가지 범주의 특징을 사정해야 한다: 교육에 관한 정보, 환자의 인구학적 자료, 환자의 학습유형, 그리고 교육에 포함되어야 하는 내용과 정보.

상황에 관한 정보(*situational context*)는 교육이 필요한 의학적 상태를 말한다(예: 만성 질환, 수술, 급성 질환).

교육에 관한 정보(*instructional context*)는 교육을 하게 되는 환경이다(예: 개인병원, 병원 입원실, 양로원, 외래병동). 주어진 환경이 교육의 효과에 영향을 미칠 수 있기 때문에 보건의료전문가들이 중요하게 생각하는 수많은 환경적인 요소들이 있다. 조명, 실내온도, 전달하는 내용을 분명하게 들을 수 있는 환자들의 상태, 집중을 방해하는 요소들 그리고 환자의 프라이버시 등이 이에 포함된다.

환자의 인구학적 자료는 교육에 대한 환자의 반응에 영향을 미칠 수 있는 특정한 정보를 의미한다. 이것은 다음의 것들을 포함한다.

- 인종과 문화적 배경: 특정 환자는 천연 의약품이나 침술과 같은 대체치료 방법을 선호할 수도 있다.
- 사회경제적인 배경
- 환자의 모국어
- 나이: 나이가 많은 환자가 보건의료전문가에게 좀 더 공손할 수 있다.
- 환자의 교육 수준
- 건강관리에 대한 배경: 이전에 건강관리에 관한 교육을 받은 경험이 환자의 관점에 영향을 미칠 수 있다.
- 신체적이거나 정신적인 상태: 통증은 환자의 마음을 산란시킬 수 있다; 분노, 우울 또는 불안함은 제공된 교육을 흡수하고 집중하는 능력에 부정적인 영향을 줄 수 있다.

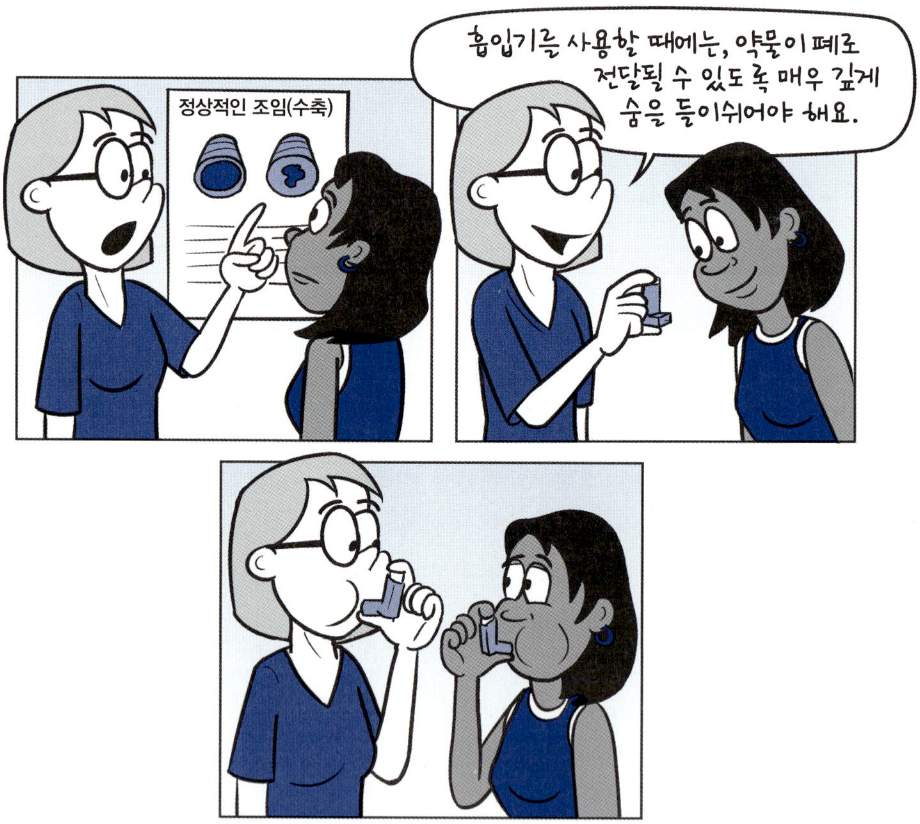
정상적인 조임(수축)
흡입기를 사용할 때에는, 약물이 폐로
전달될 수 있도록 매우 깊게
숨을 들이쉬어야 해요.

그림 7–1 학습자의 세 가지 유형. 개인마다 자신이 선호하는 학습유형이 있다. (A) 시각형 학습자(visual learner)는 사진, 도표, 인체해부 모형 등을 사용하였을 때 교육효과가 좋다. (B) 청각형 학습자(auditory learner)는 토론과 같은 말로 하는 교육을 선호한다. (C) 신체 활동형 학습자(kinesthetic learner)는 교육자가 어떤 활동이나 기술에 대해 시범을 보이는 신체활동을 통하여 배우게 된다.

보건의료전문가가 환자의 관점으로 더 많이 이해할수록, 더욱더 환자 맞춤형의 교육이 이루어지며, 교육자는 환자와 더 효과적인 의사소통을 할 수 있게 된다.

개인마다 자신이 선호하는 **학습유형**(*learning style*)이 있다. 다시 말해 사람들은 각자 다른 교육방법에서 최고의 교육효과를 보인다는 것이다.

- **시각형 학습자**(*visual learner*)는 사진, 도표, 해부 모형이나 문서를 사용하였을 때 교육효과가 좋다.
- **청각형 학습자**(*auditory learner*)는 질의응답이나 토론과 같은 말로 하는 교육을 선호한다.
- **신체 활동형 학습자**(*kinesthetic learner*)는 교육자가 어떤 활동이나 기술에 대해 시범을 보이고, 학습자가 따라서 연습하도록 하는 신체활동을 통하여 배우게 된다.

사정에서의 마지막 단계는 **내용 분석**(*content analysis*)이다. 이것은 특정 환자를 위한 교육내용에 어떤 정보를 담을지 교육자가 결정하는 단계이다. 어떤 정보를 필수로 교육내용에 포함할 것인지를 결정하고, 반대로 어떤 내용이 덜 중요하거나 불필요한 내용인지, 또는 단순하게 흥미로운 내용인지를 정하게 된다. 즉, 교육자는 **알 필요가 있는 것**과 **알면 좋은 것**을 구분해야 한다. 예를 들어 천식 환자를 교육하는 내용에는 천식을 유발시키는 원인을 피하는 방법과 치료방법, 흡입기(inhaler) 사용법이 반드시 포함되어 있어야 한다. 그 외의 다른 내용들(예: 특정 인구집단에서의 천식 발병률, 질병이 나타나는 병태생리학적 기전)은 중요하지 않은 정보라고 생각할 수 있다. 특정 환자를 위한 교육 자료의 적절성과 정보의 정확성, 그리고 자료의 출력 크기와 브로슈어와 같은 교육관련 문서의 읽기 수월한 정도 등의 요소들도 고려하여야 한다.

교육 프로그램의 설계(Design of the Instruction)

환자 교육을 설계하는 단계에서 보건의료전문가는 환자 상태를 사정한 자료에 근거하여 교육 내용을 구성하여야 한다. 보건의료전문가는 행동에 대한 목표를 세우는 것에서부터 시작해야 하는데, 이 행동은 교육의 결과로 나타나는 구체적이고 측정 가능한 것이어야 한다. 예를 들어 비만 환자의 행동 변화 목표는 식이조절과 운동요법을 통하여 일주일에 몇 킬로그램씩 감량하는 것을 포함할 수 있으며, 고혈압 환자는 약물을 잘 섭취하여 혈압을 정상 수준으로 유지하는 목표를 세울 수 있다.

교육은 내용이 분명하게 전달되도록 구성되어 있어야 한다. 교육 내용 중 가장 중요한 정보는 교육의 처음에 제공하고 마지막에 다시 반복하는 것이 효과적이다. 보건의료전문가는 환자들이 예상되는 어려운 점을 이야기하기 전에 추천하는 내용을 먼저 교육하여야 한다. 예를 들어 특정 약물에 대하여 교육할 때 도움이 되는 효과에 대하여 먼저 소개하여 잠재적으로 가지고 있는 약물의 부작용에 대하여 환자가 걱정하지 않도록 한다. 내용의 구성은 또한 필요한 교육의 종류에 따라서도 달라진다. 흡입기의 사용방법을 교육할 때에는 사용 절차에 대한 교육 혹은 단계별 교육(step-by-step method)을 시행하여야 한다. 혈당치 유지에 관한 교육은 특정 주제나 사람을 다루는 내용을 포함한다. 이러한 경우, 환자는 체중조절, 신체활동 수준, 인슐린 투약 등의 주제에 관하여 교육을 받을 수 있다.

교육의 전략과 자원의 선택 (Selection of Teaching Strategies and Resources)

교육을 개발하는 가장 마지막 단계는 특정 환자를 교육하는 데에 어떤 전략과 자원을 사용할 것인지를 선택하는 것이다. 교육 전략은 가르쳐야 하는 정보의 종류, 환자의 인구학적 특성과 학습유형, 교육환경, 사용 가능한 자원과 다양한 교육 전략에 대한 보건의료전문가의 선호도를 포함하여 여러 요인에 의하여 결정된다. 교육

표 7-1

요약 – 환자 교육을 하기 위한 전략

- 환자를 따뜻하게 맞이하고, 자신을 소개하라.
- 풍부한 지식과 경험이 있고, 자신감 있게 보이도록 하라.
- 환자에게 이미 알고 있는 것을 물어보고, 그것에 대하여 생각해보라.
- 평범한 언어를 사용하여 분명하고 전문가답게 의사소통할 수 있도록 하라.
- 환자가 비언어적으로 보여주는 단서를 잘 관찰하라.
- 환자 앞에서 무의식적으로 하는 자신의 행동에 주의하라.
- 환자의 신념이나 염려하는 사항을 교육 내용에 적용하라.
- 치료에 관하여 환자에게 충분하게 설명하라.
- 구체적으로 교육하라.
- 행동의 큰 변화보다 작은 변화가 일어날 수 있도록 권고하라.
- 바람직하지 않은 행동을 하지 않도록 하는 대신 새로운 행동을 한 가지 추천하라.
- 일상적인 행동에 새로운 행동을 연결하여 교육하라.
- 전문인으로서의 권위를 이용하라.
- 환자가 본인의 건강을 위한 권고사항을 잘 이행할 수 있도록 격려하라.
- 중요한 정보를 반복 교육하라.
- 환자와 충분하게 상호작용하라.
- 시범을 보여주고 연습하는 방법을 활용하라.
- 여러 가지 교육 방법을 함께 사용하라.
- 환자에게 질문이나 염려되는 사항이 있는지 확인하라.
- 환자의 선택을 존중하라.

에 사용되는 자원은 인체해부 모형이나 도표, 문서나 시각자료, 동영상 매체, 또는 이러한 자원들이 조합된 형태 등을 모두 포함한다. 교육에는 보통 두 가지 종류의 매체가 활용되는데, 이는 교육에 직접 사용되는 것(예: 모형, 동영상 매체 등)과 환자가 집에서 참고하는 자료(예: 문서로 작성된 자료)이다.

환자 교육의 전략과 자원

효과적으로 환자 교육을 계획하고 수행하기 위한 전략과 자원은 다음의 것들을 포함한다.

1. **환자를 따뜻하게 맞이하고, 자신을 소개하라.** 환자와 팔을 뻗으면 닿을 정도의 거리를 두고 앉아 적절하게 눈을 마주치며, 환자의 프라이버시를 존중하고 비밀을 보장해 줌으로써 유대관계를 형성하도록 한다.
2. **풍부한 지식과 경험이 있고, 지적이며 자신감 있게 보이도록 하라.** 환자들이 잘 적응할 수 있도록 한다.
3. **환자에게 이미 알고 있는 것을 물어보고, 그것에 대하여 생각해보라.** 의사와 환자에 관한 미국 학회(the american academy on physician and patient)에서는 질문하고 — 이야기하고 — 질문하는 틀을 사용할 것을 제안한다. 이것은 보건의료전문가는 환자가 자신의 상태에 대하여 어떻게 이해하고 어떤 관점으로 생각하고 있는지, 그리고 치료의 결과를 어떻게 예상하고 있는지 질문하는 것으로 교육을 시작하여야 한다는 것이다. 이렇게 함으로써 교육자는 그 환자에게 맞는 설명을 할 수 있다. 그 다음 환자의 질병에 대한 진단과 치료 계획을 설명하여 주고, 마지막으로 환자가 가지고 있는 궁금한 사항을 질문할 수 있도록 하는 방법이다.
4. **평범한 언어를 사용하여 분명하고 전문가답게 의사소통할 수 있도록 하라.** 평범한 언어를 사용한다는 것은 정보를 지나치게 단순화하여 요점이 정확하지 않도록 하는 것을 의미하는 것이 아니다. 이는 보다 간결하게 표현하여 분명하고 효과적인 의사소통을 할 수 있도록 하는 것이다. 예를 들어:

   - 문장을 짧고 간결하게 한다.
   - "환자"나 "사람"과 같은 3인칭 대명사 대신 "당신"과 같은 2인칭 대명사를 사용한다.
   - 세 음절 이상의 단어 사용을 제한하고, 가능하면 짧은 단어를 사용한다.
   - 의학 용어를 과도하게 사용하지 않도록 한다. 환자들은 잘 모르거나 이해가 되지 않더라도 잘 이야기하지 않는다. 꼭 사용해야 할 필요가 있다면 환자에게 용어에 대하여 잘 설명하여 주도록 하며, 환자가 그 용어를 이해하였는지 반드시 확인하도록 한다.

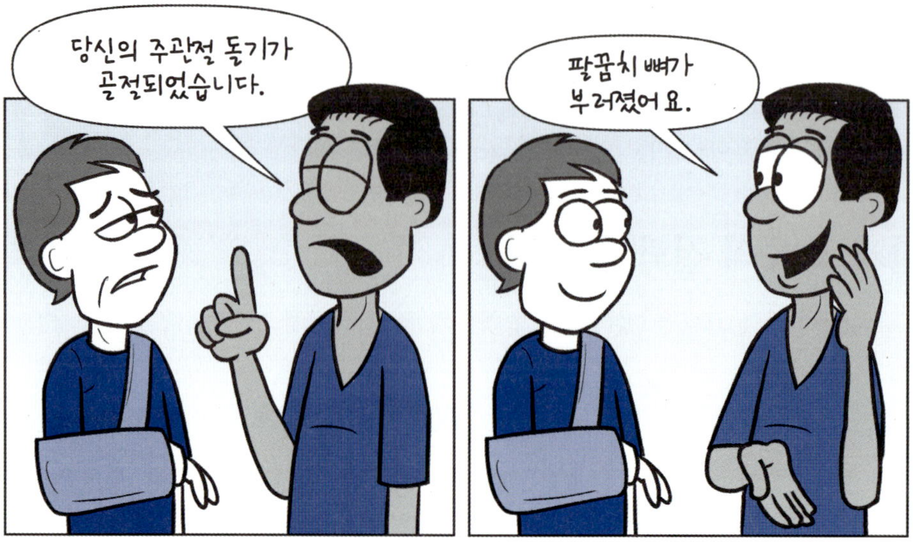
당신의 주관절 돌기가
골절되었습니다.
팔꿈치 뼈가
부러졌어요.

그림 7-2 의학 용어와 일반적인 용어. 환자들은 의학 용어를 잘 이해하기가 어렵다. 가능하다면, 환자가 이해할 수 있도록 의학 용어를 일반적인 용어로 바꾸어 설명하도록 한다.

- 가능하다면, 의학 용어 대신 일반적인 용어를 사용하도록 한다. 이에 대한 예시는 다음과 같다.
  "정맥주사(IV) 혹은 근육주사(IM)" 대신 "주사(shot)"
  "투약(medication)" 대신 "약 복용(pill)"
  "진통제(analgesic)" 대신 "진통제(pain reliever)"
  "오심, 구역(nausea)" 대신 "소화불량(stomach upset)"
  "심근경색증(myocardial infarction)" 대신 "심장마비(heart attack)"
  "뇌혈관장애(cerebrovascular accident)" 대신 "뇌졸중(stroke)"
  "요골 또는 척골 골절(fractured radius or ulna)" 대신 "부러지다(broken)"
- 전문가다운 목소리로 말한다. 이는 목소리의 높낮이(차분하고, 환자를 안심시키며 권위 있는 톤)와 크기(환자가 듣기에 적절한 크기), 그리고 빠르기(환자가 분명하게 들을 수 있고 이해할 수 있을 정도의 빠르기)를 모두 포함한다. 그리고 문법이 올바른 문장을 사용한다.

역할 연기

보건 분야에서 사용하는 일반적인 용어와 의학 용어

두 명이 짝이 되어 보건 분야에서 사용하는 의학 용어와 이와 짝을 이루는 일반 용어를 5개 이상 나열해보라.

표 7-2

일반적인 언어를 사용하여 분명하게 의사소통 하는 방법
• 문장을 짧고 간결하게 한다. • "당신"과 같은 2인칭 대명사를 사용한다. • 세 음절 이상의 단어 사용을 가급적 하지 않는다. • 의학 용어를 과도하게 사용하지 않는다. • 의학 용어를 일반적인 용어로 바꾸어 사용한다. • 전문가다운 목소리로 이야기한다.

5. **환자가 비언어적으로 보여주는 단서를 잘 관찰하라.** 환자가 교육내용을 얼마나 잘 이해하고 있고, 교육에 어느 정도 반응을 하는지 알 수 있는 단서가 된다.
6. **환자 앞에서 무의식적으로 하는 자신의 행동에 주의하라(2장 참조).** 전문가다운 모습을 유지하고, 눈 맞춤을 적절하게 하며, 손짓을 사용하는 것을 항상 생각한다. 그리고 환자와 적절한 거리를 유지하도록 한다.
7. **환자의 신념이나 염려하는 사항을 교육 내용에 적용하라.** 환자의 행동을 바꾸기 위하여 교육을 하기에 앞서 건강과 건강관련 행동에 관한 환자 본인의 인식을 아는 것은 매우 중요하다. 이는 환자에게 본인의 생각과 신념에 관하여 직접적으로 질문을 하고, 다음과 같은 내용을 포함하여 교육 계획에 관한 동의를 구하는 것이다:

   "당신은 무엇 때문에 담배를 끊지 못하고 계십니까?"
   "고혈압이라는 현재 상태가 당신에게는 어떤 의미인가요?"
   "자외선 차단제를 사용하지 않는 이유가 무엇입니까?"
   "식습관을 어떻게 바꾸었을 때 당신이 그것을 유지할 수 있다고 생각하십니까?"
   "당신은 매일 규칙적으로 운동을 할 수 있을 것 같다고 생각하십니까?"

   동일한 메시지로 모든 환자에게 적용하는 것은 비효과적이다. 권고사항을 줄 때에는 개별 환자의 신념과 관심도를 고려하여야 한다. 예를 들어 어떤 환자는 즉시 담배를 끊는 것은 불가능하다고 생각할 수 있다. 그런 환자에게는 하루에 피우는 담배의 개수를 점차적으로 줄이거나 금단현상을 줄이기 위하여 금연 패치를 사용하는 등의 조금 덜 부담스러운 권고사항을 줄 수 있다.
8. **치료에 관하여 환자에게 충분하게 설명하라.** 즉, 환자에게 치료의 목적 및 효과에 관한 것뿐 아니라 언제 효과가 나타날 것이라고 예상하는지도 환자에게 잘 전달해야 한다는 것이다. 예를 들어 항우울제의 치료 효과가 임상적으로 분명하게 나타나기까지는 보통 몇 주가 소요된다. 그러나 아스피린과 이부프로펜과 같은 진통제처럼 즉각적인 약 복용의 효과를 기대하는 환자의 경

우에는 항우울제의 치료 효과에 대해 좌절하거나 이를 이용한 치료를 중단할 수 있다.

9. **구체적으로 교육하라.** 환자들은 구체적인 지침을 주는 것을 더 편하게 생각하는 경향이 있다. 따라서 환자에게 분명하게 지켜야 할 것들을 이야기할 때 더 잘 따르게 된다.

   예를 들면 다음과 같은 것이다: 아침에 수술 예약이 있는 환자는 자정부터 음식이나 물을 섭취해서는 절대로 안 된다. 항생제를 처방받은 환자는 증상이 사라지거나 좋아졌다고 느껴진다 하더라도 처방받은 약을 모두 복용해야 한다.

10. **행동의 큰 변화보다 작은 변화가 일어날 수 있도록 권고하라.** 운동을 전혀 하지 않는 환자에게 일주일에 네 번 30~40분씩 에어로빅을 하라고 권고하는 것은 무리한 것일 수 있다. 그 대신 처음에는 짧게 한 번씩 운동을 하라고 조언할 수 있겠다. 예를 들어 일주일에 세 번 10분씩 걷기를 시작해 보는 것이다. 이 환자가 일주일마다 운동하는 시간을 5분씩 점차적으로 늘려간다면 원하는 만큼의 운동량을 달성할 수 있을 것이다.

11. **바람직하지 않은 행동을 하나 하지 않도록 하는 대신 새로운 행동을 한 가지 추천하라.** 어떤 환자는 어쩔 수 없이 외부활동을 해야 하거나, 햇빛에 노출될 수밖에 없는 상황일 수 있다. 그러므로 적절한 자외선 차단제를 사용하거나 모자를 쓰고 보호할 수 있는 옷을 입도록 하는 등의 새로운 행동에 대하여 추천할 수 있다.

12. **일상적인 행동에 새로운 행동을 연결하여 교육하라.** 환자의 일상생활에 관하여 논의하는 것부터 시작한다. 어떤 환자가 하루에 두 번 약을 복용해야 한다면, 아침과 저녁 칫솔질을 할 때 약을 먹을 것을 권유할 수 있으며, 하루에 세 번 복용해야 한다면 아침, 점심, 저녁 식사를 할 때 먹는 것으로 교육할 수 있다. 이러한 방법으로 교육한다면 일상적으로 하는 칫솔질이나 식사 등의 행동이 새로운 행동인 약을 먹는 것을 잊지 않게 해 주는 역할을 할 수 있다.

13. **전문인으로서의 권위를 이용하라.** 사람들은 보통 보건의료 전문가가 권위적인 사람이고, 해당 분야의 전문가라고 생각한다. 따라서 환자들은 보건의료 전문가를 존경하고, 그들이 주는 권고사항을 중요하게 생각한다. 그러므로 이러한 전문가는 환자에게 쉽지 않은 권고사항을 주는 데에 주저할 필요가 없다. 환자들은 오히려 전문가들의 말에 용기를 얻고 확고한 마음을 가질 수 있기 때문이다. 이에 대한 예시는 다음과 같다;

   "당신은 반드시 담배를 끊어야 합니다. 그러면 호흡하는 것이 훨씬 좋아질 수 있어요."

   "당신이 현재 섭취하고 있는 칼로리 중 30%를 줄이는 것이 좋습니다. 체

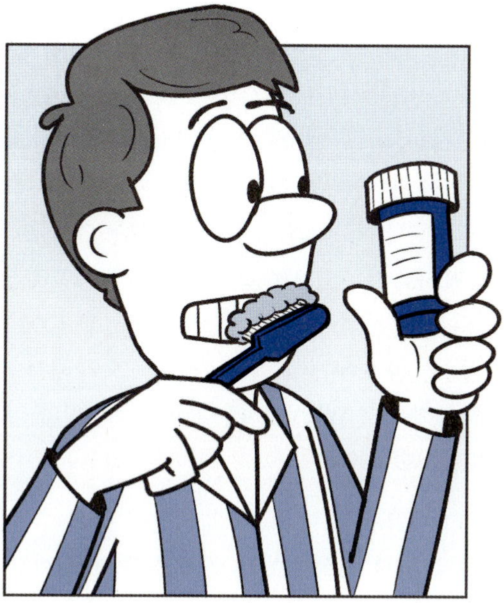

그림 7-3 일상적인 행동에 새로운 행동을 연결하여 교육하라. 칫솔질을 하는 것처럼 일상적인 행동이 새로운 행동인 약을 먹는 것을 잊지 않게 해 주는 역할을 할 수 있다.

중을 감소시키면 신체적으로나 정신적으로 훨씬 더 좋은 느낌을 가질 수 있습니다."

"혈당량을 잘 조절하기 위해서 단 것을 아무 때나 섭취해서는 안 됩니다. 혈당 수치가 크게 변하면 증상이 나타날 수 있어요."

권고사항에 대한 이점을 강조해서 설명해 줌으로써 권고사항을 수행하는 데 있어 나타날 수 있는 어려움을 감소시키는 데에 도움이 될 것이다. 또한 환자들의 자신감과 신뢰를 향상시키고, 순응 정도를 높일 수 있다. 환자에게 지시하는 말투가 가지는 잠재적인 문제점에 대해서는 3장에 기술되어 있다.

14. 환자가 본인의 건강을 위한 권고사항을 잘 이행할 수 있도록 격려하라. 예를 들어 심근경색증이나 심장마비가 있는 환자는 2차 심장마비가 일어날 가능성을 최소화하기 위하여 반드시 저지방식을 섭취해야 하며, 규칙적인 운동을 해야 한다. 고혈압이나 정신질환이 있는 환자들은 증상이 없을 때일지라도 처방된 약을 반드시 복용해야 한다. 당뇨 환자는 증상을 잘 조절하기 위하여 규칙적으로 혈당 수치를 점검해야 한다.

15. 중요한 정보를 반복 교육하라. 어떤 형태의 교육이든지 환자에게 전달하고자 하는 내용을 이야기하고, 또 이야기하고, 또 다시 이야기하는 것이 도움이 된다. 반복해서 전달하는 것이 내용을 강조하는데 좋다.

16. 환자와 충분하게 상호작용을 하라. 환자와의 의사소통이 양방향으로 이루어질

때 한 방향일 때보다 더욱 효과적인 교육이 된다. 보건의료전문가가 자신의 전공 분야의 전문가이지만 일상생활을 하고, 자신의 질병과 치료에 대하여 이해하며, 보건의료전문가의 권고사항을 지켰을 때에 나타날 수 있는 문제점을 예상하는 것은 환자이다. 따라서 보건의료전문가는 환자에게 관련된 질문을 하여 환자가 가지고 있는 관점을 이해하여야 한다. 환자의 의견을 분명하게 알수록 보건의료전문가는 환자가 잘 이해할 수 있도록 정보를 전달할 수 있고, 환자와 보건의료전문가 사이의 관계가 더 단단해질 수 있다. 또한 개방형 질문을 함으로써 환자의 참여를 이끌어내고, 교육에 집중할 수 있도록 할 수 있다. 예를 들어, 환자에게 교육한 내용을 요약해서 다시 이야기해보라고 하고, 정확하게 이해하고 대답하는지 확인할 수 있다. 보건의료전문가는 다음과 같이 이야기할 수 있다.

"제가 지금 전달한 내용을 나에게 다시 설명해 주실 수 있을까요?"
"열이 난다면, 언제 의사 선생님에게 연락을 해야 할까요?"

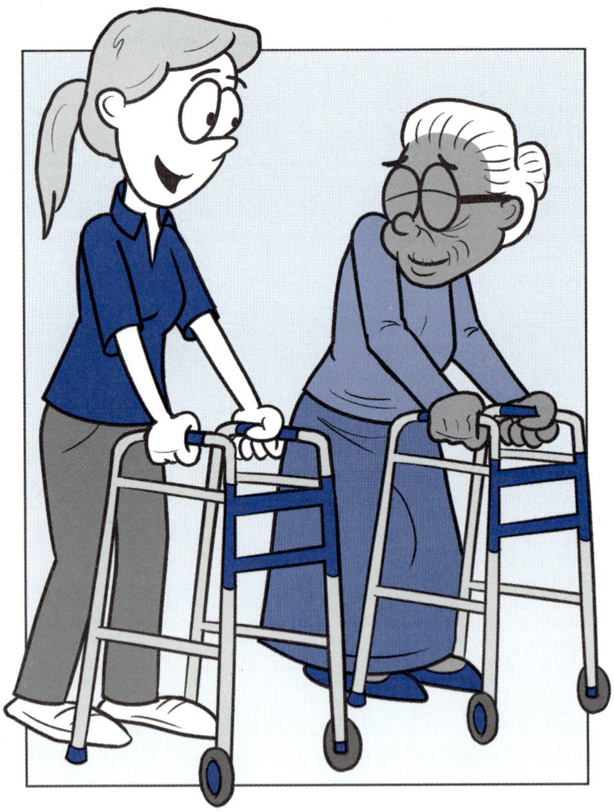

그림 7-4 시범을 보여주고 연습하는 방법. 신체 활동형 학습자(kinesthetic learners)는 직접 사용해야 하는 의료용품이나 기구들은 사용법을 먼저 보여주고 연습할 수 있도록 하는 교육 방법이 효과적이다.

17. 시범을 보여주고 연습하는 방법을 활용하라. 대부분의 사람들은 신체 활동형 학습자(kinesthetic learners)이다. 따라서 직접 사용해야 하는 의료용품이나 기구들은 사용법을 먼저 보여주고 연습할 수 있도록 하는 것이 효과적이다. 이러한 방법이 효과적인 경우에 대한 예가 다음에 제시되어 있다.

- 소아천식이 있는 환자에게 흡입기 사용법을 교육할 때
- 노쇠한 노인 환자에게 보행기의 사용법을 교육할 때
- 당뇨 환자에게 혈당측정기의 사용법을 교육할 때

보건의료전문가는 먼저 어떻게 사용하는지 시범을 모여 환자가 볼 수 있도록 한다. 그 다음 환자가 사용법을 연습하고, 보건의료전문가는 환자를 관찰한다. 이러한 방법을 적절하게 활용하면 환자는 배운 내용을 수행하는 데에 좀 더 자신감을 가지게 될 것이다.

18. 여러 가지 교육 방법을 함께 사용하라. 환자 교육은 언어적 의사소통으로 시작하는 것이 효과적이며, 이 내용에 관한 것은 이미 3장과 5장에서 자세하게 다루었다. 언어로 하는 환자 교육은 다른 교육 자료를 함께 사용하면 효과를 높일 수 있다. 인체해부 모형과 도표, 그림과 같은 시각적 자료와 비디오와 같은 시청각적 자료, 그리고 문서화된 자료들을 활용하면 보건의료전문가가 전달하고자 하는 의미를 분명하고 자세하게 잘 전달할 수 있다. 예를 들어 척추 모형을 활용하면 디스크나 신경압박이 있는 환자가 통증이 왜 생기는지, 그리고 치료 원리가 어떻게 되는지를 잘 이해할 수 있다. 관상동맥 폐색이 있는 환자는 혈관 성형술을 받아야 한다. 이럴 때 환자가 실제 수술에 사용되는 2mm 지름의 카테터를 직접 볼 수 있다면 수술에 관한 막연한 공포와 불안을 경감시킬 수 있다. 그러나 시각장애가 있는 환자에게는 시각적인 자료가 효과적이지 않다는 것을 염두에 두어야 한다.

특정 질병이나 수술 과정에 관하여 글로 쓴 자료는 환자가 집으로 가져가서 볼 수 있다. 그러나 문서가 있다고 해서 보건의료전문가와 환자 간에 직접적인 의사소통이나 상호작용이 생기는 것이 아니라는 것을 알아야 한다. 미국 교육부에 따르면 미국인 5명 중 한 명은 신문의 첫 페이지를 읽지 못한다고 한다. 따라서 환자가 당황하는 상황을 만들지 않기 위해서 읽을 수 있는 정도를 먼저 파악해야 한다. 의학에 관한 문서를 주었을 때 환자가 미소를 짓거나 고개를 끄덕인다면, 읽을 수 없는 것은 아닌지 다시 확인해야 한다. 또는 "안경을 안가지고 와서 글이 안보이네요."와 같은 말로 글을 읽는 것을 피하거나 작성해야 하는 서류를 다음에 가지고 오겠다고 하는 것도 환자가 글을 읽지 못한다는 단서가 될 수 있다. 일반적으로 5학년에서 6학년 정도의 읽는 수준 이상일 때 글로 된 정보를 제공하는 것이 효과적이라고 한다.

역할 연기

교육방법과 사용할 수 있는 자원

두 명이 짝이 되어 한 명은 환자가, 다른 한 명은 보건의료전문가가 되어 다음의 시나리오에 따라 한 가지 이상의 교육방법이나 교육자원을 활용하여 환자를 교육한다.

- 19세 대학생이 결막염이나 눈 감염이 있어 각 눈에 세 방울의 치료약을 넣어야 하는 상황에서 간호사가 환자교육을 한다.
- 24세의 여자 환자가 정강뼈가 골절되었으며, 현재 환자는 다친 뼈가 무엇인지 잘 모른다.

간호조무사가 이러한 상황에서 환자를 교육한다.

19. 환자에게 질문이나 염려되는 사항이 있는지 확인하라. 교육을 받고 나면 환자는 추가로 궁금한 것이 생기거나 염려되는 상황이 생길 수 있다. 따라서 환자에게 이러한 것들에 대하여 직접적으로 질문하고, 그뿐 아니라 잘 이해하지 못했거나 근심되는 부분이 있다는 비언어적인 단서가 있는지 잘 관찰해야 한다. 환자의 이야기를 주의 깊게 잘 듣고 그 상황을 공감하며 분명하게 대답할 수 있어야 한다.

20. 환자의 선택을 존중하라. 보건의료전문가는 가끔 환자가 최선의 치료방법이나 건강관련 행동을 선택하지 않는 것으로 느낄 수 있다. 그러나 항상 환자를 존중하는 마음으로 진료를 해야 한다는 사실은 매우 중요하다.

교육을 할 때 하지 말아야 할 행동들

보건의료전문가가 환자를 교육할 때 부정적인 영향을 주는 몇 가지 행동들이 있다. 다음이 그 예이다.

- 교육을 하는 중에 반복해서 자리를 떠났다가 되돌아오는 행동
- 병원의 다른 동료가 중간에 끼어들어 이야기하는 것을 허용하는 것
- 환자가 이야기할 때 눈을 피하고 책상의 서류만 쳐다보는 행동
- 환자에게 부정적인 표정을 짓거나 무시하는 것처럼 보이는 손동작을 하는 경우
- 환자의 걱정이나 선택에 대하여 판단하는 것처럼 보이는 설명을 하는 경우

보건의료전문가가 환자를 교육할 때 이러한 행동들을 최소화한다면, 보다 더 효과적인 교육이 이루어질 것이다.

역할 연기

좋지 않은 행동들

두 명이 짝이 되어 한 명은 환자가, 다른 한 명은 보건의료전문가가 되어 맹장수술을 한 후에 약 복용에 대하여 교육을 한다. 이때 위에서 언급한 부정적인 행동들을 몇 가지 함께 해 보고 이러한 행동이 환자에게 어떤 영향을 주는지 논의한다.

복습 질문

객관적 질문

1. 건강에 관하여 교육을 받은 환자는 보건의료전문가가 권고하는 사항을 좀 더 잘 지키는 경향이 있다. (참/거짓?)
2. 교육이 필요한 의학적 상태를 __________에 대한 정보라고 한다.
3. 환자에게 전달되어야 할 가장 중요한 정보는 교육의 가장 마지막에 설명하는 것이 좋다. (참/거짓?)
4. 보건의료전문가가 권고하는 치료에 대한 잠재적인 문제점이나 부작용에 대하여 환자가 고민하기 이전에 치료의 장점에 대하여 설명을 해 주어야 한다. (참/거짓?)
5. 환자를 교육할 때 일반적인 용어를 사용하는 것보다 의학적인 전문용어를 사용하는 것이 효과적이다. (참/거짓?)
6. 환자들은 큰 변화보다 작은 행동의 변화를 권고할 때 더 잘 따르는 경향이 있다. (참/거짓?)

간단한 질의 응답

1. 환자 교육의 세 가지 목표에 대하여 설명하라.
2. 환자의 인구학적 자료는 무엇인가? 교육에 대한 환자의 반응에 영향을 줄 수 있는 특징을 나열하라.
3. 학습 유형을 세 가지로 구분하여 설명하라. 이 중 당신은 어떤 학습 유형을 선호하는가? 왜 그러한가?
4. 행동의 목적은 무엇인가?
5. 보건의료전문가가 환자에게 일방적인 의사소통으로 교육을 하는 것보다 환자와 양방향의 의사소통을 하는 것이 효과적인 이유는 무엇인가?

임상적 응용

1. 한 가지 질환에 대하여 실제 이상에서 사용할 수 있도록 한 장짜리의 책자를 만든다. 증상과 치료 방법을 포함하도록 한다. 만든 책자를 평가하고, 당신의 특정 환자에게 적합하도록 수정한다.
2. 5살짜리 여자아이가 지독한 감기로 당신의 병원을 찾았다. 그 아이의 나머지 가족에게 감기가 옮지 않도록 하기 위해서 교육해야 하는 행동의 목표를 설명한다.

참고 문헌

1. American Society of Health-System Pharmacists. ASHP guidelines on pharmacist-conducted patient education and counseling. *AJHP*.
2. Barrier PA, Li JT-C, Jensen NM. Two words to improve physician-patient communication: what else? *Mayo Clin Proc*. 2003;78:211-214.
3. Booth KA, Whicker LG, Wyman TD, et. al. Medical Assisting, *Administrative and Clinical Procedures Including Anatomy and Physiology*. 3rd ed. Boston: McGraw Hill; 2009.
4. Haynes RB. The teaching of patient education concepts on therapeutic compliance to medical students. *Bull NY Acad Med*. 1985;61(2):123-134.
5. Keller VF, Carroll JG. A new model for physician-patient communication. *Patient Educ Couns*. 1994;23:131-140.
6. Kelly-Heidenthal P. *Nursing Leadership & Management*. Clifton Park, NY: Thomson Delmar Learning; 2003.
7. Lorig K. Patient Education and Counseling for Prevention. Retrieved May 2010 from http://odphp.osophs.dhhs.gov/pubs/guidecps/text/iv_edu.txt.
8. McCann DP, Blossom HJ. The physician as a patient educator, from theory to practice. *West J Med*. 1990;153(1):44-49.
9. McGivney MS, Meyer SM, Duncan-Hewitt W, et. al. Medication therapy management: its relationship to patient counseling, disease management, and pharmaceutical care. *J Am Pharm Assoc*. 2007;47(5):620-628.
10. Stein T. Unhealthy mismatch, major gaps in Americans" understanding of medical concepts. *Nurse Week*. Retrieved May 2010 from http://www.nurseweek.com/features/00-05/literacy.html.
11. UC Davis Center for Nursing Education. *Guidelines for preparing patient education handouts*. Retrieved May 2010 from http://www.ucdmc.ucdavis.edu/cne/health_education/guide.html.
12. U.S. Department of Health and Human Services, Office of Disease Prevention and Health Promotion, Plain language: A promising strategy for clearly communicating health information and improving health literacy. Retrieved May 2010 from http://www.health.gov/communication/literacy/plainlanguage/PlainLanguage.htm.
13. World Health Organization. *Integrating STI/RTI Care for Reproductive Health, Sexually Transmitted and Other Reproductive Tract Infections,A Guide to Essential Practice*. Retrieved May 2010 from http://who.int/reproductive-health/publications/rtis_gep/rtis_gep.pdf.

8

보건의료 의사소통에서의 문화적 민감성

CULTURAL SENSITIVITY IN HEALTHACRE COMMUNICATION

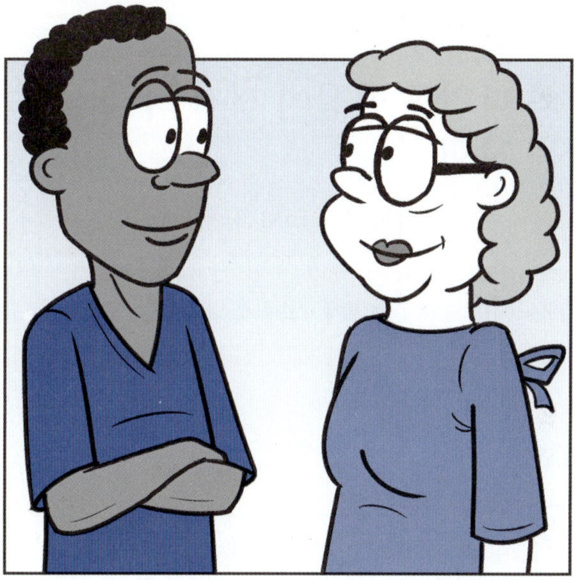

학습목표

- 우리 사회가 점점 민족적으로 다양화되고, 다문화되는 과정을 논의한다.
- 소수민족이 인식하고 있는 보건의료의 접근성과 질에서의 불평등에 관하여 설명한다.
- 문화적 능력에 대하여 설명하고 보건의료 전문가에게 이러한 능력이 필요하다는 것을 설명한다.
- 문화적 능력의 두 가지 모델에 대하여 설명한다.
- 문화 간에 나타나는 비언어적 의사소통에 관하여 논의한다.
- 보건의료 제공자들이 모두 문화와 언어를 적절하게 고려한 서비스(CLAS)를 국가 표준에 맞추어 제공해야 하는 책무에 대하여 설명한다.
- 통역의 필요성에 관하여 논의한다.

보건의료전문가와 환자의 의사소통은 항상 각기 다른 문화 간 의사소통의 형태로 이루어진다. 다시 말해 보건의료전문가는 의료를 제공하거나 건강에 문제가 있는 환자를 치료하는 입장에서 접근하며 이와 반대로 환자는 질병을 치료받는 입장이거나, 다양한 보건의료 행위를 받는 입장에서 접근한다는 것이다. 보건의료전문가와 환자가 도달하고자 하는 목표는 좋은 치료 결과라는 점에서 동일하다. 그러나 각자의 출발 지점이 다른 것이다. 즉 보건의료전문가는 환자의 증상이 왜 발생하였는지 그 원인을 찾는 것에서 출발한다면, 환자는 질병으로 인해 나타난 증상을 경험한 것에서부터 출발을 하게 된다는 것이다. 이 책의 다른 모든 장은 보건의료전문가가 이러한 관점의 차이를 극복하고 환자와 효과적으로 의사소통을 하는 법을 찾는 것을 목표로 하였다. 그것과 다르게 이번 장에서는 민족과 인종, 언어 등 다양한 문화적 차이가 있을 때 어떻게 환자와 의사소통을 효과적으로 할 수 있는지를 이해하는 것을 목표로 한다.

다문화와 다민족 현상이 점점 더 극심하게 나타나는 사회

이민과 출생 패턴이 변화하면서 미국과 그 외 서양 국가들은 문화와 민족의 구성이 급격하게 변화하고 있다. 미국 통계청 자료에 따르면, 2008년 미국인은 66%가 비스패닉계 백인이었으며, 14%가 스패닉, 약 13%가 흑인, 그리고 단지 4%가 조금 넘는 아시아인으로 구성되어 있었다. 그러나 2050년까지 히스패닉과 아시아인은 세

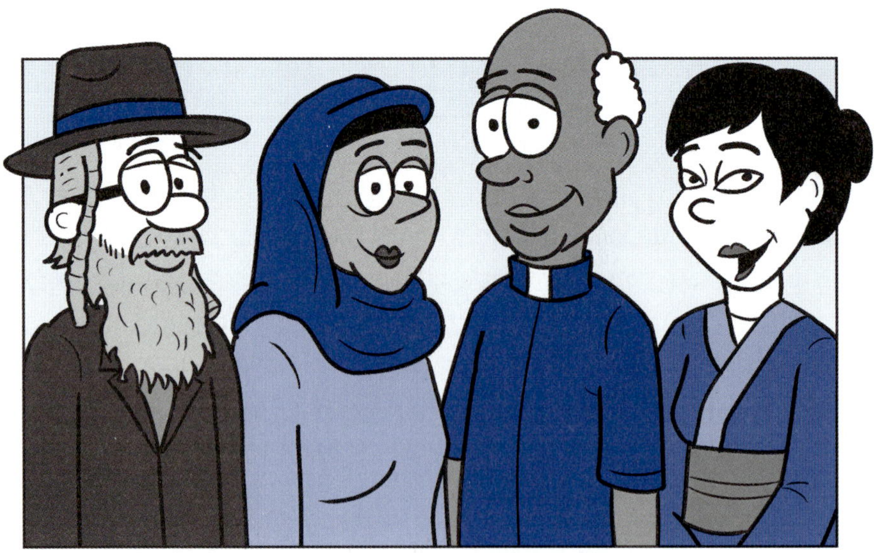

그림 8-1 다문화와 다민족 현상이 점점 더 극심하게 나타나는 사회. 이민과 출생 패턴이 변화하면서 미국과 그 외 서양 국가들은 문화와 민족의 구성이 급격하게 변화하고 있다.

배 정도 증가할 것이며, 흑인이 60%가량 늘어날 전망이다. 비스패닉계 백인은 전체 인구의 46%까지 그 수가 감소할 것으로 보고 있다. 이러한 현상을 사회학자는 문화적 공생이라고 부른다. 이는 모든 인구 집단이 연령, 민족, 성별, 성적 기호, 종교, 직업, 지체장애 그리고 여가활동에 의해서까지 보다 작은 집단으로 나뉜다는 것을 의미한다. 따라서 21세기의 보건의료전문가는 효율적으로 일하기 위하여 문화적 능력(문화적 민감성, cultural competence)뿐 아니라 복잡하고 다양한 여러 사회의 특징을 이해하는 것이 필요하다. 효과적인 의사소통을 하기 위하여 문화적 능력이 매우 중요하다는 것은 분명하다. 아마 가장 중요한 것일지도 모른다.

질병의 치료와 보건의료 접근성의 불평등

소수민족이 낮은 수준의 의료혜택을 받고, 보건의료의 접근성이 불량하다는 것은 여러 근거를 통해 알려져 있는 사실이다. 이러한 불평등은 소득수준, 의료보험상태, 보건의료시설에의 접근성 등의 사회경제적인 변수와 관계없이 나타난다. 여러 연구에서 소수민족의 환자들이 보건의료의 접근성과 치료에서 불평등을 경험하고 있으며, 치료 결과가 좋지 않은 대표적인 질환은 심혈관계 질환, 암, HIV의 세 가지라는 사실을 보여준다.

소수민족 또한 이러한 차이를 인지하고 있다. 예를 들어, 2006년 Kaiser Family Foundation의 조사에서 아프리카계 미국인 응답자의 반 이상이 보건의료에서 인종의 차이가 있다고 생각하는 것으로 응답하였으며, 이들의 55%는 현재 백인에 비하여 낮은 수준의 보건의료서비스를 받는다고 생각하고 있었다. 같은 조사에서 라티노(Latinos)의 48%도 동일하게 백인에 비하여 질 낮은 보건의료서비스를 받는다고 믿고 있었다. 실제 생활에서 이렇게 생각한다는 것은 이들이 설사 적절한 수준의 치료를 받고 있을지라도 부정적인 인식을 가지고 있다는 것을 의미한다.

오늘날, 보건의료 산업 전반의 전문가들(즉, 병원과 보험회사의 운영진에서 내과의사와 간호사까지)은 환자들과 보건의료진들 간에 효과적으로 의사소통을 하기 위해 문화적 능력이 절대적으로 필요하다는 것을 인지하고 있다.

문화적 능력(Cultural Competence)의 정의와 그것에 대한 여러 관점들

미국의학회(American Medical Association, AMA)는 문화적 능력을 "다양한 문화의 사람들과 함께 일하고 그들을 이해하고 받아들일 수 있도록 하는 지식과 대인관계의 기술이다"라고 정의하였다. 또한 "이는 문화적인 차이를 인식하고 받아들이는 것을 포함한다. 즉 자기인식을 하고, 환자의 문화에 대하여 지식을 습득하며 기술적으로 적응하는 것 등이다"라고 설명하였다. 그러나 이는 문화적 능력에 관한 수 많은 정의 중 하나이며, 문화적 능력에 대한 보편적인 정의는 없다. 오늘날 쓰는 대부분의 정의에서 문화적 능력은 다른 문화를 이해하기 위하여 개인의 문화와 그 배경에 대하여 이해하는 의미를 포함하고 있다. 또한 보건의료전문가가 이러한 문화적 능력을 습득하기 위한 방법 중 모두가 동의한 가장 좋은 방법은 현재 없다. 이러한 대인관계 기술과 지식을 습득하기 위한 다음의 두 가지 모형에 관하여 간략하게 살펴봄으로써 그 과정을 조금 더 이해할 수 있을 것이다.

1. 화산모형(Volcano Model) — "보건의료 서비스를 제공하는 데 있어서 문화적 능력을 습득하는 과정"

이 모형은 Josepha Campinha-Bacote가 개발한 것으로, 문화적 능력을 "보건의료전문가가 가족, 개인 또는 지역사회라는 고객의 문화적인 맥락 안에서 효과적으로 일할 수 있는 능력을 습득하기 위하여 지속적으로 노력하는 과정이다"라고 정의하였으며, "이는 문화적으로 능력을 가지게 되는 것이지, 문화적인 능력 자체가 형성되는 것은 아니다"라고 하였다. 이 과정은 다음의 다섯 단계를 거친다.

1. 문화적 인식(cultural awareness). 이 단계는 다른 문화에 대한 자신의 편견을 솔직하고 주의 깊게 관찰하고 자신의 문화적 배경에 대하여 점검하는 과정이다. 문화적 인식은 보건의료를 전달할 때 나타나는 인종차별주의와 다른 형태의 차별에 관한 생각을 포함한다.
2. 문화적 지식(cultural knowledge). 이 단계는 다른 문화를 가진 집단과 민족 집단의 태도와 신념, 그리고 다양한 민족 집단에서 나타나는 질병과 건강 상태에 대하여 철저하게 이해하는 과정이다.
3. 문화적 기술(cultural skill). 이것은 환자가 현재 가지고 있는 문제를 둘러싼 세세한 문화적 특징을 정확하게 이해하고, 그들의 문화적 맥락 안에서 신체적인 검사를 하는 기술을 의미한다.
4. 문화적 만남(cultural encounter). 보건의료전문가가 적극적으로 다른 문화의 사람들과 마주보는 시점이다. 이는 다른 문화에 대한 보건의료전문가 자신의 생각을 좀 더 잘 이해하고 고정관념을 가지는 것을 예방하기 위한 과정이다.
5. 문화적 바람(cultural desire). 보건의료전문가가 문화적인 지식을 더 많이 습득하고, 기술을 가지는 것을 바라는 아주 중요한 단계이다. 이 과정은 보건의료전문가가 단지 직업의 책임을 다하기 위한 것이 아니라 진정으로 원하게 되는 것이라는 점을 강조해야 한다.

2. 문화적 능력의 연속적인 과정

이 모형은 조지아타운 대학(Georgetown University)의 아동발달센터 연구자들에 의하여 개발되었으며, 문화적 능력의 연속적인 여섯 가지 핵심 과정에 대하여 기술

학습상자 8–1 몇 가지 의사소통에 사용되는 몸짓과 이에 대한 비히스패닉계 백인(Non-Hispanic Whites)과 아프리카계 미국인(African Americans)이 가지는 의미

몸짓/손짓	비히스패닉계 백인	아프리카계 미국인
다른 사람의 머리카락을 만진다.	애정을 나타내는 표시.	일반적으로 모욕적인 행동.
개인적인 질문을 한다.	첫 만남에서 직업, 가족 등의 개인적 질문을 하는 것은 진근함의 표시.	첫 만남에서 개인적 질문을 하는 것은 거슬리고 버릇없는 행동.
직접적으로 질문을 한다.	개인 정보에 관하여 직접 질문을 하는 것은 매우 일반적인 행동.	개인 정보에 관하여 직접 질문을 하는 것은 의도적으로 괴롭히는 것으로 간주함.
대화 도중에 끼어들어 이야기한다.	대화할 때 기본적인 규칙은 돌아가면서 발언권을 얻고, 그 사람의 말이 끝날 때까지 상대방은 그 말을 받아쓰는 것이다.	대화 도중에 끼어드는 것은 일반적으로 용인된다. 의견을 가장 적극적으로 말하는 사람이 경쟁에서 인정받는다.
다른 사람들의 대화를 옆에서 듣거나 끼어든다.	대화와 관련 없는 사람이 그 대화에 관한 부가적인 정보나 관점을 더하는 것은 종종 도움이 된다고 생각함.	대화는 대화에 참여하는 사람들끼리의 사적인 것이라고 생각함. 따라서 다른 사람들의 대화에 끼어드는 것은 도청하는 것으로 생각할 수 있으며, 이는 보통 용인되지 않음.
"당신 같은 사람들"이라는 표현을 사용한다.	"당신 같은 사람들"이라는 표현을 사용하는 것이 용인됨.	"당신 같은 사람들"이라는 표현은 경멸하는 표현이며, 심지어 인종차별적인 의미를 나타냄.
눈을 마주치고 듣는다.	듣는 사람은 상태를 존중하고, 집중하고 있다는 것을 나타내기 위해 눈을 바로 쳐다보도록 함.	듣는 사람은 존중하고 집중한다는 것을 나타내기 위해 상대방의 눈을 피하도록 함.
눈을 마주치고 이야기한다.	일상적인 이야기를 할 때이더라도 말을 할 때에는 상대의 눈을 피하는 것이 일반적임	말을 하는 사람은 듣는 사람의 눈을 바로 쳐다보도록 함.
소수 인종을 어떤 활동에 참여시킨다.	집단 활동에 소수인종을 참여시키는 것은 민주주의적인 것으로 생각함.	집단 활동에 소수인종을 일부러 참여시키는 것은 단지 형식적인 것으로 간주함.
다른 인종의 흉내를 낸다.	다른 인종(집단)의 언어를 빌어 이야기하는 것은 허용됨.	흑인"처럼 이야기하는 것은 상대방을 모욕하는 것으로 간주함.
감정을 드러낸다.	갈등상태에서 자신의 감정을 드러내는 것은 갈등 해소의 장애가 되며 싸움의 시작이 됨.	갈등상태에서 자신의 감정을 드러내는 것은 솔직하다는 것이며, 문제를 해결하는 첫 단계가 됨.

출처: *Cross Cultural Communication—an Essential Dimension of Effective Education*

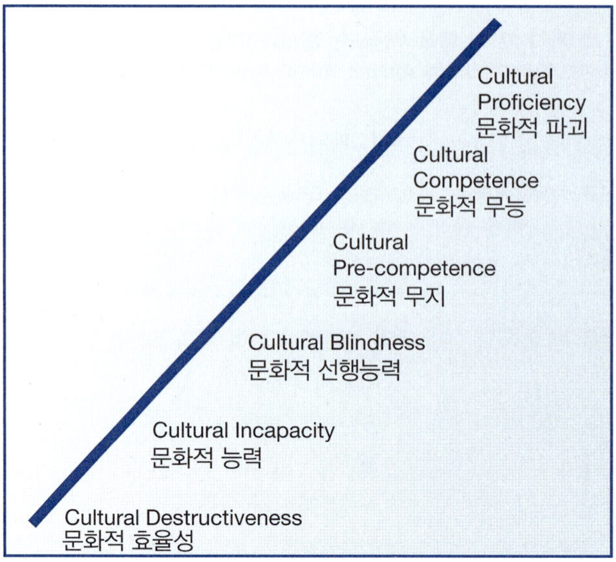

그림 8-2 문화적 능력의 연속적인 과정.

한다(그림 8-2).

1. 문화적 파괴(cultural destructiveness). 이 단계의 핵심적인 특징은 한 문화적 집단에 대하여 개인이나 조직, 기관이 가지는 파괴적인 태도, 정책, 체계 그리고 관습이다. 이는 어떤 집단이나 기관이 다른 문화의 집단에 대하여 인종차별적인 행동이나 문화를 파괴하는 행동을 서슴지 않고 드러내는 것이다. 문화적 파괴의 극단적인 예로 1930년대에 시작한 터스키지 매독 연구(Tuskegee Experiments)를 들 수 있다. 이 연구는 미국 정부의 연구자들이 매독에 걸린 아프리카계 미국인 남성을 모집하고, 질병을 관찰하기 위하여 이들을 치료하지 않고 방치하였으며, 심지어 질병을 더 진행하도록 한 사건이다. 또 다른 사례도 있다. 2010년 10월, 미국 정부는 1940년대에 미국 공중위생국(Public Health Service)의 연구자들이 당시 새로운 약물이었던 페니실린의 치료 효과를 평가하기 위하여 과테말라에 거주하는 700명에게 고의로 매독을 감염시켰다는 사실을 보고했다. 힐러리 클린턴 미 국무장관과 캐슬린 시벨리우스 미 보건복지부 장관은 누가 봐도 비윤리적인 이러한 실험에 대하여 과테말라 정부에게 공식 사과하였다.
2. 문화적 무능(cultural incapacity). 이 단계는 문화적으로나 언어적으로 다양한 집단들의 관심과 요구에 개인이나 집단이 효과적으로 대응하는 능력이 없는 상태를 말한다. 예를 들어 백인이 많이 사는 동네의 약국 관리자는 약국을 찾는 고객들이 약사의 피부색이나 발음의 문제로 불쾌한 감정을 가지게 될까 걱정되어 자격을 갖춘 약사를 채용하기 꺼려하는 것이다.

3. 문화적 무지(cultural blindness). 이 단계는 많은 사람들과 단체가 다양한 문화의 사람들을 마치 동일한 것처럼 보고 대한다는 사실을 설명한다. 보건의료전문가가 무슬람이나 라틴계 여성과 같이 다양한 집단의 사람들을 알아보지 못한다면, 이들은 낯선 사람들, 특히 낯선 남자들이 자신을 건드리는 것에 대하여 상당히 불쾌하게 생각할 수 있다. 이러한 것들이 문화적 무지 상태에서 오는 문제점이다.
4. 문화적 선행능력(cultural precompetence). 이 단계는 개인이나 단체가 문화적으로나 언어적으로 다양한 집단의 요구에 효과적으로 대응하는 능력을 기르는 것에 대하여 고민을 지속하는 것이다. 실제로 많은 병원과 보건의료기관은 직원들에게 다양한 문화에 관한 훈련이 필요하다는 것을 인식하고 있다.
5. 문화적 능력(cultural competence). 이것은 개인이나 단체가 문화적 다양성을 존중하고 받아들이는 것을 보여주는 단계이다.
6. 문화적 효율성(cultural proficiency). 이 단계는 개인이나 단체가 다양한 문화에 대하여 깊이 배려하고, 윤리적인 관점을 가지는 것을 기본으로 하는 것이다. 그렇게 하기를 바라면서, 몇몇 사람들은 자신만의 문화적 능력을 개발하기 위하여 노력하며, 자기가 속한 조직이 가진 문화적, 언어적 능력을 지속적으로 향상시키기 위해 노력한다. 그들은 전통적으로 충분한 서비스를 받지 못한 인구집단을 대신하여 그들을 옹호하고, 보건의료의 접근성과 질병 치료에 불평등을 없애기 위해 일한다.

역할 연기

문화적인 자기인식을 위한 훈련

이 훈련은 캐리 콤즈(Gary Combs)와 요란다 사라슨(Yolanda Sarason)이 개발한 것으로 다음의 세 단계를 거친다.

1단계: 동일한 수로 최소한 여섯 집단으로 나누고, 짝을 지어 다음의 질문들에 답한다. 짝을 바꿔가며 같은 질문을 한다. 질문에 답을 할 시간을 3~4분 정도 주고, 다음 짝으로 바꾼다.

(1) 자신의 문화적인 배경에 대하여 다른 문화와의 차이점을 보여주는 방법으로 설명하세요. (2) 당신의 문화에서 가장 자랑스러운 면은 무엇입니까? 왜 자랑스럽게 생각하십니까? (3) 당신의 문화에 있는 관습이나 의식들 중 최소한 한 가지에 대하여 설명하세요. (4) 당신의 문화에서 좋은 역할 모델이 되는 인물에 대하여 설명하세요. (5) 다른 사람들과 문화가 달라서 느끼는 것들에 대하여 설명하세요.

2단계: 이제, 자신이 속한 문화 이외에 다른 문화 하나를 선택하고, 그 문화에 속한 일원이 된 것처럼 행동하세요. 다른 문화의 일원이 된 상태에서 1단계의 다섯 가지 질문에 대답해 보세요.

3단계: 모두 함께 모여 다음의 질문에 대하여 논의하세요. 다른 문화에 속한 일원으로 질문에 답하는 것이 쉬웠는가, 혹은 어려웠는가? 왜 그런가? 다른 문화를 선택하는 것은 쉬웠는가? 다른 문화를 상상하면서 질문에 대답하는 것이 어려웠는가? 왜 그런가? 다른 사람들이 당신의 문화적 입장에서 올바르게 응답하였을 것이라고 생각하는가?

횡문화적 상황에서 사용하는 비언어적 의사소통 (Nonverbal Communication in Cross-Cultural Contexts)

모든 문화에서 비언어적 의사소통은 표현을 하는 가장 첫 번째 방법이며, 각각의 비언어적 의사소통의 의미는 문화에 따라 크게 차이가 날 수 있다. 또한 동일한 문화권 안에서라 할지라도 나이, 교육수준, 성별, 사회경제적인 상태 또는 지역적인 배경에 따라 비언어적 의사소통은 다양할 수 있다. 점점 더 다양한 환경에서 근무하게 되는 보건의료전문가로서 뜻이 분명하다고 생각하는 다양한 형태의 비언어적 의사소통이 실제로 다른 문화의 사람들에게는 각기 다른 의미를 가질 수 있으며, 이로 인해 이해할 수 없는 상황이 생길 수 있다는 것에 대하여 심각하게 생각해보아야 할 것이다. 보건의료전문가는 이러한 다양성에 관하여 인지하고, 비언어적 의사소통 방법으로 생각을 전달하거나 상대방의 행동을 해석할 때 주의해야 한다는 사실을 알아야 한다.

- 얼굴 표정(facial expression). 얼굴 표정은 모든 의사소통에서 매우 중요한 역할을 한다. 하지만 다른 문화권의 사람들과 의사소통을 하고 있을 때에는 얼굴 표정의 정확한 의미를 파악하기가 어렵다. 2장에서 언급하였듯이 행복, 슬픔, 두려움, 분노, 혐오, 놀람의 일반적인 여섯 가지 얼굴 표정이 있다. 그러나 이러한 얼굴 표정이 개인이 느끼는 감정이 드러나는 결과라고 할지라도 어떤 사람의 얼굴 표정을 적절하게 표현하기 위한 단어는 문화에 따라 다양할 것이다. 다음의 사

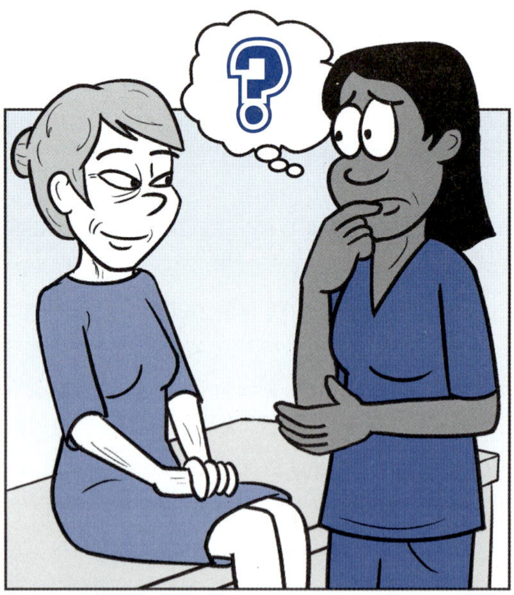

그림 8–3 다른 문화권 사람들 간의 비언어적 의사소통. 미소를 짓는 것은 빈번하게 발생하는 비언어적 의사소통이며, 문화에 따라 의미가 다를 수 있다. 미소를 짓는 표정을 해석하기 난해한 경우도 있다.

례들을 통하여 이러한 어려움을 설명할 수 있다.

- 미소 — 모든 사람들은 어떻게 미소 짓는지 잘 알고 있다. 그러나 모든 문화권의 모든 사람들이 동일한 이유로 웃는 것은 아니다. 또한 동일한 상황이더라도 웃는 것이 적절하다고 생각하는 정도가 매우 다르다. 미국 문화권에서 미소는 행복한 감정을 나타내는 표현이다. 독일 문화에서도 마찬가지로 행복을 의미하지만, 이는 잘 아는 사람들끼리 있고, 또 서로 정말 좋아하는 사이일 경우에만 해당된다. 대부분의 아시아권 문화에서 미소는 다양한 의미를 가질 수 있다. 예를 들어 일부 중국인들은 슬프거나 불편한 일에 대하여 논의할 때 미소를 짓는다. 또한 일본 문화에서 미소를 짓는 것은 감정을 숨기거나 질문에 대한 답변을 피하는 것을 의미할 수도 있다. 하지만 일본 문화라고 다 같은 것은 아니다. 예를 들어 사회적으로 낮은 위치에 있는 사람들은 상사에게 지시를 받고 화가 나거나 불편한 감정을 미소로 표현할 수도 있다. 한국에서는 너무 많이 웃는 것이 자칫 사람을 가볍게 보이게 할 수 있기 때문에 한국 사람들은 공공장소에서는 잘 웃지 않는 경향이 있다. 잘 웃지 않는 한국 사람들을 보고 종종 적대심을 가지고 있다고 잘 못 판단하게 된다는 보고도 있다. 반면에 태국 사람들은 아주 잘 웃기 때문에 "미소의 나라(The Land of Smile)"로 불리게 되었다.
- 울음 또는 슬픔의 표정 — 울거나 슬픔의 표정을 짓는 것 또한 문화 별로 의미가 다양하다. 예를 들어 백인계 미국 남성은 공공장소에서 이러한 감정을 보통 억제하게 된다. 중국과 일본, 한국 문화권의 남성도 이러한 감정을 얼굴 표정에 나타내는 것을 꺼려한다. 반면에 그리스와 이태리 등의 지중해 문화권의 남자들은 이러한 감정을 쉽게 드러내며, 때로는 과장해서 표현하기도 한다. 보건의료전문가는 어떤 문화권에서는 감정을 억제하는 것을 중요하다고 여기는 반면 다른 곳에서는 감정을 적극적으로 드러내는 것을 권장할 수 있다는 문화적인 차이점을 인지해야 효과적인 의사소통을 할 수 있을 것이다.

- 눈 맞춤 — 눈 맞춤은 중요한 비언어적 의사소통이다. 이는 얼굴 표정과 마찬가지로 문화에 따라 각기 다른 의미를 지닌다. 백인계 미국인들은 다른 사람의 말을 경청할 때 직접 눈을 맞추며, 반대로 이야기를 할 때에는 시선을 이리저리 피하는 경향이 있다. 만약 말을 할 때 상대방의 눈을 계속 쳐다보면 화가 나 있거나 적대감을 가지고 이야기 하는 것으로 받아들일 수 있다. 이와 반대로 아프리카계 미국인은 다른 사람의 말을 듣는 사람이 상대방을 존중하고 집중한다는 의미로 시선을 이리저리 분산시키며, 말을 하는 사람이 듣는 상대방의 눈을 똑바로 쳐다본다. 문화에 따라 눈을 맞추는 것을 무례한 행동이라고 생각할 수도 있다. 예를 들어 중국과 일본 사람들은 낯선 사람이나 권위 있어 보이는 사람에게 존중과 경의의 표시로 계속 눈을 마주치는 것을 피한다. 아메리칸 인디언들은 대화를 하는 동안 잘 듣고 있다는 표현으로 보통 바닥을 응시한다. 라틴 아메리

학습상자 8–2 아시아인의 비언어적 의사소통의 형태

몸짓/손짓	일본인	중국인	한국인	인도인
환영인사	점잖은 인사(머리숙여 하는 인사); 서구 사람들과의 악수.	악수.	점잖은 인사(머리숙여 하는 인사); 서구 사람들과의 악수.	나마스테–합장하면서 가슴은 세우고, 머리를 약간 숙이는 인사.
눈 맞춤	직접적인 눈 맞춤이 지속될 경우 불편하게 느낄 수 있음.	직접적인 눈 맞춤을 지속하는 것은 무례한 행동임. 사람들이 많이 모여 있을 때에는 사생활 보호를 위하여 눈 맞춤을 피함.	친한 사람들끼리의 눈 맞춤은 일반적임. 그러나 젊은 사람이 나이가 많거나 권위 있는 사람들을 계속 빤히 쳐다보는 것은 예의에 어긋나는 행동임.	계속 눈 맞춤을 지속하는 것은 예의에 어긋나는 행동이며, 특히 상대방이 나이가 많은 경우 더 그러함.
개인적인 공간	가능하다면, 서로 개인적인 공간을 가능한 넓게 사용하도록 함; 그러나 기차역과 같이 사람이 많은 공공장소에서는 개인적인 공간이 줄어들 수밖에 없음.	함께 대화를 나눌 때에는 서로 가까이에 위치함.	서로 대화를 나눌 때에는 매우 가까이에 위치함.	서로 대화를 나눌 때에는 매우 가까이에 위치함.

출처: *Gestures: Do's and Taboos of Body Language around the World* and *Multicultural Manners*

카와 아랍 세계, 남유럽권 국가와 같은 또 다른 문화에서는 보통 직접적으로 눈을 마주치면서 이야기하며, 특히 보건의료전문가처럼 상대방에게 권위를 가지고 이야기할 때에는 더욱 그렇다.

- 신체적 접촉 — 보건의료전문가는 직업 특성상 다른 사람의 신체에 접촉해야 하는 일이 종종 있다. 그러나 문화에 따라 신체적 접촉이 가지는 의미가 크게 다를 수 있다는 사실을 고려해야 한다. 예를 들어 백인계 미국인은 병원에서 진료를 하기 위하여 보건의료전문가가 신체 접촉을 하는 것에 매우 익숙한 반면, 다른 문화권 사람들은 보건의료전문가라도 자신의 신체를 만지는 것에 대하여 매우 불편하게 느낄 수 있다. 라티노 문화를 가진 사람들은 사교적인 관계에서는 서로의 신체접촉이 매우 빈번하게 일어나지만, 의료 전문가가 접촉하는 것에 대해서는 매우 불편하게 생각한다. 아시아 문화권 사람들도 신체 접촉을 하는 것을 불편하게 생각하며, 특히 머리 부분을 만지는 것에 대하여 매우 불쾌하게 생각한다. 아시아에서 다른 사람의 머리를 만지는 것은 종교적인 의미라 할지라도 모욕적인 행동으로 간주될 수 있다. 어떤 사람이 보고한 바에 따르면 "아시아 사

람들은 대부분 머리에 영혼이 존재한다고 믿는다. 그러므로 다른 사람이 자신의 머리를 만지는 것은 영혼에 대한 죄를 짓는 것으로 생각한다"고 한다. 아랍의 남자들끼리는 서로 자주 신체접촉을 하며, 심지어 손을 잡기도 하지만 이것은 단지 친근함의 표현일 뿐 성적인 의미는 없다. 또한 무슬람 여성들은 의료인을 포함해서 남자가 신체접촉을 거부할 때 다소 불편한 감정을 느낀다고 한다.

  - 악수 — 신체접촉의 형태와 그 의미는 문화에 따라 많은 차이가 있다. 미국에서는 친구들이나 낯선 사람을 환영하는 의미로 악수를 하는 경우가 많다. 그러나 다른 문화권에서는 악수가 가지는 의미가 다양하다. 중국인의 대부분은 서구 사람들을 만났을 때 환영하는 뜻으로 악수를 하지만, 그 외의 다른 신체 접촉은 부적절하다고 본다. 아랍 문화권에서 남자는 오른손으로 악수를 한다. 이 문화의 사람들은 기본적인 생리적이고 위생적인 기능을 왼손을 사용해서 하기 때문에 왼손으로 악수를 하는 것은 사회적으로 굉장히 모욕적인 행동이 된다.

- 시간 — 시간을 어떻게 사용하는가 하는 것은 상대방에게 자신에 대한 다양한 정보를 전달하는 결과를 낳는다. 예를 들어 약속시간에 당신이 45분이나 늦었고, 이에 대해 어떤 설명이나 사과도 하지 않았다면, 당신은 자신에 대한 분명한 메시지를 상대방에게 전달한 것이다. 똑같은 상황에서 만약 약속 시간을 지키지 못한 이유를 전하고 사과를 한다면 당신은 자신에 대한 아주 다른 메시지를 상대방에게 전달한 것이 된다. 보건의료전문가는 다양한 문화의 사람들과 만나게 되는데, 이들은 자신의 시간에 대한 생각과 개념도 매우 다양할 수 있다. 다른 문화의 사람들과 관계를 형성할 때 매우 중요한 것은 시간에 대한 태도를 어떻게 보이는가에 따라 시간을 정확하게 지키는 것과 시간의 속도에 대한 관점에 영향을 줄 수 있다는 것이다.

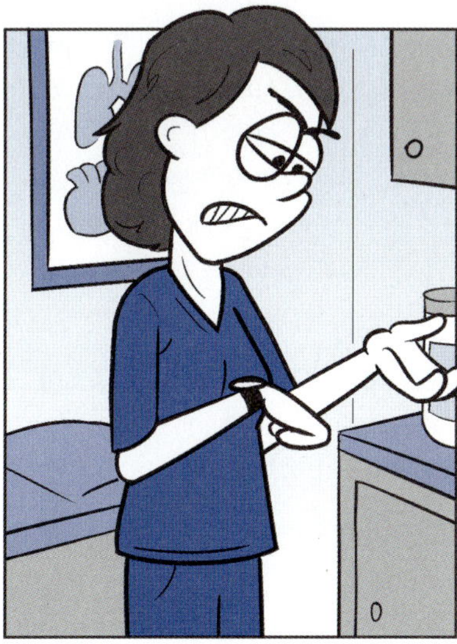

그림 8-4 다른 문화권 사람들 간의 비언어적 의사소통. 시간을 지키는 것과 같은 비언어적 의사소통에 대한 상대방의 태도와 반응이 문화에 따라 다를 수 있다.

- 시간엄수 — 미국 문화의 사람들은 시간을 잘 지키는 것은 미덕이라고 여긴다. 따라서 다른 사람과 관계를 맺을 때 시간에 대하여 어떻게 행동하느냐가 그 사람의 특징을 결정한다고 볼 수 있다. 시간관념이 철저한 미국인들이 보면 놀랄 일이지만 다른 문화에서는 시간을 잘 지키는 것이 미덕이 아니라 잘못을 저지르는 것일 수 있으며, 사려 깊지 못하거나 무례한 행동이라고까지 여겨질 수 있다. 라틴아메리카의 많은 사람들이 약속시간에 늦는 것을 존중의 표현으로 생각하며, 칠레에서 사교적인 모임에 제 시간에 맞추어 가는 것은 무례한 행동으로 받아들여진다. 스페인의 문화를 관찰한 이는 스페인 사람들이 "시간을 지키는 것이 모든 일정을 엉망으로 만든다"라고 믿고 있었다고 한다. 한편 독일인들은 약속된 시간에 늦는 것을 허용하지 않는다. 보건의료전문가는 다양한 문화의 사람들을 접할 때 이러한 시간에 대한 개념이 각기 다른 것을 잘 고려해야 할 것이다.
- 시간의 속도 — 미국인들은 세계에서 가장 서두르는 것처럼 보인다. 그들은 현재 하는 일이 마무리 되는 것을 기다리지 않고 다음 일로 넘어간다. 미국

학습상자 8-3 라틴아메리카인의 비언어적 의사소통의 형태

몸짓/손짓	멕시코 사람	브라질 사람	푸에르토리코 사람	베네수엘라 사람
환영인사	따뜻하고 부드러운 악수 두 번째이거나 세 번째 만남인 경우 남성은 등을 몇 번 쓰다듬으며 포옹을 함.	강렬하고 따뜻한 악수가 전통적인 인사방법임. 친구 사이일 경우에는 포옹을 할 수 있음.	악수를 하는 것이 전통적인 인사방법임. 오래 된 친구 사이일 경우에는 포옹을 할 수 있음.	따뜻하고 점잖은 악수 서로 잘 아는 남성일 경우 포옹. 가까운 친구인 남녀 사이에는 키스. 여성 친구 사이에는 포옹이나 볼에 키스함.
눈 맞춤	직접적인 눈 맞춤이 지속될 경우 불편하게 느낄 수 있음.	직접적인 눈 맞춤을 지속하는 것이 중요함.	직접적인 눈 맞춤이 지속될 경우 불편하게 느낄 수 있음.	사교적인 대화나 사업상의 대화를 나눌 때에 좋은 감정으로 나누는 눈 맞춤은 매우 중요하며 예의바른 것으로 생각함.
개인적인 공간	함께 대화를 나눌 때에는 서로 가까이에 위치함.	함께 대화를 나눌 때에는 서로 가까이에 위치함.	사교적인 모임에서는 서로 가까이에 위치함. 대화가 공격적일 때에는 뒤로 물러서거나 자리를 피한다.	사교적인 모임에서는 서로 가까이에 위치함.

출처: *Gestures: Do's and Taboos of Body Language around the World and Multicultural Manners*

아이들은 어려서부터 "꾸물거리거나" 시간을 허비하면 안 된다는 교육을 받고, "지금이 무엇을 하기에 가장 좋은 때이다"라는 이야기를 들으며 자란다. 그러나 미국인들이 왜 그렇게 서두르는지 이해하지 못하는 나라들도 많이 있다. 미국의 보건의료전문가가 환자와 소통할 때 그들은 환자와 친밀감을 만들기 위해 이런저런 이야기를 한다. 그러나 그것이 전부이다. 다른 사람들 즉, 라틴아메리카인들과 아시아 사람들, 아랍인들은 보건의료전문가가 그들과 많은 이야기를 나누면서 서로를 알아가는 데에 많은 시간을 보내기를 바란다. 이러한 사람들은 보건의료전문가가 질병과 치료방법에 대하여 아주 길고 자세하게 설명해 주기를 바란다.

문화와 언어에 따라 적절한 서비스를 제공하기 위한 국가 표준 지침(The National Standards on Culturally and Linguistically Appropriate Services, CLAS)

미국 보건복지부의 소수인종 건강관리청(Office of Minority Health)에서 발간한 이 표준 지침은 주로 보건의료 기관들을 대상으로 하였으나, 개인 의원에서 다양한 문화적 배경을 가진 환자들을 만날 때 이들을 문화적, 언어적으로 이해하고 행동하는 데에도 도움이 된다. 물론 법적인 제약이 없지만 이 표준 지침은 모든 환자들이 문화적 다양성을 충분히 보장받고 적절한 관리를 받을 수 있도록 하는 역할을 한다.

14개의 지침은 주제에 따라 구분할 수 있다. 즉, 문화적으로 능숙하게 이해하고 행동하기 위한 지침(표준 지침 1~3번)과 언어상 적절한 서비스를 제공하기 위한

표 8-1

미국 보건복지부 — 소수인종 건강관리청(Office of Minority Health)의 문화와 언어에 따라 적절한 서비스를 제공하기 위한 국가 표준 지침

표준 지침 1

보건의료 기관은 모든 직원들이 환자/소비자에게 효과적이고 납득할 수 있으며, 공손한 대접을 할 수 있도록 해야 한다. 이는 환자와 소비자의 문화에 따른 건강 신념과 관습, 선호하는 언어를 사용하는 데 있어 불편함이 없도록 하는 것을 의미한다.

표준 지침 2

보건의료 기관들은 각기 다양한 인구학적인 특성을 대표하는 직원들을 다양하게 채용하고, 유지하기 위한 전략을 세워야 한다.

표준 지침 3

보건의료 기관은 모든 직원들이 교육과 훈련을 받아 문화적으로나 언어상 적절한 서비스를 제공할 수 있도록 규율을 정해야 한다.

(계속)

표 8-1(계속)

미국 보건복지부 — 소수인종 건강관리청(Office of Minority Health)의 문화와 언어에 따라 적절한 서비스를 제공하기 위한 국가 표준 지침

표준 지침 4
보건의료 기관은 다국어가 가능한 직원을 채용하거나 통역서비스를 제공하는 등의 언어 보조 서비스를 제공해야 한다. 이는 영어에 미숙한 모든 환자나 소비자에게 무상으로 제공해야 하며, 기관을 이용하는 모든 시간 동안 적절한 서비스를 받을 수 있도록 해야 한다.

표준 지침 5
보건의료 기관은 환자나 소비자에게 언어 보조 서비스를 받을 권한이 있다는 사실을 알려야 한다. 이는 구두로, 문서상으로 환자나 소비자가 각자 선호하는 언어로 제공되어야 한다.

표준 지침 6
보건의료 기관은 통역사나 다국어가 가능한 직원이 있어 언어 보조 서비스를 제공할 수 있다는 사실을 영어가 능숙하지 않은 환자나 소비자에게 알려야 한다. 환자나 소비자가 요구하는 경우가 아니라면, 이들의 가족이나 친구가 통역사가 되어서는 안 된다.

표준 지침 7
보건의료 기관은 일반적으로 마주치는 집단의 언어 신호 체계나 환자 관련 자료를 쉽게 이해할 수 있어야 한다.

표준 지침 8
보건의료 기관은 문화적으로나 언어적으로 적절한 서비스를 제공할 수 있도록 분명한 목표와 정책, 수술 계획, 책임과 실수에 대한 관리체계를 설명하는 전략적인 계획을 개발하고, 수행하며 문서상으로 정리해 놓아야 한다.

표준 지침 9
보건의료 기관은 CLAS와 관련된 활동에 대한 조직적인 자체 점검을 지속해야 한다. 이것은 문화와 언어능력을 통합시키기 위하여 내부 감사를 시행하고, 실제 활동을 개선하기 위한 프로그램을 수행하며, 환자 만족도 사정과 결과중심의 평가를 시행하는 것들을 포함한다.

표준 지침 10
보건의료 기관은 환자나 소비자의 인종, 민족성, 사용하는 언어 등에 대한 개인 정보를 건강기록부에 기록하고 기관의 관리시스템에 정보를 입력하고 주기적으로 갱신해야 한다.

표준 지침 11
보건의료 기관은 기관이 속해 있는 지역사회의 현재 인구학적 정보와 문화, 역학적 정보를 가지고 있어야 하며, 그 지역에서 문화와 언어의 특성에 적절한 서비스를 제공하기 위하여 요구도 조사를 통하여 정확한 계획을 세워야 한다.

표준 지침 12
보건의료 기관은 지역사회와 공동의 동업 관계를 형성해야 한다. 따라서 지역사회와 환자, 소비자가 모두 CLAS와 관련된 활동을 디자인하고 수행하는 데에 개입할 수 있도록 형식적이거나 비형식적인 다양한 체계를 활용해야 한다.

표준 지침 13
보건의료 기관은 갈등과 불만을 해결하는 과정이 문화와 언어의 차이에 따라 민감하게 작용하며, 환자나 소비자의 문화의 차이로 인해 발생하는 갈등이나 불만사항을 해결하고, 이러한 문제가 발생하지 않도록 할 수 있다는 것을 알아야 한다.

표준 지침 14
보건의료 기관은 CLAS의 표준 지침을 수행하는 데 있어서 진보하거나 발전된 내용을 모든 사람들이 알 수 있도록 공표하고, 이러한 정보에 접근할 수 있는 방법에 대하여 대중에게 알려주어야 한다.

지침(표준 지침 4~7번), 그리고 문화적으로 능숙하게 하기 위한 조직 차원의 지원(표준 지침 8~14번)으로 나뉜다.

이러한 구조 안에서 표준 지침은 그 무게에 따라 지시사항과 지침, 그리고 권고사항의 수준으로 다음과 같이 다시 구분할 수 있다.

- CLAS 지시사항은 연방정부 기금의 모든 수령인들에게 주는 연방정부의 권고사항이다(표준 지침 4~7번).
- 그 외의 것들은 CLAS 지침이다. 이는 미국 보건복지부의 권고사항으로 정부와 주, 국가, 파견 단체들에게 이 지침을 수용할 것을 지시하였다(표준 지침 1~3번, 8~13번).
- CLAS 권고사항은 보건의료 기관들이 자발적으로 채택하기를 제안하는 지침이다(표준지침 14번).

보건의료전문가와 환자의 횡문화적 의사소통(Cross-Cultural Communication)을 개선하기 위한 조언

문화적으로 다양한 사람들과 의사소통을 하는 데에 도움을 줄 수 있는 다음의 조언들은 상식과 현실성을 기본으로 하였다. 이 조언들은 환자의 보건의료관련 요구를 해결하고 존중하는 마음으로 환자를 치료할 수 있도록 도움을 주기 위한 목적으로 작성하였다.

1. 당신이 받고 싶은 방식으로 환자를 치료하지 말라. "남에게 대접을 받고자 하는 대로 남을 대접하라"는 말은 횡문화적 의사소통에서는 불필요한 규칙이다. 문화가 다르면, 적절하고 예의바른 행동도 다르다. 따라서 모든 환자의 문화적 가치를 예민하게 받아들이고, 이해하기 위하여 노력해야 한다. 예를 들어 정

표 8-2

보건의료전문가와 환자의 횡문화적 의사소통을 개선하기 위한 조언
• 당신이 받고 싶은 방식으로 환자를 치료하지 말라. • 다른 문화권에서 태어난 환자인 경우 더욱더 정중하게 대화를 시작하라. • 환자가 당신의 눈을 똑바로 쳐다보지 않거나 치료에 대하여 질문을 하지 않는 것에 대하여 걱정하지 말라. • 건강관리를 어떻게 하는지, 질병이 왜 생겼는지 또는 질병을 치료하거나 예방하기 위하여 어떤 방법을 쓰는지에 대한 환자의 생각을 절대로 추정하지 말라. 환자가 아픈 상태이면 왜 질병이 생겼다고 생각하는지에 관해서만 질문해라. • 의학적인 의사 결정을 어떻게 하는 것이 좋은지 환자에게 질문하라. • 환자가 특정한 의학적 검사나 의학적 과정을 선호할 것이라고 추정하면 절대로 안 된다.

학습상자 8-4 중동 사람들의 비언어적 의사소통의 형태

몸짓/손짓	사우디아라비아 사람	이란 사람	이집트 사람	이스라엘 사람
환영인사	남자들끼리 만날 때에는 가볍지만 진심 어린 악수를 하며, 가끔 왼손으로 상대방의 팔뚝이나 팔꿈치, 어깨를 건드리기도 함. 사우디아라비아의 남자는 여자아 악수를 할 수 없음.	악수가 전통적인 인사방법임. 친구 사이일 경우에는 살짝 포옹을 하거나 볼 키스를 할 수 있음.	따뜻하고 점잖은 악수가 일반적인 인사법임.	따뜻한 악수가 관습이며, 가끔 어깨를 두드리기도 함. 아주 가까운 사이가 아니라면 인사할 때 포옹은 하지 않음.
눈 맞춤	동성 간에는 직접적인 눈 맞춤을 지속하는 것이 중요함.	동성 간에는 눈 맞춤을 하는 것이 중요함.	동성 간에는 눈 맞춤을 하는 것이 중요함. 유럽인들은 중동인들이 친구를 바라볼 때 눈을 감은 것처럼 보여 이를 "힘없이 풀린 눈"이라고 표현하기도 함. 그러나 이것을 무례하다고 받아들여서는 안 됨.	북미 사람들처럼 직접적인 눈 맞춤을 하는 것이 매우 중요함.
개인적인 공간	동성 간에 함께 대화를 나눌 때에는 서로 가까이에 위치함.	동성 간에 함께 대화를 나눌 때에는 서로 가까이에 위치함.	남자들끼리 사교적인 모임을 할 때에는 서로 가까이에 위치함. 이성간에는 대화를 나눌 때에도 멀리 떨어져 있어야 함.	사교적인 모임에서는 서로 가까이에 위치함.

출처: *Gestures: Do's and Taboos of Body Language around the World and Multicultural Manners*

통파 유대교 사람이거나 무슬람 여성 환자의 신체에 접촉을 해야 한다면, 반드시 사전에 허락을 받아야 한다. 모든 환자는 정중하게 치료 받기를 원한다.

2. 다른 문화권에서 태어난 환자인 경우 더욱더 정중하게 대화를 시작하라. 예를 들어 미국에서는 보통 이름을 부르는 것을 편하게 생각한다. 그러나 그런 행동이 어떤 문화에서는 아주 모욕적인 것일 수 있다. 원치 않는 실수를 하지 않기 위해 모든 환자를 부를 때는 성을 부르도록 한다. 그리고 자신을 직함과 성을 붙여 소개하고, 상대방이 먼저 바꾸려고 하지 않는 이상 계속 성을 부르도록 한다.

역할 연기

환자에게 신체 접촉의 필요성에 대하여 이해할 수 있도록 하는 과정

두 명 또는 세 명이 짝이 되어 한 명은 보건의료전문가, 한 명은 환자, 나머지 한 명은 관찰자가 되어 다음 시나리오대로 역할극을 한다.

보건의료전문가는 두피 검사를 하기 위해 환자의 머리를 촉진해야 한다. 이때 보건의료전문가는 환자에게 다음과 같이 이야기한다. (1) 검사를 하는 데 머리를 만져보아야 한다. (2) 보건의료전문가는 환자의 머리를 만지는 것을 허락받고자 한다. (3) 환자의 머리를 어떻게 만져서 검사를 할 것인지 설명한다. 역할극이 끝나고 난 후 잘 된 점과 잘 되지 않은 점들을 논의한다. 어떤 전략이, 왜 효과적인가?

3. 환자가 당신의 눈을 똑바로 쳐다보지 않거나 치료에 대하여 질문을 하지 않는 것에 대하여 걱정하지 말라. 이러한 행동은 환자의 문화를 나타내는 하나의 지표일 수 있다. 이전에 언급하였듯이, 어떤 나라에서는 직접적으로 눈을 마주치는 것을 무례하다고 생각할 수 있다. 이러한 문화적 차이에 대하여 잘 모르는 보건의료인의 경우 아프리카계 미국인들이 눈 맞춤을 피하는 것을 무례한 행동이라고 생각할 수 있지만, 실제로 그 행동은 반대의 의미를 가진 비언어적 의사소통의 한 방법이다.

역할 연기

환자가 눈을 마주치려고 하지 않을 때에 교육을 시키는 과정

두 명이 짝이 되어 한 명은 보건의료전문가, 다른 한 명은 환자가 되어 다음의 시나리오대로 역할극을 한다.

보건의료전문가는 환자에게 손 씻는 방법에 대하여 구체적으로 교육을 해야 한다. 그러나 환자는 교육을 하는 동안 보건의료전문가와 눈을 마주치려고 하지 않는다. 보건의료전문가는 환자가 시선을 피하거나 바닥을 보고 있음에도 불구하고 교육을 계속 진행한다. 이렇게 눈 맞춤을 피하는 환자를 교육할 때 어떤 전략을 세워야 하는지에 관하여 논의한다. 어떤 방법이 효과적일까?

4. 건강관리를 어떻게 하는지, 질병이 왜 생겼는지 또는 질병을 치료하거나 예방하기 위하여 어떤 방법을 쓰는지에 대한 환자의 생각을 절대로 추정하지 말라. 환자가 아픈 상태이면 왜 질병이 생겼다고 생각하는지에 관해서만 질문해라. 이렇게 함으로써 환자는 마음을 열고, 솔직하게 대화를 할 수 있다. 서구적인 의료방법이 아닌 다른 의견에 대하여 무시하거나 비웃지 말라. 환자가 결정하는 치료방법이 한방치료나 침술요법 등 대체의학에 관한 것 등 서구의 의학적 접근과 다른 것일지라도 항상 존중하도록 한다.
5. 의학적인 의사 결정을 어떻게 하는 것이 좋은지 환자에게 질문하라. 특히 환자의 가족들이 치료에 관여할 것인지를 결정하는 것은 매우 중요하다. 많은 문화에

서 한 환자의 의학적인 결정을 직계가족이나 대가족 구성원들이 하는 경우가 많다. 이러한 의사결정 과정들이 치료에 대한 환자의 순응도에 큰 영향을 미친다.

6. 환자가 특정한 의학적 검사나 의학적 과정을 선호할 것이라고 추정하면 절대로 안 된다. 예를 들어 아이를 한 명 또는 두 명을 출산한 모든 여자 환자가 질 검사를 기본으로 하는 것은 아니다.

영어로 말하는 것이 부족한 환자와의 의사소통

영어로 말하는 것이 부족한 환자들에게 도움을 주어야 하는 경우가 가끔 있을 것이다. 이러한 환자들을 대할 때에는 언어적인 의사소통과 비언어적인 의사소통을 동시에 사용해야 한다는 사실을 알고 있어야 한다. 이러한 환자들을 대하는 것은 구체적인 조언 목록이 없어도 잘 할 수 있는 부분이지만, 다음 조언들이 도움이 될 수 있다.

1. 천천히 이야기하고, 큰 소리로 이야기하지 말라. 환자는 이해가 안되는 것이지 잘 들을 수 없는 것이 아니라는 것을 기억해야 한다. 많은 문화에서 보건의료전문가는 높은 평가를 받고 있다. 따라서 큰 목소리로 이야기하는 것은 화가 나 있거나 적의를 표현한다고 보일 수 있다. 환자는 이런 행동을 보고 상대방을 더 화가 나게 만드는 "잘못된" 대답을 하는 것을 피하고자 할 것이다. 따라서 환자들은 사실이 아닐지라도 전문가가 만족할 것이라고 생각하는 대답이나 "옳은" 대답을 하게 될 수 있다.
2. 환자를 쳐다보고, 몸짓과 그림, 표정을 적절하게 활용하라. 그리고 환자의 반응을 잘 관찰하라. 이렇게 비언어적 의사소통을 하는 것은 언어적인 의사소통을 보완하는 역할을 한다. 또한 정보를 환자가 올바로 해석하고 이해하고 있는

표 8-3

영어로 말하는 것이 부족한 환자와의 의사소통 전략
• 천천히 이야기하고, 큰 소리로 이야기하지 말라. • 환자를 쳐다보고, 몸짓과 그림, 표정을 적절하게 활용하라. 그리고 환자의 반응을 잘 관찰하라. • 환자가 이해하기 어려운 관용 표현을 사용하지 말라. • 불필요한 단어나 정보를 이야기하지 말라. • 평서문의 단순한 문장으로 이야기하라. • 환자의 표현을 다른 말로 바꾸어서 표현하고, 자주 요약하라. • 단어에 포함된 뜻을 환자가 잘 이해하고 있는지 확인하라. • "예"나 "아니오"로 간단하게 응답하는 질문은 피하라.

지를 파악하기 위해 자세하게 관찰하여야 한다.

3. 환자가 이해하기 어려운 관용 표현을 사용하지 말라. 모든 언어적 표현은 그 언어를 모국어로 사용하는 사람들은 분명하게 이해할 수 있지만, 모국어가 아닌 사람들에게는 혼란을 줄 수 있다. 예를 들어 "적중하다(right on target)"와 "진퇴양난에 빠지다(between a rock and a hard place)", "일석이조(kill two birds with one stone)"와 같은 표현들은 영어가 익숙하지 않은 환자들에게 혼란을 주게 된다.

역할 연기

교육을 천천히, 분명하게 하는 방법

두 명이 짝이 되어 한 명은 보건의료전문가가, 다른 한 명은 환자, 또 다른 한 명이 있다면 관찰자가 되어 영어가 익숙하지 않은 환자의 혈압을 측정하고(또는 배웠던 수행 중 다른 것을 해도 무방함) 검사의 결과에 대해서 설명하는 과정에 대한 역할극을 한다.

역할극이 끝난 후 목소리의 어조, 높낮이, 사용한 단어에 대하여 논의한다. 관찰자는 보건의료전문가가 무의식적으로 사용한 관용표현이 있는지 확인하고, 영어가 부족한 환자에게 관용 표현을 이야기하는 것이 왜 효과적이지 않은지에 관하여 논의한다.

4. 불필요한 단어나 정보를 이야기하지 말라. 더 많은 정보를 주는 것이 항상 좋다고 생각하는 실수를 범하지 말아야 한다. 당신이 주는 정보가 영어가 익숙하지 않은 환자들에게는 필요하지 않은 것일 수 있다는 사실을 기억해야 한다.
5. 평서문의 단순한 문장으로 이야기하라. 가능한 잘 만들어진 문장으로 이야기해야 한다. 단순한, 평서문 형태의 문장은 주어로 시작하며 그 뒤에 동사와 목적어가 나온다.
6. 환자의 표현을 다른 말로 바꾸어서 표현하고, 자주 요약하라. 환자가 표현하고자 하는 의도대로 보건의료전문가가 잘 이해하고 있는지 확인하기 위해 환자가 전하는 정보를 반복하여 이야기한다.

역할 연기

영어가 익숙하지 않은 환자의 표현을 효과적으로 재확인하는 방법

두 명 혹은 세 명이 짝이 되어 한 명은 보건의료전문가, 다른 한 명은 환자, 나머지 한 명은 관찰자가 되어 위의 4번과 5번, 6번 조언에 대한 다음 시나리오대로 역할극을 한다.

보건의료전문가는 환자가 신체활동을 하거나 특정 운동을 할 때 무릎 통증이 재발한 것에 대하여 설명하는 것을 듣는다. 그 다음 보건의료전문가는 환자가 이야기한 것을 간결하고 분명하게, 관용 표현을 쓰지 않고 다른 말로 바꾸어 표현한다. 관찰자가 보기에 어떤 문제점이 있는가? 어떻게 하면 더 효과적으로 의사소통을 할 수 있을까?

7. 단어에 포함된 뜻을 환자가 잘 이해하고 있는지 확인하라. 영어가 익숙하지 않은 환자는 아주 단순한 지침이라 할지라도 보건의료전문가가 의도하는 것과 다르게 이해할 수 있다. 예를 들어 “상처 부위를 주기적으로 세척하세요(wash the wound regularly)” 라는 아주 단순한 지침도 다른 문화의 사람들은 아주 다른 의미로 해석할 수 있다. “주기적으로(regularly)”라는 표현을 어떤 사람은 씻는 빈도로 생각하지만, 다른 사람들은 씻는 방식을 나타내는 용어로 해석할 수 있기 때문이다.

역할 연기

보건의료전문가의 의미를 “분명하게” 설명하는 단어 찾기

짝과 함께 뜻이 애매모호하여 환자가 혼란스러울 수 있는 단어를 찾고, 이를 대체할 수 있는 적절한 표현을 생각해본다.

8. “예”나 “아니오”로 간단하게 응답하는 질문은 피하라. “예”나 “아니오”로 응답하는 질문은 환자가 질문을 듣고 있는지 여부만 판단할 수 있다. 따라서 무엇을, 언제, 어디서, 어떻게 등으로 질문하여 환자가 이해하고 있는 정도를 확인하도록 한다. 예를 들어 영어가 익숙하지 않은 환자가 통증을 호소할 때, 환자가 무엇을 하였는지, 언제 처음으로 통증을 느꼈는지 질문하도록 한다. 또한 어디에 통증이 있는지 정확하게 설명하도록 하며, 어떻게 통증을 느끼는지, 날카로운 통증인지, 우리한 통증인지, 국소적인지의 여부를 질문한다.

표 8-4

의료 통역사를 활용할 때의 전략

- 통역사에게 미리 간단하게 설명한다.
- 환자를 바라보고 환자에게 직접 질문한다.
- 한 가지 이상의 방법으로 설명하고 질문한다.
- 길고 복잡한 문장은 피한다.
- 이야기의 한 단락이 끝나면 잠시 쉰다.
- 통역사가 생각할 수 있는 시간을 준다.
- 통역사의 말을 가로채면 안 된다.
- 영어가 직접적인 표현을 하는 언어라는 것을 기억한다.
- 적절한 표정과 몸짓을 사용하며, 통역사가 전달하는 동안 환자를 잘 관찰하라.
- 제2언어의 문화적 특성을 고려하여 통역사가 환자나 보건의료전문가가 이야기한 것을 이해하기 쉽게 변경하여 이야기할 수 있다.

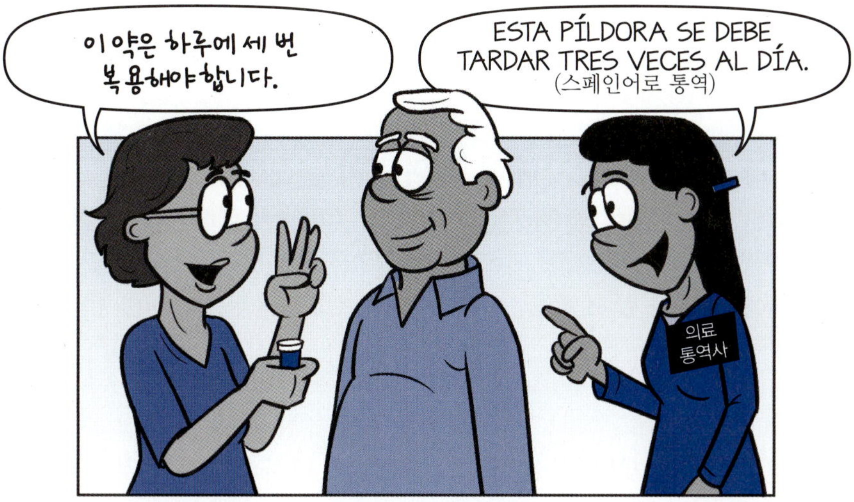
이 약은 하루에 세 번
복용해야 합니다.
ESTA PÍLDORA SE DEBE
TARDAR TRES VECES AL DÍA.
(스페인어로 통역)
의료
통역사

그림 8-5 의료 통역사(medical interpreter)의 필요성. 영어로 의사소통하기 어려운 환자를 진료할 때에는 통역 서비스가 필요할 것이다. 효과적으로 의료 통역사를 활용하는 방법을 알기 위해서는 연습이 필요하다.

의료 통역사(Medical Interpreter)의 필요성

영어로 의사소통하기 어려운 환자를 진료할 때에는 통역 서비스가 필요할 것이다. 효과적으로 의료 통역사를 활용하는 방법을 알기 위해서는 연습이 필요하다. 처음 이 과정을 해보는 사람은 누가 이야기해야 할지 몰라 매우 혼란스러워할 수 있다. 통역사와 함께 의사소통할 때 주의사항이 다음에 있으니 참고하도록 한다.

1. 통역사에게 미리 간단하게 설명한다 — 본격적으로 통역을 하기 이전에 통역사에게 전달하고자 하는 주요 정보를 요약해서 설명해주도록 한다. 이는 통역사에게 환자와 이야기를 나눌 주제와 논의하고자 하는 질문 목록을 제공하는 사전만남을 가지는 것이다.

역할 연기

통역사에게 미리 간단하게 설명하는 과정

세 명이 짝이 되어 한 명은 보건의료전문가, 다른 한 명은 통역사, 또 다른 한 명은 관찰자가 되어 다음의 시나리오대로 역할극을 한다.

잠시 후에 보건의료전문가는 무슬람 여자 환자의 생징후를 측정하기 위해 통역사와 함께 검사실에 들어가야 한다. 환자는 생징후를 측정하면서 신체접촉을 해야 하는 것에 불편해할 것이 예상된다. 따라서 보건의료전문가는 통역사에게 환자에게 어떻게 설명을 할 것이고, 생징후를 측정할 때 어떻게 할 것인지를 설명한다. 통역사는 어떻게 검사가 이루어질 것이며, 환자에게 신체접촉을 하기 이전에 동의를 구해야 한다는 사실을 분명하게 알게 된다.

2. 환자를 바라보고 환자에게 직접 질문한다 — 보건의료전문가는 통역사가 아니라 환자를 치료하는 중이다. 따라서 환자를 보고 이야기하는 것이 적절하다.

역할 연기

통역사가 있을 때 환자에게 이야기하는 방법

세 명이 짝이 되어 한 명은 보건의료전문가, 다른 한 명은 통역사, 또 다른 한명은 관찰자가 되어 앞서 역할극을 한 내용인 생징후를 측정하는 시나리오대로 역할극을 한다.

보건의료전문가는 환자에게 질문을 할 때 통역사가 아닌 환자를 보고 있어야 한다. 어떤 행동이 부적절하며 의사소통을 방해하였는가?

3. 한 가지 이상의 방법으로 설명하고 질문한다 — 다시 설명하는 것을 꺼려하지 말아야 한다. 이미 이야기한 것을 새로운 방법으로 바꾸어 설명함으로써 환자가 잘 이해할 수 있도록 도와 줄 수 있다.

역할 연기

다른 표현으로 바꾸어 설명하여 환자의 이해를 도와주는 방법

두 명이 짝이 되어 한 명은 간호사가, 다른 한 명은 환자가 되어 다음의 시나리오대로 역할극을 한다.

약국직원은 환자에게 머리선 주변 두피에 코르티손 연고를 바르는 방법을 설명하여야 한다. 이러한 설명을 한 가지 이상의 다른 방법으로 바꾸어 설명해본다. 각기 다른 단어를 사용하여야 한다. 어떻게 설명하는 것이 효과적인가? 의사소통이 잘 되지 않는 경우가 있는가?

4. 길고 복잡한 문장은 피한다 — 정확하지 않은 통역을 할 가능성을 최소화하기 위하여 간단하고 직접적으로 이야기하도록 한다.
5. 이야기의 한 단락이 끝나면 잠시 쉰다 — 몇 개의 문장을 동시에 이야기하지 않도록 한다. 통역사가 환자에게 설명할 수 있는 시간을 주면서 이야기한다.
6. 통역사가 생각할 수 있는 시간을 준다 — 전문적으로 훈련받은 통역사는 단어 대 단어로 말을 옮기는 단순한 통역이 아니라 말의 요지를 파악하고 전달하기 위해 노력한다. 이는 시간을 필요로 하는 과정이다.

역할 연기

환자에게 치료과정을 설명하기 위하여 의학통역사와 함께 협업하는 과정

세 명 또는 네 명이 짝이 되어 한 명은 보건의료전문가, 다른 한 명은 환자, 또 다른 한 명은 통역사, 나머지 한 명은 관찰자가 되어 다음의 시나리오대로 역할극을 한다.

보건의료전문가는 검사의 필요성과 방법, 검사 과정에 대하여 통역사를 통해 환자에게 설명을 하여야 한다. 위에서 언급한 3번에서 6번의 조언에 따라 환자에게 필요한 정보만을 설명한다. 분명하게 이야기하며, 말을 짧은 단락으로 나누어서 하며, 통역사가 생각을 할 수 있는 시간을 주어야 한다는 것을 기억한다. 환자와 의사소통을 어떻게 하는 것이 효과적인가? 무엇이 의사소통을 방해하는가?

7. 통역사의 말을 가로채면 안 된다 — 통역 중에 말을 가로채면 통역사를 혼란스럽게 만들며 환자와 의사소통이 제대로 이루어지지 않는다. 또한 환자는 통역사를 신뢰하지 않게 된다.
8. 영어가 직접적인 표현을 하는 언어라는 것을 기억한다 — 영어로 이야기한 것을 제2의 언어로 옮길 때 더 많은 시간이 소요될 수 있다. 이는 제2의 언어가 영어보다 긴 구조로 이루어지거나 표현이 길 수 있기 때문이다. 또한 환자가 통역사의 설명을 듣고 응답을 하는 것 또한 시간이 소요되기 때문이다.
9. 적절한 표정과 몸짓을 사용하며, 통역사가 전달하는 동안 환자를 잘 관찰하라 — 환자와 통역사, 그리고 보건의료전문가가 모두 서로 볼 수 있도록 위치를 잡는다. 그리고 이야기를 할 때 통역사와 환자가 이해하기 쉽도록 얼굴 표정과 몸짓을 적절하게 사용한다. 통역사와 환자가 대화를 나눌 때 환자의 표정과 몸짓을 잘 관찰하는 것이 대화의 의미를 이해하는 데에 도움이 될 수 있다.
10. 제2언어의 문화적 특성을 고려하여 통역사가 환자나 보건의료전문가가 이야기한 것을 이해하기 쉽게 변경하여 이야기할 수 있다 — 문화에 따라 성에 관한 내용이나 죽음에 관한 것 등 민감한 주제에 대한 이야기에 접근하는 방식이 다를 것이다. 따라서 이러한 주제에 관하여 의사소통을 할 때에는 다양한 표현과 대화 방법을 고려해야 한다.

복습 질문

객관적 질문

1. "문화적 능력"은 세계의 각기 다른 곳의 다른 문화를 설명하는 능력이다. (참/거짓?)
2. 아프리카계 미국인들은 자신들이 받는 보건의료의 질과 접근성이 비히스패닉계 백인이 받는 것과 차이가 없다는 것에 동의한다. (참/거짓?)
3. 미국에서 비히스패닉계 백인 인구는 가장 빠른 속도로 증가하고 있다. (참/거짓?)

4. 환자가 바닥을 보면서 보건의료전문가의 설명을 듣고 있다고 해서 무례하거나 그 말에 동의하지 않는 것은 아니다. (참/거짓?)
5. 좀 더 능숙하게 다른 문화권 사람들을 대하기 위하여 교육을 받을 때에는 자신의 문화적 배경에 대하여 먼저 아는 것이 중요하다. (참/거짓?)
6. 미소를 짓고 있다는 것은 항상 행복하다는 것을 의미한다. (참/거짓?)
7. 어떤 약국 관리인이 다른 문화의 사람들을 고용하고, 그들이 자신처럼 말하고 행동하기를 바란다면, 이는 그가 문화적 능력이 없음을 뜻한다. (참/거짓?)
8. 의학 통역사가 통역을 하고 있더라도 당신은 환자를 보고 환자에게 직접 이야기를 해야 한다. (참/거짓?)
9. 만약 의학 통역사가 당신이 환자에게 전달하려고 하는 내용과 약간이라도 다르게 이야기하는 것으로 보인다면 통역 중에 빨리 끼어들어 이야기하는 것이 좋다. (참/거짓?)

간단한 질의 응답

1. 문화적 능력을 정의하라.
2. 당신의 문화적 배경이 환자 또는 동료와 어떻게 다른지 몇 개의 문장으로 설명하라. 직접 혹은 간접 경험했던 문화적 편견에 대하여 설명하라.
3. 보건의료전문가가 다른 문화의 환자들을 대할 때 주의해야 할 비언어적 의사소통을 세 가지 이상 나열하라.
4. 문화에 따라 미소를 짓는 표정이 어떻게 다르게 해석될 수 있는지 두 가지 이상 간단하게 설명하라.

임상적 응용

1. 당신과 다른 문화권에 있는 세 사람 이상을 선정하여 인터뷰를 한다. 그들이 문화적 차이 때문에 보건의료전문가와 의사소통에 문제가 있었던 적이 있는지 질문한다. 또한 왜 그런 문제가 생겼는지 구체적으로 논의한다. 보건의료전문가로써 이런 문제가 있는 상황에서 어떻게 접근하여 해결할 것인가?
2. 검사실에는 일본에서 온 63세의 여성이 당신을 기다리고 있다. 그녀는 최근에 건선이 발견된 환자이다. 당신은 그녀를 치료하기 전에 두피 상태를 점검해야 한다. 이러한 상황에서 검사실에 들어가기 전에 통역사에게 어떤 설명을 할 것인가? 검사 시 예상되는 문제점은 무엇인가?
3. 잡지에서 다음과 같은 표정에 해당하는 사진을 찾는다: (1) 행복, (2) 슬픔, (3) 두려움, (4) 분노, (5) 혐오, 역겨움, (6) 놀람. 이 사진들을 다른 문화의 친구들

과 함께 보는데, 어떤 감정의 사진을 골랐는지 미리 이야기하지 않는다. 친구들에게 사진 속의 감정에 대하여 물어보고 다른 의견이 있다면 이에 대해서 함께 논의한다.

참고 문헌

1. Axtell RE. *Gestures: The Do's and Taboos of Body Language around the World*. New York: Wiley; 1998.
2. Balzer Riley J. *Communication in Nursing*. 6th Ed. St. Louis: Mosby; 2007.
3. Betancourt JR, Like RC. Editorial: A new framework of care. *Patient Care. Special Issue, Caring for Diverse Populations: Breaking Down Barriers*, May 15, 2000:10-12.
4. Brach C, Fraser I. Can cultural competency reduce racial and ethnic health disparities? A review and conceptual model. *Med Care Res Rev.* 2000; 57(Suppl. 1):181-217.
5. Campinha-Bacote J. A model and instrument for addressing cultural competence in health care. *J Nurs Educ*. 1999;38(5):203-207.
6. Campinha-Bacote J. The Process of Cultural Competence in the Delivery of Healthcare Services (website). 2007. Retrieved May 2010 from http://www.transculturalcare.net/Cultural_Competence_Model.htm.
7. Cassey MZ. Using technology to support the CLAS standards. *Nurs Econ*. 2008;26(2):133-135.
8. Coombs G, Sarason Y. Culture circles: A cultural self-awareness exercise. *J Manage Educ*. 1998;22(2):218?-226. Accessed May 25, 2010, from ABI/INFORM Global.
9. Dixon LD. A case study of an intercultural health care visit: an African American woman and her white male physician. *Women and Language*. 2004;27(1):45-52.
10. Dresser N. *Multicultural Manners: New Rules of Etiquette for a Changing Society*. New York: Wiley; 1996.
11. Ferguson WJ, Candib LM. Culture, language, and the doctor-patient relationship. *Fam Med*. 2002;34(5):353-361.
12. Fleming M, Towey K. *Delivering Culturally Effective Health Care to Adolescents*. Chicago: American Medical Association; 2003.
13. Galambos CM. Moving cultural diversity toward cultural competence in health care. *Health Soc Work*. 2003;28(1):3-7.
14. Goode TD. *The Cultural Competence Continuum*. The National Center for Cultural Competence. Georgetown University Center for Child and Human Development, University Center for Excellence in Developmental Disabilities. Revised 2004. Retrieved May 22, 2010 from http://gucchd.georgetown. edu/nccc.
15. Harris SM, Majors R. Cultural value differences: implications for the experiences

of African-American men. *Jour of Men's Studies*. 1993;1(3):227.

16. Harvey AR, Rauch JB. A comprehensive Afrocentric rites of passage program for black male adolescents. *Health Soc Work*. 1997;22(1):30?-37.
17. Henry J. Kaiser Family Foundation. "Eliminating Racial/Ethnic Disparities in Health Care: What are the Options?" October 24, 2008. Retrieved May 22, 2010 from http://www.kff.org/minorityhealth/h08_7830.cfm.
18. Hershberger PJ, Righter EL, Zryd TW, et al. Implementation of a processoriented cultural proficiency curriculum. *J Health Care Poor Underserved*. 2008;19(2):478-483.
19. Kardong-Edgren S, Campinha-Bacote J. Cultural competency of graduating US Bachelor of Science nursing students. *Contemp Nurse*. 2008;28(1-2):37-44.
20. Kreier R. Crossing the cultural divide. *Am Med News*. 1999;42.4:12-14.
21. Ludwick R, and Silva MC. "Nursing Around the World: Cultural Values and Ethical Conflicts." *Online Journal of Issues in Nursing*. August 14, 2000. Available at: www.nursingworld.org. Accessed May 22, 2009.
22. McNeil, Jr. D. "U.S. Apologizes for Syphilis Tests in Guatemala." *The New York Times*. October 1, 2010. A1, A6.
23. The Office of Minority Health. U.S. Department of Health and Human Services. *National Standards on Culturally and Linguistically Appropriate Services*
24. *(CLAS)*. 04/12/2007. Retrieved May 22, 2010 from http://www.omhrc.gov/templates/browse.aspx?lvl2&lvlID15.
25. "An Older and More Diverse Nation by Mid-Century." U. S. Census Bureau Publication CB08-123. Retrieved May 2010 from http://www.census.gov/newsroom/releases/archives/population/cb08-123.html.
26. Poole DL. Politically correct or culturally competent? *Health Soc Work*. 1998;23(3):163-166.
27. Salimbine S. *What Language Does Your Patient Hurt In: A Practical Guide to Culturally Competent Patient Care*. 2nd ed. St. Paul, MN: EMCParadigm:2005.
28. Samovar LA, Porter RE, McDaniel ER. *Communication Between Cultures*. 6th ed. Belmont, CA: Thomson; 2007.
29. Schulman KA, Berlin J, Harless W, et al. The effect of race and sex on physicians" recommendations for cardiac catheterization. *N Engl J Med*. 1999;340(8):618-626.
30. Smedlely BD, Stith AY, Nelson AR, eds. *Committee on Understanding and Eliminating Racial and Ethnic Disparities in Health Care*. Board on Health Sciences Policy, Institute of Medicine; 2003.
31. Smedlely BD, Stith AY, Nelson AR, eds. *Unequal Treatment: Confronting Racial and Ethnic Disparities in Health Care*.Washington DC: The National Academies Press; 2003.
32. Taylor O. *Cross Cultural Communication–an Essential Dimension of Effective Education*. Chevy Chase, MD: The Mid-Atlantic Equity Center; 1987.

33. Taylor-Brown S, Garcia A, Kingson E. Cultural competence versus cultural chauvinism: Implications for social work. *Health Soc Work.* 2001;26(3):185-187.

34. "Tripling of Hispanic and Asian Populations in 50 Years; Non-Hispanic Whites May Drop to Half of Total Population." U.S. Census Bureau publication CB04-44. Retrieved December 2009 from http://www.census.gov/Press-Release/www/releases/archives/population/001720.html.

35. "U.S. Interim Projections by Age, Sex, Race, and Hispanic Origin: 2000-2050." U.S. Census Bureau. Retrieved May 2010 from http://www.census.gov/population/www/projections/usinterimproj/.

36. Wilson-Stronks A, Lee KK, Cordero CL, et al. *One Size Does Not Fit All: Meeting the Health Care Needs of Diverse Populations*. Oakbrook Terrace, IL:The Joint Commission; 2008.

37. Wilson-Stronks A, Galvez E. *Hospitals, Language, and Culture: A Snap shot of the Nation Findings from a National Study of 60 Hospitals*. Oakbrook Terrace, IL: The Joint Commission; 2007.

Part III

행정적 의사소통 기술
Administrative Communication Skills

9

전자 의사소통
ELECTRONIC COMMUNICATION

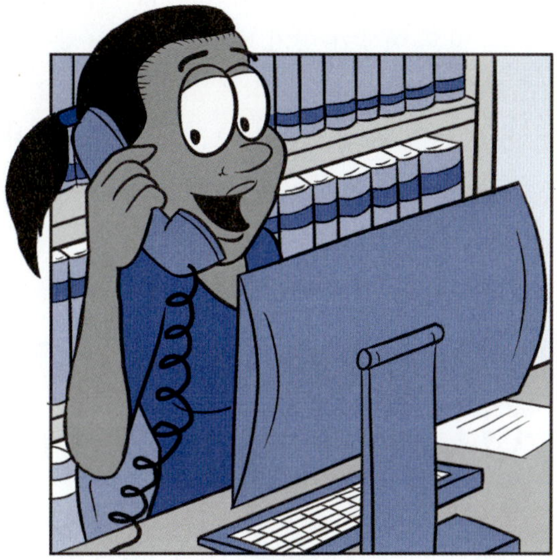

학습목표

- 얼굴을 마주보고 대화하는 것은 전화 통신, 팩스, 그리고 메일로 소통하는 것과 어떻게 다른지 대해 설명한다.
- 의료관리 환경 하에서 전화의 효과적인 사용을 위한 지침에 대해 논의한다.
- 일반적으로 건강관리 전문가가 다루는 환자의 호출 유형을 알아본다.
- 불만스러운 환자에 대한 효과적인 상담을 위한 지침에 대해 설명한다.
- 전화나 메시지로 건강관리를 설정을 할 때는 최소한의 정보를 설명하는 것이 필요하다.
- 비환자의 호출 유형을 분석하는 것이 일반적으로 건강관리 전문가들에 의해 처리된다.
- 전화로 부상자 분류를 분명히 하고 왜 그것이 중요한 절차인지를 설명한다.
- 잠재적인 비상 호출을 효과적으로 처리하기 위한 지침을 논의한다.
- 즉각적인 의학적 도움이 요구되는 증상 또는 상태의 목록을 작성한다.
- 전화 의료 상담 서비스를 분명히 하고 왜 그것이 중요한 절차인지 설명한다.
- 팩시밀리(팩스) 겉장에 포함시켜야 할 정보의 항목들을 나열한다.
- 팩시밀리(팩스) 기계를 안전히 조작하기 위한 지침을 논의한다.
- 의료 관리 환경 하에서 이메일의 효율적인 사용을 통해 지침을 논의한다.

얼굴을 맞대고 논의하는 것, 전화, 팩시밀리(팩스), 이메일 등 의료 관리 환경에서 수신 및 발신 정보를 전하기 위한 몇 가지 방법이 있다. 보건의료전문가들(HCPs)은 이러한 방법들을 잘 사용하여 효율적이고 효과적으로 의사소통을 할 수 있어야 한다.

이 책은 주로 보건의료전문가와 환자가 서로 직접적인 의사소통을 할 때의 상황을 다뤘다. 직접적인 의사소통은 전하는 말 100%가 발신자에 의해 알려지므로 개인 간 상호작용의 가장 효과적인 형태라는 것은 분명한 사실이다(7%는 음성 의사소통, 23%는 목소리의 톤, 70%는 비음성 의사소통). 더불어, 수신자는 필요에 따라 발신자의 설명을 요구할 수 있다. 얼굴을 맞대면서 의사소통하는 것은 전하는 말에 최대한 많은 정보를 제공하기 위한 최선의 방법이다. 그러나 시간 제약 또는 거리상의 문제와 같은 많은 이유가 있기 때문에 그것이 항상 최선의 방법이 될 순 없다. 그러므로 정보 전송을 위해 다른 방식을 사용할 수도 있다.

원거리 통신, 또는 전화의 사용은 보건의료전문가 사이에서뿐만 아니라 전문가와 환자 간 의사소통의 가장 중요한 형태 중 하나이다. 그러나 전달 내용의 오직 30%만 발신자가 수신자에게 전할 수 있다(음성 7%, 목소리 톤 23%). 전달 내용의

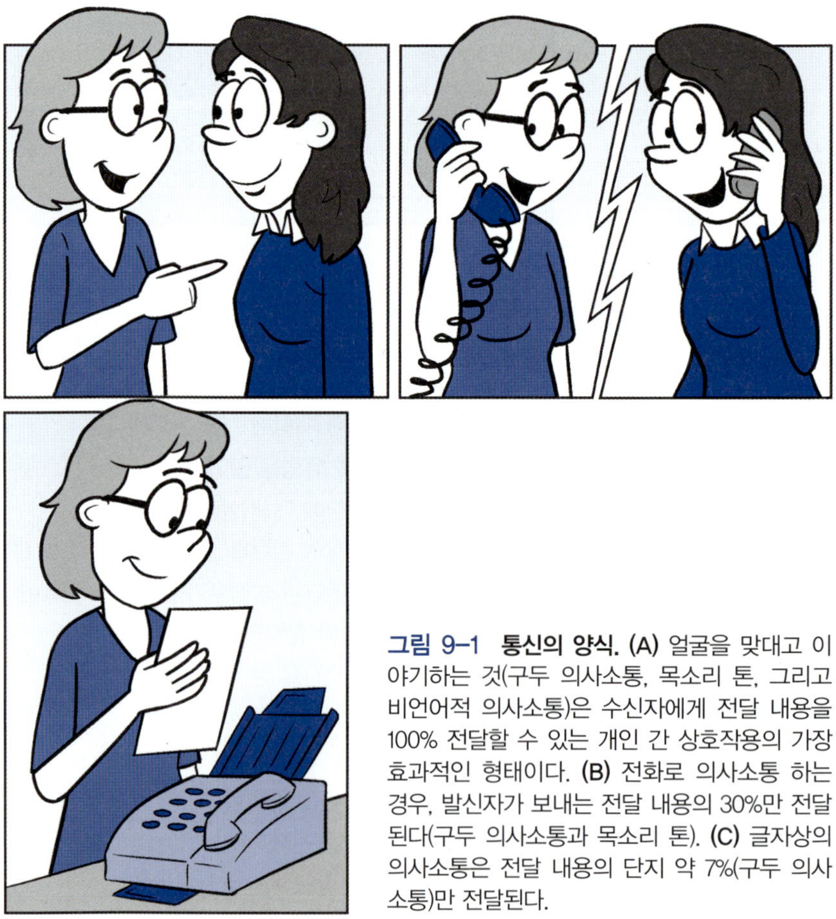

그림 9-1 통신의 양식. (A) 얼굴을 맞대고 이야기하는 것(구두 의사소통, 목소리 톤, 그리고 비언어적 의사소통)은 수신자에게 전달 내용을 100% 전달할 수 있는 개인 간 상호작용의 가장 효과적인 형태이다. (B) 전화로 의사소통 하는 경우, 발신자가 보내는 전달 내용의 30%만 전달된다(구두 의사소통과 목소리 톤). (C) 글자상의 의사소통은 전달 내용의 단지 약 7%(구두 의사소통)만 전달된다.

대부분(70%)은 시선을 마주하는 것, 얼굴 표정 및 자세와 같은 메시지의 비언어적 부분들로 전화상에서 볼 수 없는 부분이다. 이 원거리 통신의 장점은 전달 내용의 수신자와 발신자 간 직접적인 상호 작용이 가능하다는 것이다. 전화 통화 중 수신자는 내용을 명확히 하기 위해 질문을 할 수 있고 발신자는 즉각적으로 대답할 수 있다.

의료 관리 환경 하에서 글자 상의 의사소통에 팩시밀리와 이메일이 포함된다. 이것은 의료 기록, 의사의 지시, 그리고 보건의료전문가 간 실험 결과의 전달을 위한 매우 실용적인 방법이다. 그러나 이 형태의 의사소통의 단점은 전달 내용에서 발신자가 선택한 단어들 중 오직 7%만 수신자가 해석할 수 있다. 목소리 톤과 전달 내용의 비언어적인 부분을 수신자는 동시에 이용할 수 없다. 더욱이, 글자상의 의사소통 형식은 발신자가 수신자의 질문에 즉시 답변을 해줄 수 없으므로 둘 사이의 직접적인 상호 작용을 허용하지 않는다.

이 장에서는 임상현장에서 보건의료전문가들에 의한 전화의 적절하고 효과적인 사용에 초점을 맞추고 있다. 논의에서는 여러 유형의 화가 난 환자, 전화 의료 상담 서비스 및 지시 등 응급 전화를 처리하는 방법이 포함되어 있다. 팩시밀리와 이메일에서도 적절히 사용된다.

원거리 통신

전화 예절

전화에 응답하는 사람으로, 당신은 의료 사무실이나 부서의 대표이다. 사실, 당신은 환자나 의사 동료가 특정한 임상 현장에서 갖는 첫인상일지도 모른다. 당신이 만난 적이 없는 사람들과 있을 수 있는 많은 "관계"를 고려하라. 올바른 전화 예절, 또는 훌륭한 태도는 전화로 의사소통 하는 사람들 간의 긍정적인 상호작용을 확실하게 하는 데에 있어서 중요하다. 이것은 특히 소생 가능성이 있는 환자의 고통과 주위의 소음, 그리고 주의 산만과 같은 추가적인 방해 요소가 있는 많은 의료 현장에서는 반드시 극복해야 한다.

의료 관리 환경 하에서 전화의 효과적인 사용에 대한 지침은 다음과 같다.

- 상냥하고 전문적인 음성을 사용한다. 수신자에 직접 말한다. 전화기에서 입을 2.5~5 cm 정도 떼어놓고 말을 한다. 평범한 대화 톤을 사용하여 적당한 속도로 말한다. 오해가 생기지 않도록 낱말을 제대로 발음한다. 마지막으로, 좋은 발음, 또는 명확하고 분명한 말하기는 발신자가 당신의 말을 잘 이해할 수 있게 도울 것이다.
- 적절한 억양을 사용한다. 즉, 음성의 높이와 톤을 변경한다. 웅얼거리거나, 단조로운 말투는 지루함이나 배려의 부족으로 해석될 수 있기 때문에 조심해야 한다.

- 정중하게 대한다. 당신이 방해받거나 응급실과 같은 스트레스 상황에 있을 때에도 정중하게 대해야 한다. 짜증난 상태로 성급히 말하는 것을 피해야 한다. 대신, 친절, 미소, 배려를 하는 것은 도움이 되는 행동이다. 바보같이 들릴 수도 있지만 미소는 목소리 톤에 영향을 미치므로 발신자는 당신의 미소를 "들을" 수 있다. 재치와 감성을 사용해야 한다. 마지막으로, 대화를 종료하기 전에 사람의 이름을 사용하고 발신자에게 감사표시를 한다.
- 발신자에게 집중해야 한다. 바쁜 임상 현장에서, 통화를 하는 동안 동시에 여러 작업을 시도하거나 다른 활동을 계속하고 싶은 유혹이 있을 것이다. 이러한 행동은 서류상의 실수 또는 전화 거는 사람이 전달하려는 내용의 부정확한 이해를 초래할 가능성이 있다. 가장 좋은 방법은 발신자에게 바로 앞에 있는 사람에게 하는 것처럼 전적으로 관심을 가져주는 것이다. 발신자가 말하는 전달 내용의 정확한 이해를 보장하기 위해 중요하다.
- 발신자의 메시지의 정확한 이해를 위해 다른 말로 바꾸어 다시 표현한다.
- 통화 중 대답하지 않아 즉시 발신자를 기다리게 하지 말아야 한다. 대신에 대답을 기다려야 한다는 말을 발신자에게 해준다. 기다리게 하기 전에 응급한 상황은 아닌지 확인한다.
- 발신자를 확인해라. 자신이 환자라고 주장하는 사람으로부터 전화를 받았을 때, 발신자를 확인하라. 이렇게 해서, 환자의 비밀이 보호된다. 식별 정보의 입력에 따라 사무실이나 부서에서는 환자의 이름, 주민등록번호, 생년월일 및 주소를 포함한 정보를 요청할 수 있다. 당신은 환자의 컴퓨터 기록 또는 의료 차트를 사용하여 이 정보를 확인 할 수 있다.
- 환자 또는 기타 허가받지 않은 사람이 거리를 두고 듣고 있을 수 있으니 전화를 통하여 기밀 정보를 반복하지 말아야 한다. 발신자 식별과 비슷하게, 이것 또한 도움이 될 것이다.
- 발신자가 먼저 전화를 끊게 해야 한다. 전화를 끊기 전에 대화가 제대로 끝났는지 확인해야 된다. 그러면 발신자는 적절한 배려를 받았다고 느끼고 만족감이 높아질 것이다. 발신자가 먼저 전화를 끊으면 그는 대화가 갑자기 끝났다고 생각하지 않을 것이다.

수신전화의 종류

개인 병원이나 병원 내의 양호실 또는 양로원은 하루에(심지어 밤에) 많은 다른 유형의 통화를 받는다, 전화 거는 사람은 내원해 있는 사람과 반드시 똑같은 대우와 존중을 받아야 한다. 환자에게 당신의 지위와 사무실 또는 부서를 밝히고 도움을 제공한다. 환자의 호출 및 비환자의 호출의 예는 아래에 설명되어 있다.

환자의 호출

약속

예약 요청은 개인 병원 또는 의료 부문에 대한 호출의 가장 일반적인 유형 중 하나이다. 일상적인 환자의 방문에 대한 규정을 따라야 한다. 다른 요청들은 아마 환자의 건강과 관련된 문제일 것이다. 이런 경우, 전화상의 부상자의 분류 절차(다음 장에서 언급된다)를 따라야 적절하게 진료 일정을 정해야 한다.

결제 문의

미국의 건강 보험은 점점 복잡해지고 있다. 예로 다수의 민간 보험 회사, 국영 보험업체, 연방 보험 업체(Medicaid와 Medicare)는 서로 다른 정책과 혜택이 있다. 기본 의료비, 보험금 공제 제도, 공동 보험은 차이점이 있다. 몇몇 의료 절차들은 보험 혜택을 받을 수 있고 다른 절차들은 아니다. 일부 임상의는 특수한 유형의 보험을 받아들여지지 않을지도 모른다. 많은 환자들은 그들의 특정한 건강 보험에 대해 이해하지 못한다. 결과적으로 환자들은 이렇게 문의한다. "왜 제가 이 청구서를 받았죠?" 또는 "왜 이 약속이나 절차가 전체적으로 보험에 적용되지 않은 거죠?" 의료 전문가로서 당신은 이러한 질문들에 대해 정중하고 정확하게 대답해줘야 한다. 만약 환자가 계속 불만족스러워 한다면, 모든 관련된 이야기를 상세히 기록하고 진료실이나 부서에 이러한 대화를 알려야 한다.

진단 테스트 결과

많은 실험실 및 방사선 자료들은 환자에게 보내지기 전 의사의 진료실을 거친다. 의료 전문가들은 규정을 따라 이러한 결과가 널리 퍼져 다른 사람에게 영향을 미칠 것에 주목해야 한다. 몇몇 의원에서는, 보건의료전문가는 환자에게 좋은(정상 또는 음성의) 테스트 결과를 전화로 알려줄 권한이 있다. 비정상 또는 불만족스러운 테스트 결과는 의사가 환자에게 알려준다.

약물 조사

환자들은 아마 그들의 현재의 처방전에 대해 의문을 갖고 연락할지도 모른다. 조사는 잠재적 효능뿐만 아니라 어떻게 약을 적절히 복용하는지를 포함한다. 환자들은 아마 신약에 관하여, 또 약이 환자의 건강 상태에 이로운 영향을 끼칠 것인지 알고 싶어 할 것이다. 의사, 의료 보조원, 또는 훈련 중인 전문 간호사에게 문의해야 한다.

조언 요청

때때로, 환자는 의사 사무실이나 병원 응급실을 방문하여 자신의 상태에 대한 조언을 구한다. 보건의료전문가들은 진단하고 약물을 처방하거나 어떤 종류의 의료적

역할 연기

환자 호출의 유형

3~4명으로 된 그룹에서 1명의 호출하는 환자, 1명의 의료 전문가, 그리고 1~2명의 관찰자들이 돌아가며 시나리오대로 연기한다. 적절한 전화 예절을 위한 지침을 적용해야 한다.

1. 28세의 남성이 의사의 진료실에 지속된 발진 때문에 예약했다.
2. 19세 여대생은 전에 건강 보험 또는 건강관리 비용 지불에 대해 걱정할 필요가 없었다. 그녀는 왜 최근 부인과 의사의 지시로 20달러를 지불하라는 청구서를 받았는지 알고 싶다.
3. 45세 여성은 진료실에 전화하여 그녀가 23세 여성의 엄마라는 것을 확인했다. 비록 그녀는 자기 딸의 사회 보장 번호를 모르지만 딸의 임신테스트 결과를 알고 싶다.
4. 67세의 남성은 진료실에 전화하여 약간 어지럽다고 말했다. 그는 최근에 고혈압 때문에 이뇨제를 복용했고 그 약이 어지러운 증상에 영향을 미쳤는지 알고 싶다.

의사소통을 돕는 데에 있어 무엇이 효과적일지 논의해보자. 무엇이 의사소통에 해를 끼칠까?

조언을 할 수 있게끔 훈련받지 않았다. 정중히 환자들에게 의사 또는 기타 자격을 갖춘 의료 공급자를 찾아가 진료받아야 한다고 말해야 한다. 만약 환자가 진료실에 올 수 없는 경우, 의사가 다시 전화해 주거나 그들에게 응급실을 방문하라고 충고할 것이라는 것을 환자에게 확인시켜야 한다.

화난 환자

진료실 또는 부서가 최상의 치료를 제공하는 경우에도 화난 환자의 호출은 계속될 것이다. 전화상에서 화난 환자를 다룰 때 가장 중요한 것은 자신이 화를 내지 않도록 기억하는 것이다. 비록 몇몇 환자들은 기다렸다는 단순한 사실만으로 화나 있을지도 모른다. 하지만 대부분은 질병이나 고통에 대한 좌절감으로 인해 화나 있다는 사실을 명심해라. 가장 좋은 방법은 상황을 통제할 수 있을 때 공감하는 것이다. 환

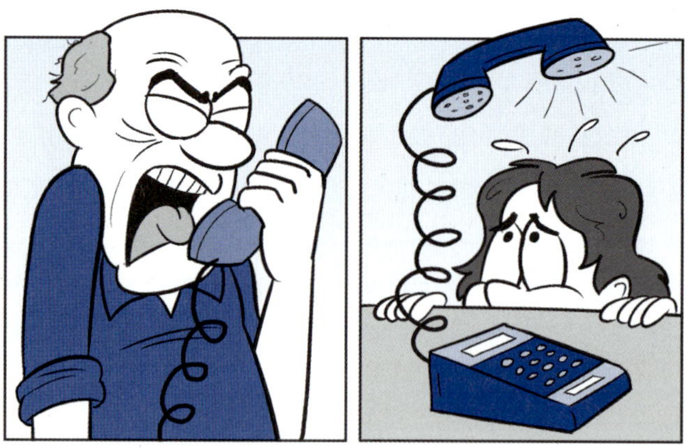

그림 9-2 **화난 환자.** 전화상에서 화난 환자를 다룰 때 가장 중요한 것은 자신이 화를 내지 않도록 기억하는 것이다. 차분히 공감하는 것을 계속해야 한다. 환자를 진정시키고 당신이 도움을 주고 싶다는 것을 확신시켜야 한다.

자를 진정시키려 노력하고 당신이 그들에게 도움을 주고 싶어 한다고 확실히 해야 한다. 아래에 화난 환자를 다루는 지침이 있다:

- 주의 깊게 듣고 환자의 화를 인정해라.
- 환자를 방해하지 말아라.
- 차분해라. 환자에게 상냥하고 친절히 말해라. 환자에게 당신이 걱정하고 그들에게 도움이 되고 싶어한다는 것을 확실히 해라.
- 환자를 깔보거나 이 상황이 점점 악화될 가능성이 있다라는 말처럼 생색을 내면 안 된다.
- 환자를 비난하지 말아라.
- 방어적인 태도를 피해라.
- 지키지 못할 약속은 하지 말아라.
- 전화에 대해 세심하게 메모하고 문서화시켜라. 문제와 극복에 대해서도 포함시켜라. 문제가 해결됐더라도 적절한 의사나 관리자에게 알려라.
- 만약 환자가 사무실, 병원 또는 의원에 대해 법적 행동으로 위협하면 적절한 의사나 관리자에게 알려라.
- 환자의 문제에 대해 다른 사람과 상담할 필요가 있다면 환자에게 언제까지 연락을 줄 수 있을지를 알려줄 수 있도록 하라. 초초하게 전화벨이 울리기를 기다리게 하는 것은 환자를 더 화나게 만든다.
- 만약 환자가 전화하여 당신이 아무것도 모르고 있는 문제에 대해 폭언을 한다면 진정하고 부드러운 톤의 목소리로 환자에게 당신이 그들의 걱정을 이해할 수 있도록 처음부터 다시 설명해달라고 요청한다. 이는 당신이 직접 환자에게 도움을 주거나 다른 적절한 사람 또는 부서로 연결시켜 그들의 문제를 해결할 수 있다.
- 만약 환자가 너무 크게 말해 당신이 수화기를 위해서 떼야만 한다면 그들의 차트를 찾는 동안 잠시만 기다려 달라고 요청해라. 이 잠깐의 시간은 환자를 진정

역할 연기

화난 환자

3~4명으로 된 그룹에서 1명의 호출하는 환자, 1명의 보건의료전문가, 그리고 1~2명의 관찰자들이 돌아가며 시나리오대로 연기한다. 화난 환자를 효과적으로 다루기 위한 지침을 적용해야 한다.

1. 50세의 남성이 그의 결장 내시경술 일정이 다른 응급상황 때문에 두 번이나 미뤄졌다는 전화 메시지를 남긴다. 그가 일정을 다시 잡는 것에 대해 불평하기 위해 진료실에 전화했을 때 조마조마하게 하는 절차로 인해 그는 매우 화가 났다.
2. 27세의 여성이 처음으로 약을 처방받았다. 그녀는 약물이 메스꺼움과 구토를 수반할 수 있다고 충고 받았다. 2회의 약을 복용 후 그녀는 여러 번 메스꺼움과 구토를 겪었다. 그녀가 진료실에 전화했을 때 보건의료전문가에게 어떻게 자신에게 이렇게 끔찍한 약을 처방할 수 있냐고 소리지르며 화를 냈다.

의사소통을 돕는 데에 있어 무엇이 효과적일지 논의해보자. 무엇이 의사소통에 해를 끼칠까?

할 수 있게 만들 것이다.

- 환자가 욕설을 사용하는 경우, 환자에게 당신은 지금 그를 도와주기 위해 있지만 정중하게 이야기를 하지 않는다면 통화를 계속하지 못할 것이라고 말한다. 이것은 아마 당신의 관리자 또는 사무실 관리자를 바꿔줄 필요가 있을 것이다.

비환자 호출

환자의 가족 구성원 또는 친구

병원이나 요양원의 접수처에서는 환자의 건강 상태를 걱정하는 가족 구성원이나 친구들의 전화가 많이 걸려온다. 환자의 의학적 정보는 기밀사항이라는 것을 기억해라. 의료정보보호법은 환자가 자신의 정보를 공개하기 전에 그들의 권한을 제공해야 한다고 규정한다.

다른 의사, 병원 부서 또는 의료 시설의 환자

환자는 일반적으로 일차 진료의, 전문의, 간호사, 그리고 광범위한 여러 동종의 건강전문의에게 건강관리를 받는다. 앞서 언급했듯이, 이러한 개인 간의 의사소통의 효율적인 방법은 전화를 사용하는 것이다. 환자 간호에 대해 자문하고, 테스트 결과를 알리고, 치료를 위한 상태를 알리고 진료 일정을 잡는 의료팀 구성원 간의 대화 주제가 몇 가지 있다. 함께 담당하는 환자에 대해 다른 의료진과 말할 때 사무실 또는 부서의 정책, 전문성, 환자의 비밀유지 모두 고려해야 한다.

처방전 재발급 요청

진료실에 걸려오는 대부분의 전화는 처방전의 재발급에 관한 요청이다. 대부분의 진료실에는 음성 메일 시스템과 이러한 요청을 처리하는 사무실 일련의 정책이 있다. 요청은 환자나 약국에서 비롯될 것이다.

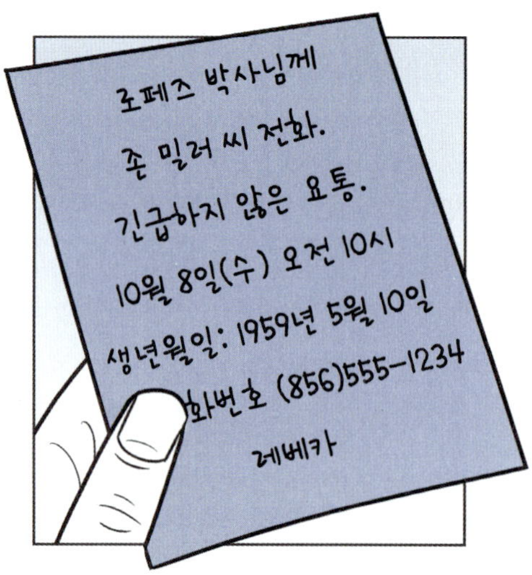
로페즈 박사님께
존 밀러 씨 전화.
긴급하지 않은 요통.
10월 8일(수) 오전 10시
생년월일: 1959년 5월 10일
화번호 (856)555-1234
레베카

그림 9-3 전화 메시지.

전화 메시지

어떤 의료 환경에서 호출을 사용할 수 없을 때가 있다. 이런 경우에 호출 수신자는 전화 메시지를 받아야 한다. 메시지에 필요한 최소한의 정보는 다음과 같다.

- 발신자의 성과 이름
- 환자와의 관계
- 환자의 생일
- 전화 날짜와 시간
- 전화번호와 발신위치
- 전화한 이유에 대한 간단한 설명
- 긴급통화
- 발신자와 연락하려고 노력한다.
- 메시지를 남긴 사람의 이름 또는 이니셜

메시지를 받은 후 가능하면 발신자에게 언제 통화 가능한지 말해야 한다.

전화상의 부상자의 분류

부상자의 기간은 응급상황의 선발과 종류와 관련이 있다. 즉, 부상자의 분류는 반드시 치료를 받아야 하는 긴급한 환자의 우선순위를 결정하는 것이다. 의료 행위는 일반적으로 여러 개의 전화선을 가지고 있기 때문에, 관련이 있는 건강전문가는 여러 환자의 호출을 동시에 받을 것이므로 그들을 다룰 순서를 결정해야 한다. 다시 한 번 전화의 사용은 환자 또는 직접 만나는 상호작용의 시각적 검사를 방해한다. 따라서 보건의료전문가는 각 환자의 증상이나 문제의 정확한 이해를 얻기 위해 자신의 의사소통 능력과 건강과 질병 과정에 관한 지식을 신뢰할 필요가 있다. 즉, 보건의료전문가는 환자와 관련된 통증, 불안, 공포 그리고 이해의 수준을 뜻하는 비언어적 메시지를 알아차릴 만한 우수한 청취능력을 가지고 있어야 한다.

진료실에서 받은 4명의 환자의 실례에 대해 생각해보자.

- 전화선 1: 약사 보조가 환자의 처방전 재발급을 확인하려고 한다.
- 전화선 2: 초보 엄마는 열이 나는 3살 된 딸을 위해 진료 예약을 하려고 한다 (100.2℉, 또는 37.8℃)
- 전화선 3: 매우 걱정하는 발신자는 그의 검사 결과를 얻기 위해 시도했고 뜻하지 않게 연결이 두 번 끊어졌다.
- 전화선 4: 가슴 통증을 호소하는 88세 여성은 의사가 어느 시간대이든 그녀를 진찰할 수 있는지 궁금해 한다.

이러한 호출 중 어느 것이 우선순위이고 먼저 처리해야 하나? 이유는? 어떤 호출이 가장 덜 위급하고 마지막에 처리해야 하나? 이유는? 이러한 호출을 효과적으로 처리하기 위해 보건의료전문가는 반드시 일상적으로 들어오는 호출 중 긴급한 것을 구별할 수 있어야 한다. 더불어 그들은 진짜 의료적 응급상황으로부터 오는 공황상태이거나 병적으로 흥분한 호출자들을 분별해야 한다. 잠재적 응급전화를 다루기 위한 지침이다:

- 평정심을 유지하라: 당신이 효율적으로 필요한 정보를 얻기 위해선 상대를 달래는 태도를 보이는 것이 도움이 될 것이다.
- 다음 정보를 획득해라:
  - 발신자의 이름, 전화 번호, 그들의 주소; 이 사항들을 안다면 당신은 그들의 전화가 끊어졌을 경우 당신은 즉시 전화를 다시 걸거나 필요한 경우 구급차를 보낼 수 있다.
  - 환자와 호출자의 관계
  - 환자의 이름, 나이, 출생 날짜
  - 비상시: 무슨 일입니까?, 언제 그랬나요?, 어디서 그랬나요?, 얼마나 심각한가요?
  - 호출자가 환자인 경우 현재 다른 사람이 곁에 있는지 확인
  - 환자의 증상과 그들의 상황에 따른 반응에 대한 자세한 설명
  - 환자가 치료를 목적으로 투여하는 약물
  - 구급차를 불렀는지 여부
  - 환자의 주치의의 이름
- 실제 응급 상황인 경우 즉시 주치의에게 전화한다.
- 응급 상황이 아닌 경우 부서 정책에 따라 처리한다.
- 전화가 의심스러울 경우 응급상황으로 취급한다. 신중히 결정하는 것이 좋다. 이건 의사 또는 기타자격을 갖춘 의료진이 결정해야 한다.

즉각적인 의료 지원이 필요한 증상과 조건들이 표 9-1에 제시되어 있다. 이러한 기준들을 참고하여 진료실에 접수된 네 가지 환자 호출을 보자.

- 전화선 4: 이러한 호출자 먼저 이동할 수 있어야 한다. 그녀의 가슴 통증은 심장마비와 같은 생명을 위협하는 상황의 표시가 될 수 있으며 가장 먼저 이동할 수 있어야 한다.
- 전화선 3: 전화선 3 같은 호출자는 두 번째로 이동할 수 있어야 한다. 비록 긴급하진 않지만 환자가 흥분 상태인 경우, 그를 오래 기다리게 하면 그는 더 화나게 되고 기쁘게 하기 힘들어진다.
- 전화선 2: 이 호출자는 세 번째로 이동할 수 있어야 한다. 현재 생명이 위급하진 않지만 이 열이 심각하게 될 가능성이 있는 경우, 가능한 빨리 가족과 상담을 해보아야 한다.

- 전화선 1: 아무런 긴급 상황이 없는 일상적인 통화이기 때문에 가장 마지막으로 연결한다.

표 9-1

즉각적인 의료적 지원이 필요한 증상 및 조건

- 심장마비 조짐: 가슴 통증, 통증이 팔목 어깨까지 전이, 발한 식은땀, 힘이 없음, 창백함
- 뇌졸중의 증상: 또렷하지 못한 언어, 신체 일부나 반신이 갑자기 움직이지 않을 때, 발작, 심한 두통
- 약물, 음식, 또는 곤충에 따가운 알레르기 반응: 호흡곤란, 구토 그리고 창백함, 빠른 맥박
- 열사병의 증상: 뜨겁게 상기된 피부, 강하고 빠른 맥박, 혼수, 또는 의식의 저하
- 조기 분만
- 자살 시도나 자살 위협
- 어떤 종류의 심한 통증
- 호흡 장애
- 천식
- 과도한 출혈
- 의식 저하
- 심한 구토
- 심한 설사
- 102°F나 38.8℃보다 높은 온도의 열
- 뼈 골절

역할 연기

응급상황

3~4명으로 된 그룹에서 1명의 전화하는 환자, 1명의 HCP, 1~2명의 관찰자 역할을 돌아가면서 시나리오대로 연기해보자. 응급의료 처리를 효과적으로 하기 위한 지침을 적용해 보자.

1. 23세 남자가 심한 복부 통증과 열(102.6°F 또는 39.2℃)이 있다. 그는 이런 증상이 심각하다고 생각하여 의사에게 전화했다.
2. 알르레기 계절이 한창일 때는 천식 경험이 없는 30세 여성이 가벼운 쌕쌕거림을 경험한다. 그녀는 이 현상에 대한 공포 때문에 의사에게 전화했다.

   의사소통을 돕는 데에 있어 무엇이 효과적일지 논의해보자. 무엇이 의사소통에 해를 끼칠까?

응급출동

때에 따라 환자는 오직 응급실에서만 이루어질 수 있는 즉각적 의료행위가 필요할 수 있다. 예를 들어, 환자가 진료실이나 요양원에서 심장마비가 나타났다고 생각해보자. 해당 의사들과 간호사는 환자의 생명을 살리기 위해 응급처리로 매우 바쁠

것이다. 보건의료전문가로써 당신은 구급차를 부르거나 119 콜센터 요원에게 전화하여 응급구조사들을 호출할 것이다. 응답하는 119 콜센터 요원은 다음과 같은 정보를 요구할 것이다.

- 환자의 이름, 나이, 성별: 나이는 환자가 유아나 어린이일 때 특히 중요하다.
- 의료 문제의 특성(예: 가슴 통증, 명백한 뇌졸중, 심한 복통, 출혈)
- 의사가 요청하는 서비스의 수준: 응급 반응자는 기본적이 생명 유지 또는 고급 생명 중 하나를 제공할 수 있다.
- 의사로부터 요청되는 특수한 지침이나 요청: 일반적으로 구급차는 가장 가까운 병원에 환자를 이송할 것이다. 그러나 환자의 상태나 증상에 따라 다른 병원으로 이송될 필요가 있을 수 있다. 예를 들어 신생아 또는 어린이는 가까운 지역병원 대신 아동병원으로 이송해야 할 것이다.
- 응급 사건 위치와 접근을 위한 특정 지침(예: 강남 요양병원, 효령로3길, 2층 221호)

느리고 침착한 목소리로 119 콜센터 요원에게 말해야 한다. 119 콜센터 요원에게 가까운 시간에 구급차가 도착하도록 요청해야 한다. 이 정보를 환자를 다루는 임상의에게 보고해야 한다. 119 콜센터 요원이 그렇게 하도록 지시할 때까지 통화를 종료하면 안 된다.

역할 연기

응급출동

3~4명으로 된 그룹에서 1명의 119 콜센터 요원, 1명의 보건의료전문가, 그리고 1~2명의 관찰자가 돌아가며 시나리오대로 연기한다. 효율적인 응급출동 처리를 위한 지침을 적용해보자.

1. 74세의 여성이 심장병을 진찰받기 위해 기다리는 동안 뜨개질을 한다. 의료보조원이 그녀를 살피기 위해 대기실로 갔을 때 그녀의 고개는 오른쪽으로 떨어져 있었고 오른쪽 팔은 무릎 위에 올려져 있다. 의료보조원이 심장 전문의에게 알렸을 때 의료보조원에게 즉시 119에 연락하라고 지시한다.
2. 92세의 남성이 요양원의 일광욕실에서 휠체어에 앉아 있다. 그는 갑자기 가슴을 부여잡았고 극심한 고통에 시달리는 것처럼 보인다. 지나가던 C.N.A가 그를 발견하고 근무 중인 간호사에게 알렸다. 그리고 C.N.A는 구급차를 불렀다.

119 콜센터 요원과 의사소통하는 것을 돕는 데에 있어 무엇이 효과적일지 논의해보자. 무엇이 의사소통에 해를 끼칠까?

팩시밀리 또는 팩스

팩시밀리 또는 팩스는 전화선을 통해 인쇄된 자료를 주고받는 기계이다. 팩스는 정보를 전송하는 쉽고, 빠르고 비용 효율이 높은 방법이다. 이 방법은 아마 진료기록,

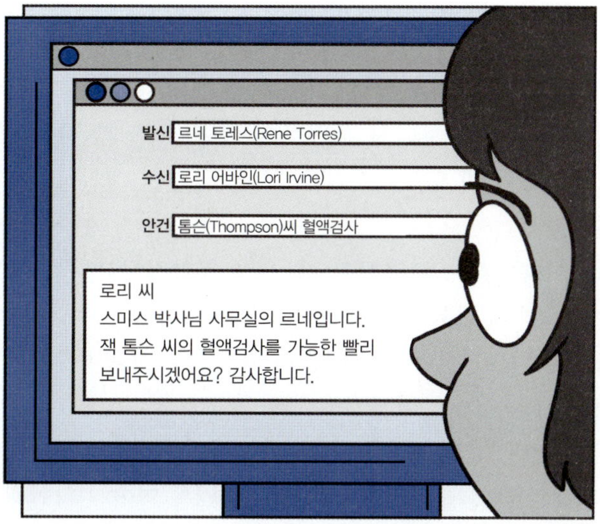
발신 르네 토레스(Rene Torres)
수신 로리 어바인(Lori Irvine)
안건 톰슨(Thompson)씨 혈액검사
로리 씨
스미스 박사님 사무실의 르네입니다.
잭 톰슨 씨의 혈액검사를 가능한 빨리
보내주시겠어요? 감사합니다.

그림 9-4 전자우편. 전자우편의 사용은 의료전문가들 간 효율적인 의사소통의 방법이다.

의사의 지시 그리고 검사 결과를 전송하는 데 사용될 것이다. 처음으로 팩시밀리로 보내진 페이지는 겉장이 된다. 다음의 정보는 이 겉장에 포함되어야 한다.

- 이름, 주소, 휴대전화 번호, 그리고 보내는 사무실 또는 부서의 팩스 번호
- 팩스를 받는 건강관리 전문가의 이름
- 팩스의 날짜와 시간
- 전송된 페이지의 쪽수(겉장을 포함하여)
- 비밀유지 진술

팩스의 내용이 사적인 내용일 수도 있으므로 비밀유지 진술은 필요하다. 환자의 정보를 담고 있는 어떤 정보라도 의료정보보호법에 의해 보호받는다. 따라서 팩스를 매개로 기밀정보를 보내는 것은 비밀유지의 결여로 잠재적인 단점이 된다. 수신 시스템에서는은 들어 오거나 보내는 팩스로 점유되어 있다면, 송신 기계은 팩스를 보낼 수 있을 때까지 자동으로 번호를 재다이얼할 것이다.

결과적으로, 권한 외의 개인도 전송된 서류에 접근할 수 있다. 팩스의 안전작동을 위한 지침이다.

- 수령인이 즉각적으로 검색할 수 있도록 당신의 기밀 정보가 담긴 서류를 먼저 그들에게 알려라.
- 당신의 팩스에 들어온 문서를 바로 제거해라.
- 팩스 기계를 안전한 위치에 두어 허용되지 않은 팩스로의 접근 가능성을 최소화 시켜라.

전자우편

이메일은 거의 즉각적이고 본질적으로 비용이 들어가지 않은 기록 정보를 전송하는 방법이다. 그것은 미국에서 보내진 우편보다 더 빠르고 더 시원스럽다. 그러나 이메일은 게시된 편지와 같이 영구적이다. 이것은 관련된 개인들 간의 불일치가 있을 때 문제가 될 수 있다.

이메일 전달 내용은 짧고 요약적일 때 가장 효과적이다. 그러나 이런 메시지의 특성상 차갑고 쌀쌀맞아 보일 수 있기 때문에 주의를 기울여야 한다. 환자에게 이메일을 보낼 때 보건의료전문가들은 내용을 따뜻하고 그들에게 관심을 갖는 것처럼 보이게끔 구성해야 한다.

이메일은 첨부파일로 긴 문서를 보낼 때에도 사용한다. 올바른 문서가 첨부되었는지는 확인하기 위해 이메일을 보내기 전에 첨부파일을 열어서 확인해 보도록 한다.

아래에 의료 관리 환경 하에서 효율적인 이메일의 사용에 대한 지침이 있다:

- 제목을 사용하여 수령인에 이메일의 내용을 알려라.
- 수령인에 적합한 메시지 양식으로 이메일을 작성해라. 당신과 아는 사이가 아닌 의사, 감독자 또는 개인과 이메일을 주고받을 때는 더 친밀한 관계를 갖고 있는 친구와 할 때보다 격식을 차려야 한다. '친애하는'과 같은 인사말을 포함시켜라. 올바르게 대문자를 사용하여 문장을 완성해라. 철자를 확인해라. 마지막으로 메시지에 서명과 연락처를 제공해라.
- 모두 대문자를 쓰거나 대문자로 인쇄하면 안 된다. 이것은 소리치는 것처럼 해석될 수도 있다.
- 발신자와 수신자 모두의 동의 없이 이메일로 기밀 메시지를 보내면 안 된다. 이메일 계정을 공유하는 다른 가족 구성원들이 환자의 메시지를 읽을 수 있다.
- 팩스의 겉장에 기밀문서라는 문장을 포함시켜라.

복습 질문

객관적 질문

1. 긴급정도에 따라 호출하는 우선순위 환자 시스템은 ________(이)라고 일컬어진다.
2. 환자가 의료적 조언을 구할 때 의사를 방해하는 것보다 보건의료전문가에게 하는 것이 더 낫다. (참/거짓?)

3. 발신자가 실제 응급의료 상황인지를 확신할 수 없는 경우, HCP는 이를 응급의료 상황으로 가정하고 의사에게 얘기하는 것이 좋다. (참/거짓?)
4. 건강관리기관에서 발송된 팩스 겉장과 전자우편들은 기밀사항을 담고 있어야 한다. (참/거짓?)
5. 건강관리기관에 보내는 전자우편은 모두 읽기 쉽도록 대문자로 써야만 한다. (참/거짓?)
6. 비정상적이거나 불충분한 검사 결과는 의사만 전화상으로 환자에게 알려야 한다. (참/거짓?)

간단한 질의 응답

1. 전화상에서의 5가지 말하기 기술을 설명해 보아라. 이러한 기술들이 효과적인 의사소통에 어떻게 기여하는지를 포함해라.
2. 즉각적인 의료적 응급처치가 필요한 다섯 가지 증상 또는 상태를 나열해라.
3. 치료 우선순위에 의거한 부상자의 분류에 대해 정의하라. 4가지 다른 유형의 전화 호출의 예시와 각 호출을 어떻게 분류할지 제시해라.
4. 원거리 통신, 팩스 그리고 전자우편이 얼굴을 마주보고 하는 의사소통과 어떻게 다른지 설명하라.
5. 팩스 기기의 안전한 작동을 향상시키는 두 가지 요인을 논의하라.
6. 전자우편의 효과적인 사용에 기여하는 세 가지 요인을 논의하라.

임상적 응용

1. 라이언 부인은 77세의 여성으로 위암환자이다. 수술 후 그녀는 화학 요법으로 치료를 계속했다. 결국 암이 간 및 뼈로 퍼진 것이 발견되고 나서야, 그녀는 화학 요법을 중단하기로 결정하고 완화 치료를 시작했다. 완화 치료란 암을 치료하는 것이 아니라 환자를 일시적으로 편안하게 해 주는 것을 말한다. 그녀의 결정에 따라 50살 된 아들 요셉이 미친 듯 바로 의사와 상담할 것을 요구하였고 종양학 의사의 사무실에 전화를 걸었다. 다니엘은 요셉의 전화에 응답한 병원 직원이다. 다니엘은 의사가 환자 진료 시간에는 응급 전화만을 받기 때문에, 대신 자신이 자세한 메시지를 받아서 전달하겠다고 설명했다. 요셉이 실제로 긴급임을 주장하고 그 의사와 직접 통화하지 않으면, 자기 어머니의 의료 과실에 대한 의사소송을 제기할 것이라고 말했다.
   - 이 전화는 비상사태로 간주하고 최우선 순위를 수신해야 하는가? 그 이유는 무엇인가?

- 다니엘은 성난 호출을 달래기 위해 무엇을 해야 하는가?
- 다니엘은 의도하지 않게 이 상황을 더 악화시킬 수도 있을까?
- 발신자와 환자의 기밀 유지 문제가 고려되어야 하는가?
- 요셉은 메시지를 남기기 위하여 동의하면, 다니엘은 어떤 정보를 요청해야 하는가?

2. 마우라는 산부인과 의사 진찰을 기다리는 26세의 임신한 여성이다. 그녀는 새로운 잡지를 읽기 위해 일어섰을 때 출혈이 시작된 것을 깨달았다. 의료보조원인 제인은 마우라가 실신하려 할 때 다가온 의사에게 이를 알렸다. 의사가 이 환자를 진찰할 때 제인은 구급차를 호출했다.

- 왜 제인은 구급차를 불렀는가?
- 그녀는 119 콜센터 요원에게 어떤 정보를 제공했는가?
- 그녀는 119 콜센터 요원으로부터 어떤 정보를 얻었는가?
- 마우라가 119 콜센터 요원과 의사소통하려면 어떤 통신 기술을 사용할 수 있을까?

참고 문헌

1. American Red Cross. *Nurse Assistant Training*. Yardley, PA: Staywell; 2002.
2. Beaman N, Fleming-McPhillips L. *Pearson's Comprehensive Medical Assisting, Administrative and Clinical Competencies*. Upper Saddle River, NJ: Pearson Prentice Hall; 2007.
3. Booth KA, Whicker LG, Wyman TD, et al. *Medical Assisting, Administrative and Clinical Procedures Including Anatomy & Physiology*. 3rd ed. New York: McGraw Hill; 2009.
4. Colbert BJ. *Workplace Readiness for Health Occupations*. New York: Delmar Publishers; 2000.
5. Courson S. What is telephone nurse triage? *Connections Magazine*, Retrieved May 2010, from http://www.connectionsmagazine.com/articles/5/090.html.
6. Drafke MW. *Working in Health Care, What You Need to Know to Succeed*. 2nd ed. Philadelphia: F.A. Davis; 2002.
7. Kale-Smith G. *Medical Assisting Made Incredibly Easy, Administrative Competencies*. Philadelphia: Lippincott Williams & Wilkins; 2008.
8. Keir L, Wise BA, Krebs C. *Medical Assisting, Administrative and Clinical Competencies*. 5th ed. Clifton Park, NY: Thomson Delmar Learning; 2003.
9. Lindh WQ, Pooler MS, Tamparo CD, et al. *Comprehensive Medical Assisting, Administrative and Clinical Competencies*. 3rd de. Clifton Park, NY:Thomson Delmar Learning;2006.

10. Molle EA, KronenbergerJ, Durham LS, et al. *Lippincott William & Wilkins' Comprehensive Medical Assisting*. 2nd ed. Philadelphia: Lippincott Williams & Wilkins;2005.

11. Riley JB. *Communication in Nursing*. 6th ed. St. Louis: Mosby Elsevier;2008.

12. Sanderson SM. *Case Studies for the Medical Office, Capstone Billing Simulation*. 5th ed. New York: McGraw Hill;2010.

13. U.S. Department of Health & Human Services. Can a physician's office FAX patient medical information to another physician's office? Retrieved May 2010 from http://www.hhs.gov/hipaafaq/use/256.html.

용어집

감동(affect): 느낌이나 감정 또는 느낌이나 감정의 부재를 표시하는 표정.

감시하다(monitor): 평가하다.

개방적 신체 자세(open body posture): 팔짱을 끼거나 다리를 꼬지 않고, 몸을 앞으로 숙이는 편안하고 접근가능한 메시지를 전달하는 신체의 위치.

개방형 진술(open-ended statement): 정교하거나 자세한 응답을 유도하기 위해 설계된 진술.

개방형 질문(open-ended question): 정교하거나 자세한 응답을 유도하기 위해 설계된 질문; 어떻게(how)나 무엇(what)으로 시작하는 질문.

개인적 거리(personal distance): 1.5~4피트(46~122 cm)의 개인 간 거리, 약 팔 한 개 길이의 거리.

개인적 공간(personal space): 안전이나 통제감을 느끼는 개인을 둘러싼 영역이나 세력권.

개인정보 관리관행에 대한 공지(notice of privacy practices, NPP): 의료조직이 환자에게 제공하는 환자의 건강정보가 개방되는 정책과 절차를 진술한 문서.

개인정보보호 관행통지 수령확인서(acknowledgment of receipt of notice of privacy Practices): 환자가 의료인에 의해 HIPAA 개인정보 가이드라인을 수령했음을 서명하는 문서.

객관적(objective): 개인의 감정이나 의견에 영향을 받지 않는.

건강정보 이해능력(health literacy): 개인이 적절한 건강 결정을 내리는데 필요한 기본 건강 정보와 서비스를 얻고 처리하고 이해하는 능력을 갖는 정도.

경로(channel): 메시지를 나르기 위해 사용되는 통로나 매개물.

경청하다(listen): 주의해서 집중하거나 고려하며 듣다.

계속자(continuer): "그 외에 무엇?"이나 "다른 것은?" 같이 더 많은 정보를 밝히려고 개인을 자극하기 위해 설계된 표현.

고수(adherence): "순응성" 같이 적절한 기준이나 절차, 지시를 따르는 행위.

고저(pitch): 목소리나 어조의 높음이나 낮음의 정도.

고쳐 말하다(rephrase): 대안적 방법으로 표현하다.

공감(empathy): 다른 사람이 느끼는 것, 실질적으로 그 사람이 느끼는 감정지점까지 이해하는 능력.

공감적(empathic): 공감을 표시하는 것.

공격성(aggressiveness): 자신의 자아나 감정을 숨기기 위해 다른 사람을 비난 하거나 공격하는 것.

공손함(courtesy): 다른 사람의 안녕이나 건강, 요구의 배려.

공적 거리(public distance): 12피트(366 cm) 이상의 개인 간 거리.

교수 상황(instructional context): 교수가 일어나는 환경을 말한다(예: 진료실, 병실, 요양원, 외래환자 진료소).

교차 문화적(cross-cultural): "교차문화적 의사소통"에서처럼 문화 간에 관계되거나 이동하는 것.

권력 역학(power dynamic): 개인 간의 계층적이거나 권위적인 관계.

권위적(authoritative): 더 높은 지위나 권한을 갖는 것.

근접학(proxemics): 세력권과 개인적 공간, 위치, 자세 같이 의사소통할 때 개인 간의 물리적 거리를 수반하는 것.

긍정적 몸짓(positive gesture): 다른 사람에 의해 호의적으로 해석되는 신체 동작.

꼬치꼬치 캐기(prying): 그렇지 않으면 밝혀지지 않을 정보를 밝히려고 다른 사람을 압박함.

내담자(interviewee): 면담을 받는 개인.

내용(content): 메시지의 주제.

누설(leakage): 비의도적인 감정의 표출.

눈 마주침(eye contact): 다른 사람의 눈을 바라보기.

다듬다(elaborate): 메시지에 더 자세하게 덧붙이다.

다문화적(multicultural): 다문화적 또는 문화적으로 다양한 사회처럼 문화적으로 다양한 또는 다른 많은 문화를 갖는 것.

단서(cues): 특정한 메시지의 신호나 지시자.

단호함(assertiveness): 자신이 믿는 것이 옳다고 변호하는 것.

대응전략(coping strategies): 고통스럽거나 힘든 상황이나 생각, 감정을 처리하기 위한 전략.

대인관계(interpersonal): 사람 간의 행위나 의사소통, 관계.

대치성(displacement): 생각이나 감정, 욕구의 소유를 받아들이지 않고, 그것을 실제 원인과 관계가 없는 어떤 사람이나 어떤 것에 돌리는 것.

동일시(identification): 자신의 자연스러운 행동이나 감정을 숨기기 위해 다른 사람의 행동이나 감정을 모방하는 것.

동작 학습자(kinesthetic learners): HCP이 과제나 기법을 신체로 시범하고, 환자가 그 기법을 연습해서 학습하는 사람들.

동작학(kinesics): 몸짓과 표정, 응시방식 같은 의사소통에서 신체 동작을 수반하는 것.

라뽀(rapport): 관계에서 화합이나 공감, 동정심, 신뢰를 표시하기 위해 사용됨.

말로 나타내다(verbalize): 말로 표현하다.

매개물(medium): 메시지를 전달하는 수단이나 경로.

메시지(message): 정보를 포함하는 하나의 정보.

명료화하다(clarify): 메시지를 혼동없이 분명하게 이해하게 만들다.

모호한(ambiguous): 한 개 이상의 해석의 여지가 있는.

목소리 어조(tone of voice): 감정이나 관계의 방침을 전달하는 말하는 방법.

몸짓 언어(body language): 관찰자에게 비언어적 메시지를 전달하는 몸짓과 표정, 시선, 위치, 자세, 접촉 같은 행동.

몸짓(gesture): 느낌을 표현하기 위한 신체 부위, 특히 손의 움직임.

문자 그대로(literal): 통상적이거나 가장 기본적인 의미의 단어를 택하는 것.

문제 해결 어조(problem-solving tone): 이성과 객관성, 분석을 사용하는 목소리 어조.

문화 기능(cultural skill): Campinha-Bacote 문화역량모형에서, 환자가 제시하는 문제 주변의 문화적 세부사항을 정확하게 이해하고, 그들의 문화적 정황 안에서 물리적으로 환자에게 접근하는 능력.

문화 대면(cultural encounter): Campinha-Bacote 문화역량모형에서, HCP의 다른 문화에 대한 신념을 잘 이해하고 고정관념을 예방하기 위해 다른 문화의 구성원과 적극적으로 직접 만남을 추구하는 것.

문화 무능(cultural incapacity): 조지타운 대학교 아동발달센터(Georgetown University's Child Development Center) 모형에서, 문화적, 언어적으로 다양한 집단의 요구와 관심에 효과적으로 응대할 수 없는 개인이나 시설의 능력.

문화 문맹(cultural blindness): 조지타운 대학교 아동발달센터(Georgetown University's Child Development Center) 모형에서, 많은 사람들이나 시설이 다른 문화 출신의 사람들을 자신들과 똑같은 것처럼 바라보고 대하는 자세.

문화 숙달(cultural proficiency): 조지타운 대학교 아동발달센터(Georgetown University's Child Development Center) 모형에서, 노력을 유도하기 위한 토대로 다양한 문화를 높이 존중하고, 이 민족적 자세를 사용하는 개인이나 시설을 기술하는 용어.

문화 역량(cultural competence): 미국의학협회(American Medical Association)의 정의에 의하면 문화적 역량은 "제공자가 자신 이외의 문화 출신의 사람들을 이해하고, 인식하고, 일할 수 있는 지식과 대인관계 기술"이다. 그것은 문화적 차이의 자각과 허용; 자기인식; 환자의 문화에 대한 지식; 기술의 적응을 수반한다. 조지타운 대학교 아동발달센터(Georgetown University's Child Development Center) 모형에서, 이 용어는 문화적 차이의 허용과 존중을 증명하는 개인이나 시설을 묘사한다.

문화 욕구(cultural desire): Campinha-Bacote 문화역량모형에서, 문화적으로 식

견 있고 숙련된 사람이 되고 싶은 의료전문가의 가장 중요한 욕구. 이것은 단지 직업 필요조건을 완수해야 하는 필요성 대신에 의료전문가가 진정으로 하고 싶은 것이어야 한다는 점을 강조해야 한다.

문화 자각(cultural awareness): Campinha-Bacote 문화역량모형에서, 다른 문화에 대한 자신의 편견을 면밀히 거짓 없이 바라볼 뿐 아니라 자신의 문화적 배경을 조사하는 과정. 문화적 자각은 의료 전달에서 인종차별과 다른 형태의 차별이 존재한다는 자각도 포함한다.

문화 지식(cultural knowledge): Campinha-Bacote 문화역량모형에서, 다른 문화와 민족집단의 태도와 신념뿐 아니라 다양한 민족집단 간에 존재하는 건강 상태와 질환에 대한 철저한 이해를 추구하는 과정.

문화 파괴(cultural destructiveness): 조지타운 대학교 아동발달센터(Georgetown University's Child Development Center) 모형에서, 문화집단의 구성원에게 파괴적인 개인이나 시스템이나 조직 내의 태도와 정책, 구조, 관행을 특징으로 하는 자세.

문화역량전(cultural pre-competence): 조지타운 대학교 아동발달센터(Georgetown University's Child Development Center) 모형에서, 문화적으로 언어적으로 다양한 집단에 효과적으로 응대할 때 사람이나 시설의 성장 능력의 자각 수준을 기술하는 용어.

민족(ethnic): 공통된 인종이나 국가, 부족, 언어, 종교 문화적 기원으로 확인된 사람들의 큰 집단을 묘사하는데 사용됨.

민족성(ethnicity): 민족적 관계나 정체성.

방어성(defensiveness): 지각된 비판에 대한 반응의 개인화.

방침(tenor): 관계에서 기분이나 상태.

배운 대로 가르치기(teach back): 개인이 자신의 말로 정보나 지시를 반복할 때.

보상(compensation): 다른 영역에서의 부족을 만회해야 한다는 신념 때문에 어떤 특성이나 행동을 지나치게 강조하는 것.

보통 언어(plain language): 개인이 듣거나 읽는 순간 이해할 수 있는 언어.

보편적인(universal): 어디에나 있고 모든 사람에게 영향을 미치는.

부등(disparity): 차이, 보통 불평등을 묘사하는 차이.

부인하다(denial): 특정한 환경(예: 암 진단이나 질환의 증상)의 존재를 인정하지 않다.

부정적 몸짓(negative gesture): 다른 사람에 의해 바람직하지 않게 해석되는 신체 동작.

분열(dissociation): 감정이나 느낌을 감정이나 느낌을 일으킨 사건이나 상황에서 분리하는 것.

비순응성(noncompliance): 적절한 기준이나 절차, 교육, 지시를 따르지 않는 행위.
비언어적 의사소통(nonverbal communication): 신체 동작과 표정, 몸짓을 통한 의사소통.
비탄(grief): 깊은 고통이나 슬픔의 감정.
비판단적(nonjudgmental): 다른 사람의 의견에 편견이 없거나 중립적이거나 선입견이 없는 사람의 행동이나 감정을 모방하는 것.
사회적 거리(social distance): 4~12피트(122~366 cm)의 개인 간 거리.
상황적 맥락(situational context): 지시의 필요성을 일으키는 의료적 상태.
설명자(illustrator): 메시지의 언어적 내용을 강조하거나 명료하게 표현하거나 그 내용에 부가하기 위해 사용되는 몸짓; 어떤 것을 하는 방법을 보여주는 몸짓.
소음(noise): 의사소통 과정을 중단시키거나 방해하는 것.
속기(shorthand): 더 간단하고 짧은 의사소통 방법.
속어(slang): 매우 비공식적으로 고려되고 으레 특정한 집단과 연관되는 말이나 구로 구성된 언어 형태.
솔직한(candid): 진실하고 정직한.
송신자(sender): 의사소통 과정을 시작하는 사람이나 집단.
수사적 표현(figure of speech): 메시지에 힘이나 효과를 부가하기 위해 비유적으로 사용되는 말이나 구.
수신자(receiver): 의사소통 과정에서 메시지를 받고 해석하는 사람이나 집단.
숙어(idiom): 집단이나 언어에 독자적인 표현, 그 표현의 문자상의 의미로는 이해가 불가능한 의미.
순응(compliance): "고수" 같이 적절한 기준이나 절차, 지시를 따르는 행위.
승인(acknowledgment): 고용인 매뉴얼의 수령을 확인하는 것처럼 생긴 일에 대한 진술.
시각형 학습자(visual learners): 그림과 도식, 인체모형, 문헌의 사용에 잘 반응하는 사람들.
시선(gaze pattern): 다른 사람을 바라보는 방법.
암호를 해독하다(decode): 암호화된 형태에서 수신자가 이해하는 형태로 메시지를 번역하다.
암호화하다(encode): 생각을 메시지로 전달될 수 있는 형태로 집어넣다.
억압(repression): 고통스럽거나 힘든 생각이나 감정, 발상, 사건을 잊어버리는 것
억제하다(inhibit): 어떤 것을 하지 않도록 단념시키거나 막다.
언어의(linguistic): 언어와 관계있는 것.
언어적 의사소통(verbal communication): 말을 사용한 의사소통.
오역하다(misinterpret): 잘못된 의미를 얻다, 잘못되게 번역하거나 설명하다.

외교술(diplomacy): 다른 사람의 감정이나 의견을 다룰 때 배려의 표시.

위치(position): 다른 사람에 관한 개인의 근접성과 자세.

유도질문(leading question): 원하는 답을 유발하거나 자극하는 질문.

유도해내다(elicit): "대답을 유도하다"처럼 끌어내거나 꺼내다.

은유(metaphor): 단어나 구가 비유적으로 사물이나 행위에 적용되는 수사적 표현(예: 그의 부상에서 회복은 등산하는 것 같았다).

의료팀(healthcare team): 환자 의료를 제공하기 위해 의료 조직에서 함께 일하는 모든 사람들.

의사소통(communication): 한 사람이나 집단에서 다른 사람이나 집단으로 성공적인 메시지와 의미의 이동.

이메일(Email): 컴퓨터를 통해 전달되는 전자 메시지.

인식력 있는(cognizant): 의식하기, 알기.

일치하는(congruent): 함께 꼭 맞추기, 조화시키기.

자기노출(self-disclosure): 자신과 과거에 관한 정보를 밝히는 것.

자세(posture): 감정을 전달하는 신체 위치의 유형.

잡담(small talk): 시간을 때우려는 목적의 일상의 사건과 발생한 일에 대한 이야기.

재진술하다(paraphrase): 자신의 말을 사용해서 누군가가 말한 것을 반복하다.

재치(tactfulness): 다른 사람의 감정이나 의견을 다룰 때 고려함.

적절한 자기노출(appropriate self-disclosure): 어떤 관계에서든지 적절한 시간과 장소에 자신이나 과거에 대한 정보를 밝히는 것.

전기통신(telecommunication): 전화를 통한 의사소통.

전문성(professionalism): 의료 관계 직장에 적절한 행동의 방식.

전문용어(jargon): 전문가에 의해 사용되는 고도로 전문적인 언어.

전하다(transmit): 정보를 보내다.

정서(emotion): 특정한 느낌이나 정서, 태도.

조절하다(regulate): 통제하다.

존중하다(respect): 특별한 배려를 받을만하다고 간주하다.

주관적(subjective): 개인의 감정이나 의견에 영향을 받는.

지밀거리(intimate distance): 1.5피트(46 cm)까지 개인 간 거리.

지시적 어조(directive tone): 권위와 판단을 표현하면서 전문적 지위의 차이를 표시하는 목소리 어조.

직유(simile): 다른 종류의 한 가지와 다른 것을 비교하는 수사적 표현(예: 그는 개처럼 아프다).

진정성(genuineness): 말이나 행동을 통해 진짜나 진실된 자아를 제시하는 것.

청각형 학습자(auditory learners): 질문과 답이나 토론의 사용에서 언어적으로 관계하는 것을 선호하는 사람.

추리하다(infer): 관찰한 증거에 기초한 어떤 문제에 대한 결론.

출현(forthcoming): 자진해서 정보를 공개하거나 제공하려 함.

치료적 관계(therapeutic relationship): 환자의 안녕과 진료를 증진시키는 것을 목적으로 하는 HCP와 환자의 관계.

치료적 의사소통(therapeutic communication): 환자의 안녕과 진료와 관계있는 HCP와 환자 간의 의사소통.

치료적 의사소통의 방해물(roadblock to therapeutic communication): 치료적 의사소통을 저지하는 방해나 혼란.

타고난(innate): 선천적, 천부적.

퇴행(regression): 무의식적으로 미성숙하거나 유아같은 행동이나 사고로 돌아가는 것.

투영(projection): 자신의 감정이나 생각, 욕구를 다른 사람이나 물건에 부여하는 것.

특성(trait): 특징이나 경향.

파악하다(comprehend): 이해하다.

팩스나 FAX(facsimile, or FAX): 문서의 정확한 사본이나 재현; 전자적 수단으로 이미지나 인쇄 자료를 전달하는 방법.

폐쇄형 자세(closed body posture): 개인과 다른 사람의 거리를 만드는 팔짱을 끼거나 다리를 꼬거나 뒤로 기대거나 외면하는 신체의 위치.

폐쇄형 질문(closed question): 간단한 예나 아니오 같이 짧고 집중된 반응을 유도하기 위해 설계된 질문.

표정(facial expression): 느낌이나 감정을 전달하는 얼굴의 모습.

표준영어(standard english): 공식적으로 비공식적으로 교육받은 사람들에 의해 서면으로 구두로 가장 널리 받아들여지는 형태의 영어.

표현적 어조(expressive tone): 감정과 느낌을 표현하는 목소리 어조.

표현하다(express): 감정을 보이다.

피드백(feedback): 의사소통 과정에서 메시지 송신자에 대한 응대.

합리화(rationalization): 부적절하거나 받아들일 수 없는 행동을 정당화시키기 위해서 거짓 논거를 사용하는 것.

해석하다(interpret): 의미를 얻다, 번역하다, 설명하다.

해설(commentary): 현재 일어나고 있는 일의 의견이나 설명.

허사(expletives): 욕설이나 저주.

협력자(collaborator): 달성하고 싶은 과제를 달성하기 위해 다른 사람과 함께 일하는 사람.

환자 기본정보(patient demographics): 교육에 대한 환자의 응답에 영향을 줄 수 있는 특정한 환자의 특징.

환자의 감정을 얕보기(minimizing a patient's feelings): 환자의 느낌이나 감정을 폄하하거나 경시하다.

흰 가운 증후군(white coat syndrome): 의료전문가(healthcare professional)의 앞에선 환자의 행동을 묘사하는 용어로, 의료전문가(healthcare professional)가 있기 때문에 환자의 순응이나 불안이 증가하는 증상을 나타낸다.

HCP: 보건의료전문가.

HIPAA 개인정보보호 규칙(HIPAA Privacy Rule): HIPAA 개인적으로 식별가능한 건강정보의 비밀보장을 위한 기준으로도 알려짐. 의료조직이 건강정보의 보호를 보장함으로써 환자의 권리를 보고하도록 요구하는 연방법.

HIPAA: 건강 보험 양도 및 책임에 관한 법안.

SOAP 노트(SOAP notes): 주관적–객관적–평가–계획 노트는 의료기록을 발생시키기 위해 논리적이고 재생산적인 프레임워크를 제공하는 방법이다. 적절하게 적힌 SOAP 노트로 보건의료전문가와 조직은 환자와의 만남을 정확하고 객관적이고 효과적으로 전사하고 소통할 수 있다.

TPO: "치료, 지급, 의료서비스 운영"의 약어.

찾아보기

ㅁ

ㅂ

ㅅ

ㅌ

ㅍ

ㅎ